糖尿病と運動

糖尿病患者のスポーツ活動ガイドライン

The Diabetic Athlete
Prescriptions for exercise and sports
Sheri R. Colberg

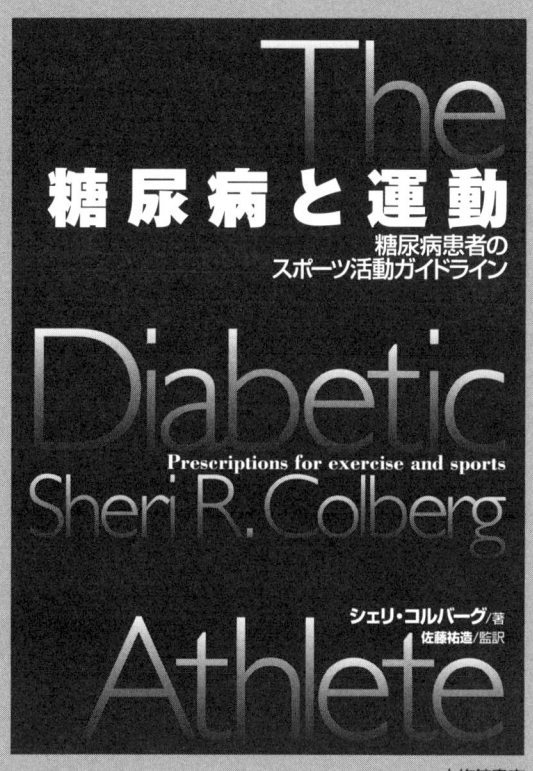

シェリ・コルバーグ／著
佐藤祐造／監訳

大修館書店

The Diabetic Athlete
by
Sheri R. Colberg

● ●

Copyright © 2001 by Human Kinetics Publishers, Inc.
Japanese translation rights arranged with Human Kinetics Publishers, Inc.
through Japan UNI Agency, Inc., Tokyo.

● ●

TAISHUKAN PUBLISHING CO., Ltd., Tokyo Japan.

はじめに

　糖尿病治療はここ 20 年間で劇的に変わりました。以前、特に、1 型糖尿病患者が身体活動によって起こる様々な変化に対して血糖値を維持することが困難であったため、運動は、糖尿病治療上、見過ごされてきました。しかし、血糖値の自己測定が手軽に行えるようになり、安全で、しかも血糖値を大きく崩すような心配をせずに、運動ができるようになりました。

　私が糖尿病と診断された 4 歳の頃（1968 年）は「糖尿病の暗黒時代」と呼ばれていますが、血糖測定器の恩恵を受けることなく、幼少期、思春期および成人期の初期を過ごしました。私は長年にわたって様々なスポーツ活動や身体活動に参加してきました。水泳から、ランニング、ラケットボール、サッカー、テニス、ウェイト・トレーニング、体操、バレーボール、サイクリング、エアロビクス、ダンス、階段上り、ハイキングや徒歩旅行、カヌー、フットボール用品の手入れ、雪道歩行、クロスカントリーやダウンヒルスキー、乗馬、セイリング、潜水、スカイダイビング、そして育児まで。私は自分の血糖値を測ることができないため、あまり調子がよくないと感じている時でもこれらの活動の多くを行いました。これらの活動をしている間に、よく高血糖または低血糖状態になりました。成長期には、なぜ運動によって気分がよくなるのか理解するほど十分に生理学を理解していませんでした。糖尿病もよくなった気分になりました。だから、私は、自分なりに、10 代から団体競技スポーツを定期的に始め、成人になってもずっと運動を続けています。

　運動中に気分がよくなる理由は、血糖測定器を使い、はじめて、血糖値が正常範囲にあるためと実感しました。血糖測定器を使い血糖値を正常値に維持することは、総じて試行錯誤による習得過程でした。私が初めて測定器を手に入れた頃、私を導いてくれるガイドラインや本はほとんどありませんでした。実際、いろいろな身体活動に対しての血糖値のコントロール方法を学びましたが、新しい、または珍しい方法を試みては、またやり直しというのを繰り返していました。1990 年に米国アリゾナ州フェニックスで行われた IDAA（国際糖尿病競技者協会）会議に初めて出席したとき、多数の活動的な人々に出会いました。そのとき、他の人々の経験を学ぶことで、私の試行錯誤の過程を短くそして容易にさせてくれたことは大きな収穫でした。このときの経験から、本を

書こうと思いつきました。

1998年、私は、英語を話せるIDAA会員のすべて（約1,700名）にアンケートを発送し、約250名の会員から回答が得られました。アンケートでは普段の食事、投薬、日常の運動について記述してもらい、さらに、あらゆる種類のスポーツやレクリエーション活動の際の留意点を書いてもらいました。また、現在または過去の運動ガイドラインにどの程度従っているかについても尋ねました。本書は、彼ら彼女らの経験を編集したものであり、運動中の血糖値がより良好になるようにと望んでいます。

本書の第Ⅰ部では、運動に関する基礎をまとめています。私は、糖尿病を管理する上で、「知識は力なり」といつも思ってきました。長年にわたり調査、研究し、ついにカリフォルニア大学バークレー校から運動心理学の博士号が授与されました。皆様が運動による生体適応を理解するために博士号を必要としませんが、食事や投薬を安全に変えていくために基礎を理解することは重要なことです。

第1章では、運動処方の基礎をまとめました。すなわち、運動強度の測定方法、運動の種類、運動の頻度や時間についてです。本当に体力や持久力を改善したいならば、適切な運動方法を理解することが大事でしょう。運動強度は筋に負荷を与え、その結果体力が増します。準備運動や整理運動はすべてのスポーツ選手にとって重要ですが、特に糖尿病を有するスポーツ選手にはなおさら重要なことになります。

第2章では、身体活動に応じた血糖調節を理解するのに大切なことをまとめました。運動中に利用されるエネルギー産生機構やエネルギー源が理解されれば、運動中および後での血糖の変化や血糖値の維持に必要なことが分かるようになるでしょう。運動中のインスリン濃度の変化やエネルギー源に対するトレーニング効果を理解することも重要です。

第3章では、インスリンに代わる、またはインスリンの産生や作用を改善させるために用いる薬の種類を理解する手助けをまとめました。また、インスリン療法の違い、運動の時期、インスリン感受性は、血中インスリン濃度に大きく影響します。午前中の運動は、他の時間に行った運動よりもいろいろな変化を招きます。特に、あまり低血糖の経験がなく、運動中や運動後で低血糖症状が違うだろうと思っているなら、低血糖の起こりうる症状をすべて認識する

ことも重要となります。

　第 4 章では、スポーツ選手、特に糖尿病のスポーツ競技者に対して、現在市販されている栄養剤や体力増強剤（ergogenic substances）のいくつかを、その効果と安全性についてまとめました。本章は、包括的ではありませんが、栄養剤が運動中のスポーツ選手の能力や血糖値の調整にどのように影響を与えているかについて記しています。糖尿病を有するスポーツ選手に対して起こりうる有益性や弊害について述べられています。

　第 5 章と第 6 章では、それぞれ 1 型、2 型糖尿病の競技者に対するいくつかの特別な問題点と予防対策をまとめました。第 5 章では出版されている運動ガイドラインに対する競技者毎の認識を順次記載し、他の人々がどのようにガイドラインを利用しているかを教えてくれます。残念ながら、糖尿病合併症は、多くの糖尿病患者にとって現実のものとなっています。あなたはまだ運動することができるなら、運動を安全に行うための予防対策が述べられています。

　第 II 部は、ほとんどすべての考えられるスポーツ活動または身体活動に対して試行錯誤に費やす時間を軽減させる手助けとなってくれるでしょう。身体活動の種類によって 4 つの章に分けられています。はじめは、熱心なスポーツ競技者が行うトレーニングと同じ、ランニング、水泳、サイクリングのような基本的なスポーツを含む持久性運動です。次に、バスケットボールやソフトボールなどのレクリエーション的なスポーツを含むパワー系スポーツです。さらに、エアロビクス、筋力トレーニングやジムでの運動のようなフィットネス運動、最後に、ロッククライミング、スケートやスノーボードのような現在大流行しているものを含むレクリエーションスポーツです。各章では、これらのスポーツに参加している糖尿病のスポーツ競技者から報告された実例を挙げ、各々のスポーツまたは身体活動に対する食事や薬の変更について一般的な推奨例を紹介しています。

　単なるガイドラインだけでは、すべての人に対して効果があるとはいえませんが、他の人の経験という知識から恩恵を受けることができます。基本的（運動をする理由）で経験的な（運動の仕方）情報を組み合わせることによって、あらゆる身体活動の試みのなかで、血糖値を維持する際に、有用となると信じています。だから、言い訳はやめよう。レクリエーションに興味があったり、本気で競技スポーツ選手になりたいなら、さあ、運動しましょう。

謝辞

　本書を作成するにあたり、実際に協力を賜りましたすべての方々に感謝の意を表したいと思います。そのおかげで私は、糖尿病である他の人々が人生において運動の恩恵を享受する手助けとなるという私の夢を果たすことができました。

　ほとんどすべての国際糖尿病競技者協会（IDAA）の会員の方に私の運動に関するアンケートを送ることを円滑にしてくださった、IDAA の設立者であり会長でもある Paula Harper 氏に感謝します。また、私のアンケートに回答し、返送する時間を割いてくださった IDAA の会員の皆様や他の糖尿病の方々にも感謝します。アンケート入力がなかったら、実生活の例を分かち合うことはなかったでしょう。また、本や出版記事にするのに十分有用な情報を得るよう、私のアンケートを良いものにし、展開する手助けをしていただいた、前 ODU 研究財団の Anne Chisholm 氏にも感謝します。

　また、本書を現実のものにする手助けをしてくださった Human Kinetics で一生懸命働いているすべての方々にも感謝します。Martin Barnard 氏は本書を本当に良いものにする要素を提案することによって、最初の書き直しの際に大いに助けてくださいました。Cassandra Mitchell 氏は私と一緒に念入りに文章を編集、再編集、修正し、明確にする作業を行ってくれました。Wendy McLaughlin 氏は 7 章以降において容易に利用できるよう、表にした情報を作成するのに一役買ってくださいました。Ginny Davis 氏は Kirk Brauer 氏と共にカタログにて販売促進の情報を発行し、本書のマーケティングやプロモーションを手伝ってくださいました。Jan Feeney 氏は本書を入稿用に整理していただき、Sandra Merz Bott 氏には索引作成において非常にお世話になりました。その他、数え切れないほど多くの方々が私の本を誇りあるものにするために現場の陰で働いてくださいました。皆様に感謝します。

まえがき

　スポーツの種類によって、それ特有の危険性があるように、糖尿病にも慢性合併症と関連する様々な問題があり、糖尿病患者は十分に運動生理学を学び、身体活動へ参加しなければなりません。良好な血糖コントロールは、インスリン治療中の活動的な患者にとって（経口糖尿病薬を服用中の患者にとっても）、大いなるチャレンジをもたらします。糖尿病のスポーツ競技者は、運動前、中、後におけるエネルギー源の変化や、糖尿病合併症による能力や安全性への影響を知っていなければならないでしょう。

　本書で、著者のシェリ・コルバーグ（Sheri Colberg）は、競技スポーツやレクリエーションスポーツに参加している糖尿病患者に対し、非常に貴重な情報を提供しています。彼女は、運動中や運動後にエネルギーがどのように産生され、身体で使われるのか、また、非糖尿病下でのインスリンとインスリン拮抗ホルモンの血糖調節機構についてまとめました。

　血糖値の測定が実現される以前は、糖尿病のスポーツ競技者は、運動時のインスリン量の調節および補食量を決定するにあたり、低血糖や遷延する高血糖の自覚症状、尿糖や尿ケトン体の陽性反応を参考にしてきました。今日、頻繁に血糖測定ができ、各種のインスリン製剤が用意され、さらにインスリンの注射方法も改善されたことにより、糖尿病のスポーツ競技者はいろいろな状況に応じて、うまく血糖値を管理することができるようになりました。これを実践するには知識と工夫が必要で、それは本書を読むことによって得られます。

　また、著者は、すべての糖尿病を有するスポーツ選手や糖尿病を治療、管理している専門家に、非常に有益で実用的、かつ読みやすい本に編集しました。彼女は、運動の際における血糖調整方法、様々な種類・継続時間・強度での運動中における血糖管理の原則について詳しくまとめました。本書に登場する、糖尿病のスポーツ競技者の様々な経験から、多くを学ぶことができるでしょう。

Edward S. Horton
Joslin 糖尿病センター　副所長および臨床研究部長
ハーバード大学医学部教授

日本語版の出版あたって

　21世紀を迎えた今日、我が国の糖尿病患者数は約700万人、予備群も合わせれば約1400万人と言われている。その大部分を占める2型糖尿病の予防、治療には、食事療法と運動療法の継続が有用であることは周知の事実である。近年、運動指導と糖尿病発症予防に関する大規模臨床成績が報告されたり、分子生物学的アプローチによる運動の効果についてのメカニズム解明が進むなど、運動の有用性を証明するevidenceが次第に明確になっている。

　一方、糖尿病患者がスポーツ活動を行う機会は、患者数の増大に伴い増加しているにも関らず、この方面に関する研究・臨床面の進歩は顕著でない。

　本書「Diabetic Athlete」には、運動生理学の基礎的事項、運動時の血糖調節、インスリン製剤、栄養補助食品に関する解説がある。また、1型・2型糖尿病の病型別に運動時の注意事項が述べられている。さらに、持久性運動、パワー系スポーツ、フィットネス運動、レクリエーションスポーツと運動の種類別に糖尿病患者が運動を行う際のインストラクションが記されている。

　いずれの記述も、詳細かつ具体的であり、初心者にも、ある程度知識を持っている者にとっても、非常に興味ある内容となっている。

　私は糖尿病の運動療法に関する研究に30年近く従事し、この方面に関する著書も少なくないが、研究室（名古屋大学大学院医学系研究科健康・スポーツ医学）の大澤功助教授、押田芳治教授をはじめとする同僚と翻訳を行った次第である。インスリン製剤、経口血糖降下薬等に関しては、我が国の現状に則して記述したが、翻訳全般に関しても、ご批判をいただければ幸いである。

　本書は、糖尿病患者でスポーツ活動を行ったり、競技選手である方を主な対象としているが、糖尿病臨床に従事する医師、コメディカルスタッフ、トレーナーや関係方面の大学院生の教材としても役立つものと思われる。

　最後に本書の出版に多大のご尽力をいただいた大修館書店編集第三部松井貴之様他、関係者に厚く御礼申し上げる。

平成14年11月10日

　　　　　　　　　　　　　　　名古屋大学総合保健体育科学センター　教授
　　　　　　　　　　　　　　　　　　　　　　　　　　　　佐藤　祐造

目次

はじめに……Ⅲ
まえがき……Ⅶ
日本語版の出版にあたって……Ⅷ

第Ⅰ部　糖尿病と運動を理解するために

第1章　**スポーツやフィットネスのためのトレーニング**　3
　　　　有酸素運動とは　　運動の実際

第2章　**運動時の血糖の調節**　17
　　　　エネルギーシステムとATP産生
　　　　エネルギー源利用についてのトレーニング効果
　　　　炭水化物の利用　　インスリンレベルと運動
　　　　インスリン感受性に対する運動の効果

第3章　**インスリンの上昇と下降**　37
　　　　インスリン使用　　経口薬
　　　　運動のための処方変更　　インスリン吸収と運動
　　　　低血糖症状

第4章　**運動のための栄養補助食品と食事**　49
　　　　栄養補助食品　　運動のための食事

第5章　**1型糖尿病患者のためのガイドライン**　75
　　　　現在のガイドライン　　以前のガイドライン

ガイドラインに対する ADA/ACSM の声明

運動時の注意事項

第6章 | **2 型糖尿病患者のためのガイドライン　97**

運動ガイドライン　　運動における注意事項

運動による利益

第Ⅱ部　いろいろなスポーツ活動を楽しむために… 107

第7章 | **持久性運動　109**

一般的な推奨事項

ランニングとジョギング

マラソン　　クロスカントリー

サッカー　　クロスカントリースキー

ボート　　水泳

自転車競技　　トライアスロン

超持久性競技とトレーニング

第8章 | **パワー系スポーツ　155**

一般的な推奨事項

バスケットボール　　バレーボール

野球とソフトボール　　フィールドホッケー

ラクロス

アメリカンフットボールとラグビー

体操　　陸上競技

アイスホッケー　　水球

パワーリフティング　　レスリング

第9章 | **フィットネス運動　183**

一般的な推奨事項

エアロビクス・ダンスとステップ・エアロビクス

アクアエクササイズ　　マシンでの有酸素運動
歩行と競歩
ウエイトトレーニングとレジスタンスサーキットトレーニング
武術　　ボクシング
キックボクシング　　ヨガとストレッチ

第10章 **レクリエーションスポーツ　213**
一般的な推奨事項
ハイキングとバックパッキング　　ロッククライミング
マウンテンバイク　　乗馬
スカイダイビング　　カヌーとカヤック
ウインドサーフィン　　サーフィンとボディーボード
スキューバダイビング　　シュノーケリング
水上スキー、ジェットスキー、スノーボード
セーリング　　ビーチバレーボール
ダウンヒルスキーとスノーボード　　雪上トレッキング
アイススケートとインラインスケート
スケートボード　　ゴルフ　　テニス
インドアラケットスポーツ（ラケットボール、ハンドボール、スカッシュ、バドミントン）
ダンス（バレエ、モダンダンス、社交ダンス、舞踊室でのダンス）
ボウリング　　庭仕事
極端な環境下での運動（高温、湿気、寒さ、高度）

付録A　アメリカにおける糖尿病競技者とスポーツに関する団体　275
付録B　スポーツおよび栄養に関するウェブサイト　276
付録C　糖尿病競技者の活動状況アンケート　278

参考文献・引用文献　284
索引　288

第Ⅰ部　糖尿病と運動を理解するために

第1章
スポーツやフィットネスのためのトレーニング

もしすでに熱心に運動されていれば、自分の身体的な健康や糖尿病のコントロールに運動が大いに役立っていると気づいているでしょう。運動やフィットネス活動について真剣になろうと考えているならば、多くの有益な変化が期待できるでしょう。運動後に与えられる喜び（たとえば、アイスクリームサンデー）に加えて、運動は筋肉をつくり、体脂肪を減らし、食欲を抑え、体重を増やさずにより多く食べることができ、気分を高揚させ、さらにはストレスや不安を軽減し、エネルギーレベル、免疫能を改善させて、関節や筋肉をより柔軟にすることで、生活の質を改善させるでしょう。

体力はすべての人に対して紛れもない健康への恩恵を与えてくれます。定期的に適度な運動を行っている人は心臓病、肥満、高血圧、2型糖尿病、ガン、その他の代謝疾患を含む多くの健康問題に対し、これらの疾患リスクが軽減されます。おそらく糖尿病でない方もさることながら糖尿病患者にとって、運動は健康に対して有益なことです。筋萎縮、もしくは関節の柔軟性の低下といった老化の進行によるものの多くは、実は身体活動の減少によって生じます。特に血糖値が十分にコントロールされていないとき、糖尿病は心臓病のような特定疾患の進行だけでなく、老化の進行もまた早めます。このようにして、定期的な運動は老化の進行を遅らせ、糖尿病と関連する長期の合併症を軽減してくれます。これらの利点を控えめに言う必要はありません。定期的な運動は、自分の好きな身体活動を楽しむだけでなく、健康の維持、増進にも役立ちます。

> "定期的な運動は、老化の進行を遅らせ、血糖を管理し、糖尿病合併症のリスクを軽減させるためにあなたができる最も重要な活動である"

運動は糖尿病患者に以下のような付加的な利益を提供してくれます：
- インスリン感受性の改善による血糖値維持に必要なインスリン量の低下
- HDL コレステロールを増加させ、LDL コレステロールやトリグリセリドを減少させることによる心血管リスクファクターの減少
- 繊維素溶解性（血小板の粘性や心臓発作または脳卒中の原因となる血栓形成の危険性を減少させる）の向上

- 心理状態の改善や糖尿病に関連するストレスまたは他のストレッサーについての対処の改善
- 筋肉の増大や体脂肪の減少（この2つはインスリン感受性の改善にも寄与）
- 血糖を測定し、食事と投薬における調節を行うことで、全体的な血糖コントロールの潜在的な改善

　フィットネスは多くの異なった定義をされます。早歩き、ジョギング、サイクリング、水泳、ボート漕ぎやエアロビック・ダンスのような長期間にわたる有酸素的身体活動によって生じる身体調整能力や有酸素適応能力は、健康全般に対して最も重要なことです。運動レベルを決定するとき、有酸素運動プログラムは以下のように決められます。すなわち、選択する運動の種類（様式）、強さ（強度）、長さ（運動時間）、頻度そして運動の進み具合です。あなたやあなたの主治医または運動の専門家は注意深く健康状態（糖尿病のコントロール、合併症、他の健康問題）、心血管疾患のリスクファクター、個々の到達目標および好みの運動を考慮して、運動処方を展開させるべきでしょう。

有酸素運動とは

　たとえあなたがすでに熱心に運動されていても、この基礎的な情報を学ぶことは役立ちます。アメリカスポーツ医学会（The American College of Sports Medicine：ACSM）が運動様式、強度、期間、頻度そしてトレーニング行程に関する個人に合わせた運動処方の原則を扱ったガイドラインを出版しました。あなたがすでに定期的に運動をしている人でも、ちょうど今始めたばかりの人であっても、これらの基礎的な原則はあなたの体力や血糖値のコントロールに有益でしょう。

● 運動の種類

　最大酸素摂取量（$\dot{V}O_2max$）や持久力は、ウォーキング、ランニング、水泳、サイクリング、ボート漕ぎ、スケートやクロスカントリースキーのよう

なリズミカルで長時間にわたる筋肉運動によって、最も大きく改善されます。有酸素運動トレーニングは通常、$\dot{V}O_2max$ を増大させませんが、除脂肪体重に相当する筋肉の強度や持久力を増大させます。レジスタンストレーニング（強度の高いトレーニング）や他の最大能力にせまるような強い運動は、一般的に加齢ならびに身体活動の低下によって生じる除脂肪体重の減少を防止するために用いられます。これらの筋肉の増大により、一日に必要なエネルギーを増加させ、インスリン感受性や血糖値コントロールが改善されます。しかしながら、心血管系に適切な負荷をかけるためには、運動プログラムに好気的な要素を含めなければなりません。

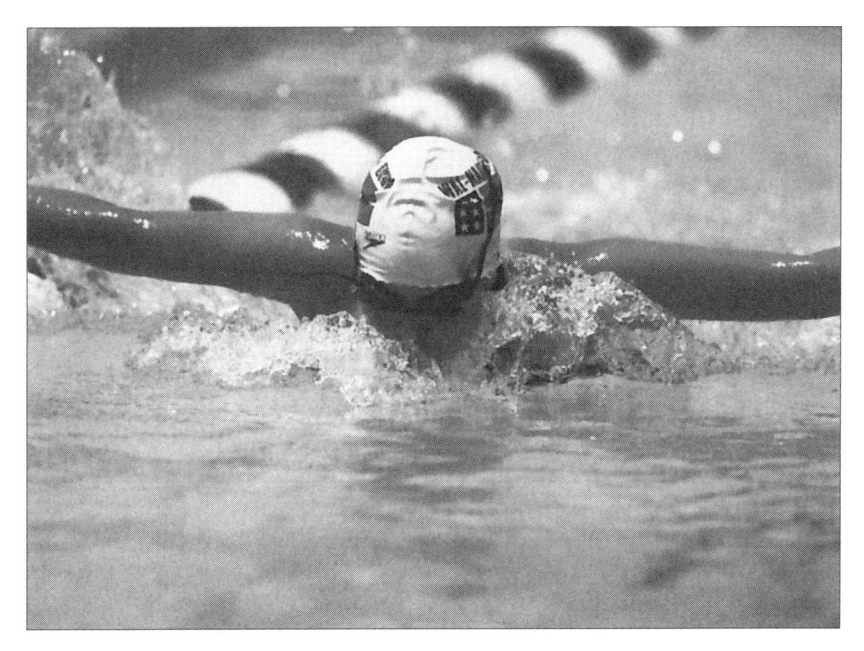

水泳は心血管系に最適な負荷をかけ、$\dot{V}O_2max$ の増大をに役立つ優れた運動です。

● 運動の強度

運動強度の選択はトレーニングの目的に反映させるべきです（たとえば、エネルギー消費量の増大なのか全身持久力の向上なのか、または $\dot{V}O_2max$ の増加なのか）。運動の強度と運動を持続できる時間とは相互関係にあります。通常、高い強度の運動は、低強度の活動ほど長く持続することができま

せんが、より高い強度の運動負荷は、身体能力を有効に向上させます。あなたの目的が減量であるならば、より長く、より低い強度で運動することが効果的です。筋骨格系の問題、心血管系のリスク、糖尿病合併症の存在や個人の好みと同じくらい、現在の体力を考慮すべきでしょう。

運動強度はさまざまな方法で管理することができます。ACSM では、運動強度は最大心拍数の 60 〜 90 ％、または $\dot{V}O_2$max および心拍予備能の 50 〜 85 ％という範囲を推奨しています。心拍数（HR）が酸素消費量（$\dot{V}O_2$）と直線的に相関するため、心拍数（HR）は運動強度の指標として用いられています。運動の目標は、トレーニング中の至適心拍数を保つことです。最大心拍数は年齢とともに直線的に減少するので、最大心拍数が直接測定できるならば、最も良いでしょう。最大心拍数は以下の公式を用いると、かなり正確に推定することができます：

最大心拍数＝ 220 － 年齢

たとえば、35 歳のスポーツ競技者は最大心拍数が毎分 185 回と推定されるでしょう（185 － 220 － 35）。強度の範囲は実際の、または推定された最大心拍数の 60 〜 90 ％であり（表 1.1 参照）、このスポーツ競技者に対しては毎分 111 〜 167 回となります。ただ、ロプレソールやインデラールといった β ブロッカーなどの一部の薬剤は、安静時または運動時の心拍数を低下させることを知っておくべきでしょう。このような薬剤を服用している場合、推定された最大および最大下心拍数が低くなると予想されます。

心拍予備能または HRR（最大心拍数 － 安静時心拍数）を求めるために、カルボーネン法を用いて、より正確かつ個々の心拍数の範囲を決定することができます。安静時心拍数の測定は起床前の覚醒時に行うと最もよいでしょう。下限と上限（心拍予備能の 50 〜 85 ％）を決定するため、安静時心拍数を足す前に、予測予備能に 50 ％と 85 ％を掛けなければなりません。

表 1.1 目標心拍数（HR）範囲

年齢	最大心拍数	60％範囲	75％範囲	90％範囲
20～29	191～200	115～120	143～150	172～180
30～39	181～190	109～114	136～142	163～171
40～49	171～180	103～108	129～135	154～162
50～59	161～170	97～102	121～128	145～153
60～69	151～160	91～96	113～120	136～144

注：最大心拍数は実際の最大心拍数が測定できなかった場合、「220 － 年齢」によって推測される。

下限心拍数＝ 0.50 ×（最大心拍数－安静時心拍数）＋安静時心拍数
上限心拍数＝ 0.85 ×（最大心拍数－安静時心拍数）＋安静時心拍数

　たとえば、35 歳のスポーツ競技者の安静時心拍数が 72 である場合、HRRは毎分 113 回です（113 ＝ 185 － 72）。このときの目標心拍数範囲は、HRRの 50 ～ 85 ％に安静時の値を加えたもの、あるいは毎分 128 ～ 168 回となります。トレッドミルまたは自転車エルゴメーターによる運動試験中に最大酸素摂取量が直接測定できる場合、50 ％および 80 ％に相当する心拍数は最大負荷試験から直接決定することができ、トレーニング範囲として用いることができます（運動レベルがかなり低い人に対して、ACSM は 50 ％よりもむしろ 40 ％の強度で運動を始めることを推奨しています）。

　強度を管理するもう一つの方法として、Borg の自覚的運動強度(RPE)スケールがあります。このスケールによって、運動強度を主観的に測定することが可能です（表 1.2 参照）。体力の向上に対する RPE の推奨範囲は、最もきついレベルが 20 であるカテゴリー（オリジナル）スケールのうち、12 ～ 16（"ややきつい"から"きつい"）となっています。0 ～ 20 までのスケールを調整したカテゴリー率において、レベル 4 ～ 5 で運動するべきでしょう。この範囲よりも下のレベルで運動すると、有効な適応変化が得られないかもしれないし、逆にもっと上のレベルで運動すると、運動の時間や好気性を制限してしまう可能性があります。運動強度がさほど強くないことを裏付けるために、会話試験があります。呼吸が激しいため運動仲間と会話ができない場合は、強度が推奨範囲より上ということになります。

　運動の頻度や時間を減らしたとしても、運動強度は、体力を向上させたり、

第1章 スポーツやフィットネスのためのトレーニング

表1.2 自覚的運動強度(RPE)スケール

オリジナルスケール		カテゴリー率	
6		0	全くない
7	非常に楽である	0.5	非常に弱い
8		1	かなり弱い
9	かなり楽である	2	弱い
10		3	中程度
11	楽である	4	やや強い
12		5	強い
13	ややきつい	6	
14		7	かなり強い
15	きつい	8	
16		9	
17	かなりきつい	10	非常に強い
18		*	最大
19	非常にきつい		
20			

Borg RPE Scale Ⓒ Gunnar Borg, 1970, 1985, 1984, 1998 年

現在の体力を維持させるためには、最も重要な要因でしょう。運動強度を維持するなら、トレーニング量を次第に減らしてもかなり効果があります。

糖尿病の場合、運動量を減らしているときに体力を効果的に維持するためには、インスリン投与を増やすか、食物摂取を減らさなければなりません。なぜならエネルギー消費量が少なくなるからです。トレーニング量を減らした結果、血糖や筋肉のグリコーゲンを使用することが少なくなることもあります。もし運動強度を下げたとしたら、血糖値の上昇を防ぐために、大幅な治療方法の変更が必要となるかもしれません。

● **継続時間**

ACSMは、十分に体力を向上させるために、継続的な有酸素運動を20〜60分行うことを推奨しています。5〜10分間しか続かない非常に激しい運動（$\dot{V}O_2max$ が90％以上）でも持久力の向上がみられますが、このタイプの運動はケガや心血管系の危険性が高くなります。また、より低くく、持続可能な運動強度で長時間にわたる運動をすることで、より大きなエネルギー消費が得られます。20〜60分間運動を続ける代わりに、その日に2回または3回の短時間強運動を行えば、ほぼ同じ運動効果が得られるでしょう。も

しマラソンのような競技を練習するならば、走る準備としてより長時間の運動（場合によっては推奨された 60 分よりも長い運動）を行う必要があるでしょう。

しかし、5 km マラソンに参加するためにトレーニングをしているスポーツ競技者は、より長い運動を行うメリットはないでしょう。一般的に 60 分以上続けても、筋骨格系の過度の酷使や障害を招くばかりで、体力の増大は期待できません。

● 頻度

頻度は、運動の強度と時間とに関連があります。ACSM は最低週 3 ～ 5 日は運動することを推奨しています。

推奨されている運動時間で運動できないような運動能力の低い人は、運動の機会や頻度を増やすことで、効果が得られるでしょう。特殊な競技のためにトレーニングを積んでいるスポーツ競技者は、その競技の準備を効果的に行うために、もっと多くの頻度、運動してもよいでしょう。

一般に、血糖値に対する一貫した効果を確立させるために、ほぼ毎日運動するべきですが、血糖値の測定や他の血糖コントロール方法を用いることで、毎日運動しなくても血糖値をコントロールすることができます。週に少なくとも 1 日の休息をとることは、身体疲労を回復させ、腱炎や疲労骨折のような酷使によるケガを防止してくれます。いずれにしても、最低週に 2 日の運動で現在の体力レベルを維持することができます。

ACSM はまた、最低でも週 2 ～ 3 日の柔軟性トレーニングのみならずレジスタンス型のトレーニングを行うことを推奨しています。レジスタンストレーニングは、筋量の減少を予防するでしょう。筋量の増加は、基礎代謝率やエネルギー消費量の増大を招き、インスリン感受性の改善や体脂肪増加の防止になるでしょう。現在、多くの高齢者は、加齢や身体的不活動による筋量や骨量の低下に対して、定期的にレジスタンストレーニングを行っています。柔軟性トレーニングもまた、関節可動性の喪失を防止するのに重要です（本章の後半を参照）。

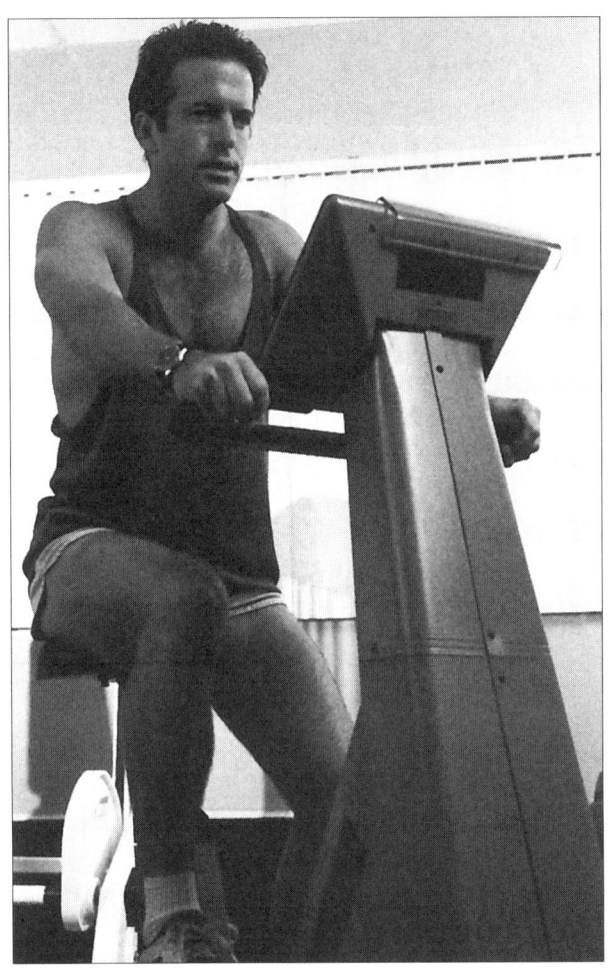

ⓒ Dusty Willison/International Stock

最低20分の自転車エルゴメータ運動を行うか、自転車と他の器具を用いた有酸素運動を組み合わせて、20分間の運動をしよう。

● **進展過程**

　身体活動能力の進展過程は、個人によって異なります。通常の推奨されている運動進展過程は、4～6週間の初期調整期、4～5ヶ月間の向上期、6ヶ月以降の維持期で成り立っています。すでに高い体力レベルにあるならば、最初の期間を短くするか完全に飛ばしてかまいません。進展過程において運

動強度を推奨範囲の最高値（最大心拍数のおよそ 90 ％、最大心拍予備能または $\dot{V}O_2$max の 85 ％）に近い状態に保ちますと、急速に体力の増大が得られるでしょう。いったん維持過程に至れば、運動の強度、時間、頻度またはこれらの組み合わせたものを増やさなければ、わずかな改善しか得られないでしょう。過負荷の原則に従えば、さらなる順応を得るために筋と心血管系に適切に負荷を加え続けなければなりません。

運動の実際

　運動プログラムに対し、どのような構成を考えるかについて検討した際、それぞれの運動をどのように構成するかについても考える必要があります。一連の運動は、準備運動、有酸素運動、整理運動とで成り立っています（図1.1 参照）。準備運動と整理運動は、速く走る前と後に、ゆっくりとしたジョギングのような低強度の有酸素運動を取り入れるべきでしょう。良好な準備運動とは、有酸素能力を向上させるための ACSM のガイドラインに合うような運動強度にする前に、少なくとも 5 分間の軽い運動を行うことです。適切な整理運動は、先程までに行ってきた運動の強度を落として実施するとよいでしょう。一連の運動に 5 〜 10 分間の静止した状態での主要な筋のストレッチも入れるべきでしょう。運動の前後にストレッチをすることもよいでしょう。重要なことは、不快に感じる位置まで伸ばし、少し和らげてからその位置で身体を揺らさずに、10 〜 30 秒間伸ばすことです。身体を揺らすと、筋の伸張反射を誘発させ、筋や緩めようとしている筋を収縮させることになるでしょう。通常、いったん、筋や関節の準備運動を行うと、これらの部分への血流を増やし、ストレッチが容易になります。

　糖尿病患者にとって適切に準備運動、整理運動、ストレッチに時間をかけることは特に重要です。糖尿病患者は、糖尿病ではない人よりもグリコシル化による最終産物（glycosylation end products）が多く形成されます。つまり、グルコース分子は軟骨組織やコラーゲンを含むさまざまな体内組織に付着し、柔軟性を失わせ、硬直させる原因となります。すべての人は年齢とともに関節や筋の機動性が失われていきますが、糖尿病では、特に血糖値が高く、身体の各組織にグリコシル化が生じ、通常よりも柔軟性が失われやす

くなります。その結果、糖尿病患者は、腱炎（筋と骨をつなぐ腱の炎症）、糖尿病性有痛性肩拘縮症（肩の動きが制限され痛みをともなう特徴をもつ状態）のような傷害が起こり、関節傷害が治癒するには長時間がかかることもあります。このように、一連の有酸素運動を行うにあたって、少なくとも5分間の準備運動、5分間の整理運動、運動に使う主要な筋群のストレッチをすることは、特に必要なことです。

　糖尿病患者は、心臓疾患や無症候性の心臓発作のリスクが高く、適切な準備運動や整理運動は運動中や運動後の不整脈（異常な心拍）または突然の心臓発作の予防に有効です。適切な整理運動もまた、四肢に血液がうっ血するのを防いでくれます。糖尿病患者が、特に暑い環境下で運動をすると、血糖が高い場合、容易に脱水状態になります。発汗や運動以前からの脱水が重なって血液量の減少がある場合は、整理運動を行わないで急に運動をやめ、筋からの血液量が身体や中枢神経系へ十分に戻らずに、失神が起こります。

　これらのガイドラインに従うことは、最良の運動、または最も有効な運動トレーニングプログラムを実施するのに役立ちます。定期的な運動を行うこ

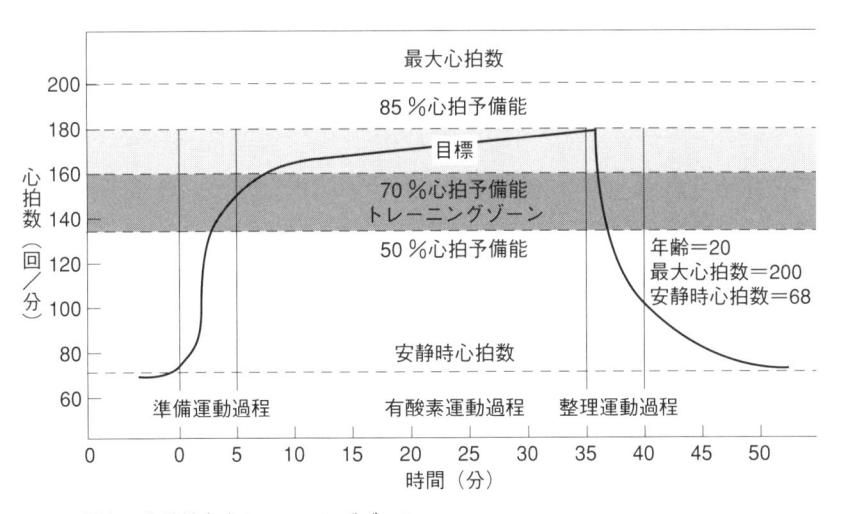

図 1.1　安静時心拍数が毎分 68 回である 20 歳の人に対する適度な有酸素運動例

とで、糖尿病によって生じる様々な問題の克服が期待できます。

●ミシェル・マーガン（Michelle McGann）

> "実は観客が話題にしたのは、彼女がかぶっている粋なつばの広い帽子である"

　LPGA ツアー・プロゴルファーのミシェル・マーガンは、トーナメントにおいてプレーのためフェアウェイに出ると、彼女が糖尿病であるためではなく、彼女がかぶっている帽子ですぐに見分けられます。Michelle は、初めてフェアウェイでボールを打った 8 歳の時に、ゴルフにもう熱中していました。13 歳で 1 型糖尿病と診断されても、Michelle はプロゴルファーになるという夢を決してあきらめませんでした。彼女はほぼ毎日ゴルフを続け、糖尿病をハンディキャップにしまいと決意しました。彼女は 1988 年に U.S. オープンを見て感動し、若干 18 歳の 1989 年に LPGA から資格が与えられ、アマチュアとして出場しました。彼女のトレードマークである帽子は、洋服そして一連の Michelle McGann 名の宝石や他のアクセサリーに対する商標登録とともに 1991 年後半から登場しました。ファッションへの意識に加えて、彼女は今日、女子ゴルフ界で最も長い距離をドライバーで打つことができます（260 ヤードまたはそれ以上に）。また、少なくとも 7 つの LPGA タイトルを手にしており、間違いなく熟練したプロです。1997 年には生涯獲得賞金が 200 万ドルを超

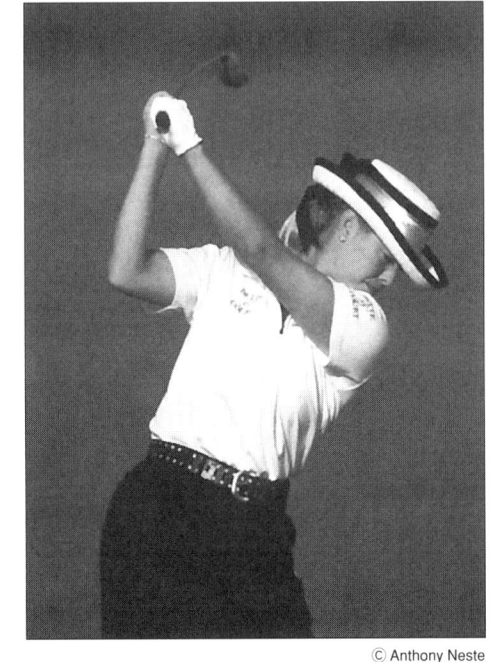

© Anthony Neste

えました。

　とはいえ、糖尿病を抱えてのプロとしてのゴルフはつらいスポーツです。1月から9月までの長期にわたるトーナメント、絶え間ない練習の日々、暑く、湿度が高いといった多くの厳しい環境です。彼女は「もちろん、私には好不調があります。アドレナリンが本当に湧き上がってくるとき、インスリンをどれだけ打っていいのか分からなくなります。疲れを感じたり、スウィングが弱くなったりするときに、自分が最悪の状態だと知ります。しかし、プロである以上は続けなければなりません」と言っています。彼女は一度プレー中に重症なインスリン作用を経験したことがあります。それはジュニアトーナメントの最中でした。当時は、誰かと会話をしたり、自分のバッグを運んでもらうことなどは許されていませんでした。彼女は、低血糖であることを両親に話す前に、フェアウェイで意識を失いました。幸運なことに、今では、フェアウェイでの状況はかなり改善されてきました。

　彼女は血糖値を測定し、ゴルフバッグに即座に補給できる糖質類やスナックを入れておくことによって、糖尿病を厳重にコントロールしています。実際にゴルフで行う、すべての運動は、彼女の血糖をコントロールするのに役立っています。また、糖尿病研究への資金集めのため、毎年、ゴルフトーナメントと連携したりしています。その一方で、ゴルフに集中し、ゴルフを向上させ、勝ち、そしてゴルフを楽しんでいます。

第 2 章

運動時の血糖の調節

すべての糖尿病患者が知っているように、絶え間なく起こる生体内の調節により正常範囲内に血糖値が保たれます。運動時の血糖調節は、さらにダイナミックな感じがします。運動による血糖コントロールは、それ自身、特別な問題提起ですが、一方で、運動筋での運動誘発による血糖の取り込みは、運動中や運動後に低血糖（低い血糖値）を引き起こすことがあります。運動開始時点で血中インスリン値が高いとき、余分なインスリンは、運動中、グルコースの過度な取り込みを招き、同様に低血糖が起こります。一方、高血糖や高ケトン（体内の相対的なインスリン不足を示す）状態で運動すれば、血糖値が一層上昇し、糖尿病性ケトアシドーシス（DKA）発症の危険性を増加させ、生命をも脅かし入院治療が必要になることがあります。さらなる難題は運動後遅発性低血糖発作であり、減少した筋グリコーゲン（骨格筋内のグルコースの貯蔵形）の再補充中にインスリン感受性が高められ、運動終了48時間後まで起こりうることです。

　運動に対する血糖反応に影響する諸要因には以下のようなことがあります。運動する時間、インスリン投与の時期と使用中のインスリンの種類、インスリン注入部位、最後に食事をした時間と食べた食事の種類、運動を始めたときの血糖値レベル、運動の種類、時間、強度とどれだけその運動に慣れているか（トレーニング効果）、周囲の温度とコンディション、病気、女性の月経周期、妊娠、身体の水分状態。

> "これらの要因とうまく付き合う最も良い方法は、運動前、運動中、運動後に血糖値をチェツクすることで身体の状況を学ぶことです"

　うまくいけば、今後同じ運動に対する血糖反応を予測するのに、いくらかの予測データが得られるでしょう。

エネルギーシステムと ATP 産生

　エネルギー供給システムは、血糖値に影響をおよぼす身体活動中に作動します。どれだけ速く動いたか、どれだけの力を発揮したか、活動がどれだけ

続いたかによって、運動筋群のエネルギーの需要が決定されます。これらの異なる影響に対処するため、身体は、筋肉に ATP（Adenosine Triphosphate アデノシン三燐酸：すべての細胞にある高エネルギー化合物）を供給するための3つの異なるエネルギーシステムを持っています。ATP はすべての筋収縮のための、直接的で、即時的なエネルギー源です。神経刺激が筋の収縮を開始させますと、カルシウムが骨格筋細胞内に放出され、ATP が筋線維にエネルギーを与え、筋収縮が起ります。ATP なしでは、筋肉の収縮は起こりません。骨格筋は、1秒間の運動に必要なくらいの、ほんのわずかな ATP 量を含有しています。より長く運動するために、身体には1つかそれ以上のエネルギーシステムによって、より多くの ATP が筋肉に供給されなければなりません。より速いまたはより力強い運動のために、身体はより速いスピードで ATP を供給しなければなりません。すべてのエネルギーシステムは ATP を追加供給できますが、それらのエネルギー供給の速度は異なります。ATP を作るために使われる燃料と、それらを供給するために必要とされる総時間が、使われるエネルギーシステムを決定します。エネルギーシステムで使われるエネルギー源の相違のため、血糖値は運動の種類によって影響を受けます。

● ATP‐CP システム

　すべての筋収縮は、ATP の分解により直接的にエネルギーが供給されます（図 2.1 参照）。収縮の力と頻度が増すにつれて、ATP の利用速度も増加します。ごく短時間のそして力強い運動には、ATP を供給するために1つのエネルギーシステムが主に使われます。このフォスファーゲンシステムは、筋内の ATP と ATP を再補充するクレアチン燐酸（CP）で構成されていますが、エネルギー産生のために酸素を必要とせず、それゆえに本質的に無酸素性に分類されます（図 2.2 参照）。クレアチン燐酸は直接的に活動時のエネルギーではありませんが、その速い分解によって放たれたエネルギーは、ATP の最初の供給の枯渇後5～10秒の後に、ATP の再合成に使われます。フォスファーゲン貯蓄（ATP と CP）は、それらが枯渇する前の6～8秒間の最大努力にエネルギーを与えることができるだけです。したがって、10秒かそれ以下の運動は、これらの筋線維に蓄えられたフォスファーゲンによ

って主にエネルギーが供給されます。たとえば、重量挙げ、40m走、棒高跳び、走り幅跳び、投球、バスケットボールのダンクシュート等です。第2のエネルギーシステム（乳酸システム）は、運動がより長く続くときにエネルギーを追加供給します。一般にこのタイプの運動は、エネルギー産生にグルコースが関与しませんので血糖値を低下させません。このような強い運動は、実際にはあるホルモンの放出を高めて血糖値を上昇させます。このホルモンの効果については、本章の後半で紹介します。

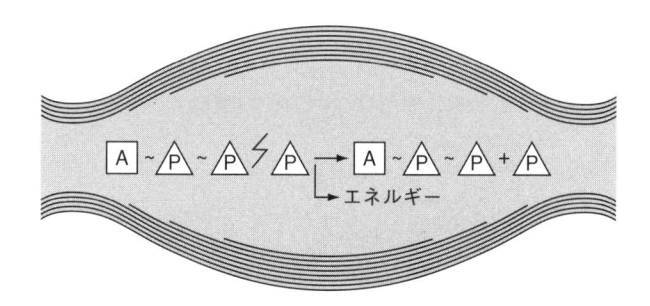

図2.1　ATPは、最終（三番目）の高エネルギー燐酸結合を除くことによって、筋収縮のためのエネルギーを直接的に供給します。

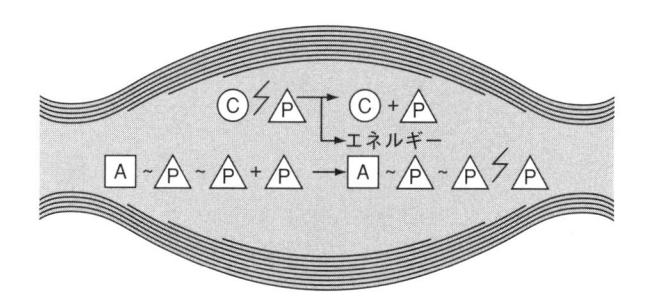

図2.2　クレアチン燐酸（CP）は、最大努力の6～8秒間の運動中に素早くATPを補充するためのエネルギーを供給します。

● 乳酸システム

20秒間以上2分間まで継続する運動は、初期にはフォスファーゲンと、その後の筋グリコーゲン分解（骨格筋内のグルコースの貯蔵形）の組み合わせによって生み出された無酸素的なエネルギーに依存します。この分解は、糖原分解と呼ばれています。その貯蔵形から放出されると、解糖系の代謝経路をとおしてエネルギーが生み出され、ATPの素早い無酸素的産物として乳酸が形成されます。糖原分解は安静時の細胞で起こっていますが、ATP

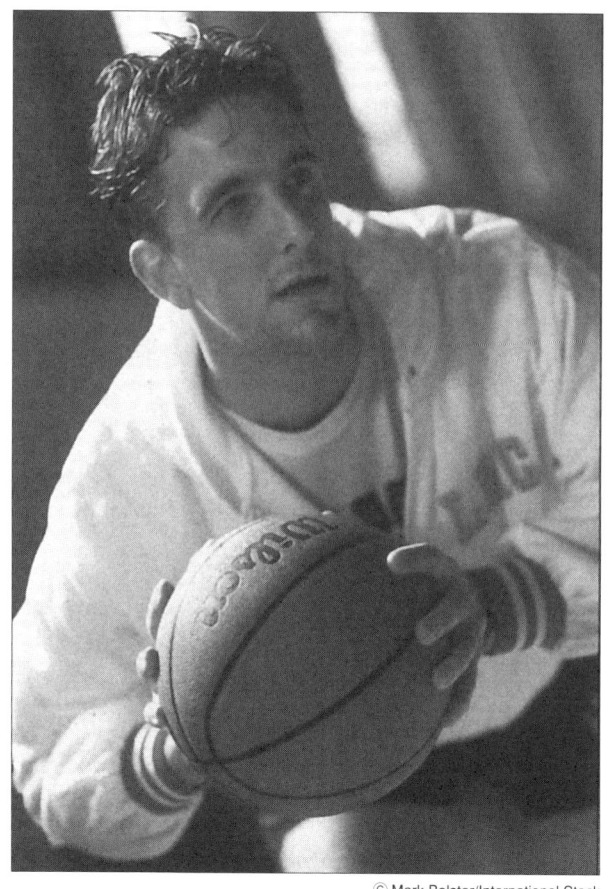

ⓒ Mark Bolster/International Stock

骨格筋内のフォスファーゲン貯蔵物（ATPとCP）は、バスケットボールをシュートするためのエネルギーを供給します。

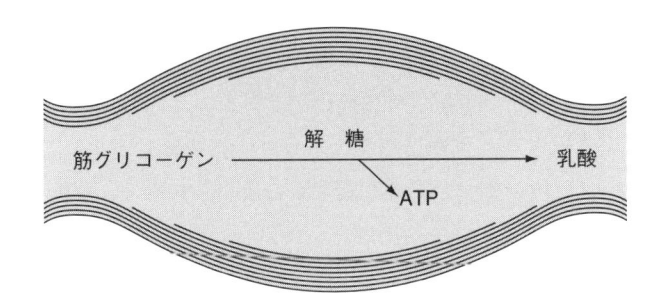

図 2.3 解糖による筋グリコーゲンの分解は、ATP と乳酸を産生し、20 秒間から 2 分間の運動にエネルギーを供給します。

の筋の利用は比較的少なく、グルコースとグリコーゲンは有酸素的に（酸素を使って）処理されるので、乳酸の蓄積が起こりません（図 2.3 参照）。

運動が始まるとき、迅速なエネルギーの追加需要で、解糖系はさらに ATP を供給するためにより速く処理を進め、そしてそのシステムは乳酸の蓄積によりすぐに制限を受けます。筋に大量に乳酸が存在しますと、その乳酸は筋と血液の pH を下げ、これらの筋に「燃え尽きた感じ」を感じさせ、継続する能力に逆効果を及ぼします。筋グリコーゲンから放出されるそれぞれのグリコシル単位（glucosyl unit）から 3 つしか ATP が産生されず、有酸素的な ATP 産生と比較して、かなり少ない量です。結局、このシステムは長時間の運動のために十分なエネルギーを供給することができません。主にこのエネルギーシステムに依存する運動種目は、800m 走、200m 泳、そしてバスケットボール、ラクロス、フィールドホッケー、アイスホッケーのように、走っては止まりを繰り返すようなスポーツです。

1 型および 2 型糖尿病患者を対象とした研究によると、レジスタンストレーニング、重量挙げ、最大に近い有酸素性運動のような極めて強い運動は、運動負荷に対する身体のホルモン反応の結果、急激な血糖値の増加を招きます。強い運動は身体の数種類のホルモンを放出させ、肝臓のグルコースの産生を増加させたり、筋の血糖の取り込みを抑制させます。これらのホルモンには、エピネフリン（アドレナリン）とノルエピネフリンが含まれ、グルカゴン、成長ホルモン、コルチゾールと同様に、強い運動に反応して交感神経によって放出されます（表 2.1 参照）。このような高強度の運動は長時間持

続できないので、これらのインスリン拮抗（血糖上昇）ホルモンの効果により容易に身体のグルコース需要と利用を上回ります。このように"フィードフォワード"ホルモンの血糖産生の調節により、高強度の運動中や運動後に血糖値が上昇するのです。

> "高強度の運動は、血糖上昇ホルモンの増大により、血糖値の増加を起こします"

表2.1　運動中グルコース上昇効果を持つホルモン

ホルモン	分泌組織	運動中の主な作用
「グルカゴン」	膵臓	肝グリコーゲンの分解の刺激と前駆体からの糖新生により糖放出の増加；インスリン-グルカゴン比の変化に基づく。
「エピネフリン」	副腎髄質	筋および肝グリコーゲン分解（肝での作用は弱い）と、脂肪組織からの遊離脂肪酸の放出。
「ノルエピネフリン」	副腎髄質、交感神経終末	利用可能な前駆体から糖新生の刺激；エピネフリンとともに、強い運動中の糖への"フィードフォワード"（促進）効果。
「成長ホルモン」	脳下垂体前葉	脂質代謝の直接の刺激（脂肪組織からの遊離脂肪酸の放出）とグルコース利用の間接的抑制；アミノ酸貯蓄の刺激。
「コルチゾール」	副腎皮質	肝での糖新生のためにアミノ酸やグリセロールなどの前駆体の動員と糖の代わりに筋で使われる脂肪酸の放出。

運動によってインスリン抵抗性が誘発されると、運動後2～3時間続きます。疲労困憊にいたるような、最大に近い自転車運動を実施した後、インスリン注射をしている1型糖尿病患者のなかには、運動終了後2時間血糖値が高いことが分かりました。そのような強い運動の後に血糖値を正常に戻すためには、インスリンの追加投与が必要となります。最大努力の自転車運動の1時間後、2型糖尿病患者にも同様な血糖値上昇がみられ、血中インスリンの増加もともないます。強い運動後のインスリンの増加は、糖尿病でない人でもよくみられます。しかし、いったんこれらのホルモンの効果が弱くなると、グリコーゲン再補充速度の増加が血糖値を低下させ、後で低血糖を招く可能性があります。

● 有酸素性システム

エネルギー供給システム系のもう一つは、長時間の、持久性または超持久性の運動のために使われる有酸素性エネルギーシステムです。運動の時間により、これらの運動はエネルギーの有酸素性産生に主に依存します（酸素システム）。筋肉は、身体運動が続く限り、活動するためにATPの安定供給を受けなければなりません。歩行、ランニング、水泳、自転車走行、ボート漕ぎ、そしてクロスカントリースキー等の有酸素性運動は、2分間以上持続されます。マラソンまたはウルトラマラソンを走ること、正規のトライアスロンを行うこと、または長距離サイクリング、ウォーキング、ランニング、

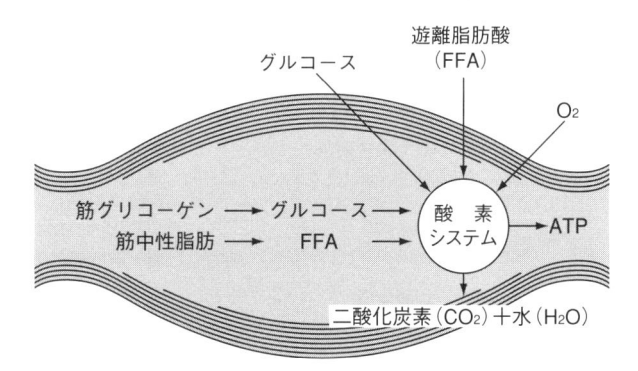

図 2.4 有酸素性システムは、長時間運動のために、血中と筋中の炭水化物と脂肪からATPを供給します。

バックパックを背負っての歩行等の持久性運動を1日中続けて参加することは、さらに極端な長時間運動の例です。

　これらの有酸素運動のための燃料は、主に炭水化物と脂肪の両方です。タンパク質は運動にエネルギーを与えるために使われることがあります。しかし、マラソンのようなとても長い運動中に動員されるものの、大きなウェイトをしめていません（全エネルギーの10％以下を供給する）。安静時、食事によって身体の使うエネルギー源の依存度が異なりますが、ほとんどの人々はおよそ60％の脂肪と40％の炭水化物の割合で使います。炭水化物の利用は、運動を始めたときや運動強度を高めたとき、急速に高まります。高い強度の運動や最大に近い運動では、エネルギー源として炭水化物が100％利用され、脂肪の利用率は0％です。筋グリコーゲンは、血糖と同様に、この強度の運動中にもっとも使われます。エピネフリンのような血中循環ホルモンは、脂肪組織（ほとんどは皮膚の下にある皮下脂肪）からの脂質を動員させ、強度があまり強くない運動中の筋が使う遊離脂肪酸として血中を循環します（図2.4参照）。これらの脂質やいくらかの筋内の貯蔵物は、いくらかの炭水化物とともに軽から中強度の運動中により広く使われます。運動からの回復

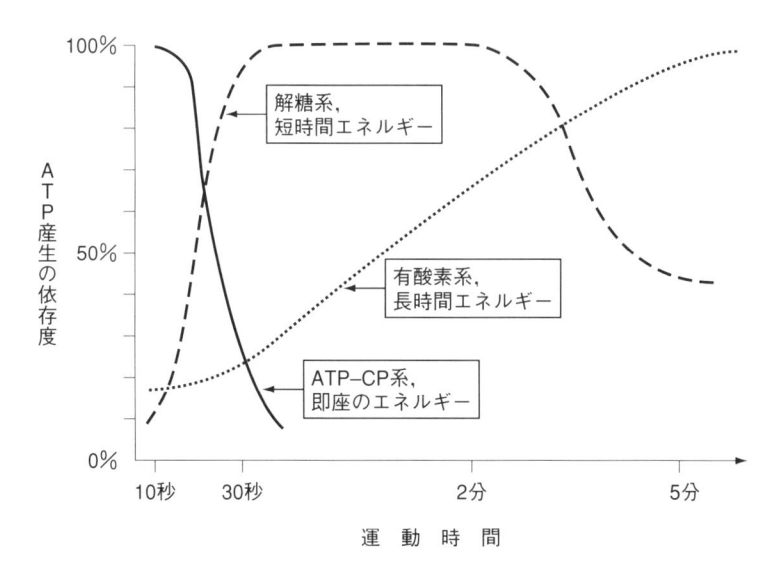

図2.5　運動時間が、3つのエネルギー供給システムへの依存度を主に決定します。

中、主な燃料源はこれまた脂質であり、今度は筋内中性脂肪が主に動員されます。

したがって、無酸素性エネルギーシステム（フォスファーゲンと乳酸システム）は、有酸素性代謝が十分にATPを供給する前の長時間運動の開始の時点で重要な役割を果たすわけです（図2.5参照）。無酸素性システムは、長時間運動中、強度が増加するとき（たとえば、上り坂の走りはじめや10 kmレースでのゴールに向かっての全力疾走時）にも重要です。しかしながら、運動中に身体が使う実際の有酸素性エネルギー源は、トレーニング状態と、運動前と運動中の食事、運動の強さと時間、運動中の血中インスリンレベルによって決定されます。

エネルギー源利用についてのトレーニング効果

トレーニングは脂肪代謝能力を高めます。すなわち、トレーニングによる筋の適応の結果、脂肪の利用度の増加、筋グリコーゲンや血糖の利用の節約をもたらします。エネルギー源利用についてのトレーニング効果は、糖尿病患者にはとても明確にでてきます。2～3週間の運動の実施の後、同じ運動を実施したとき、炭水化物の必要性が減ることは明白なことです。長期にわたる運動により、最大下運動に対するホルモン反応が低下することは明らかにされています。糖尿病を有する競技者がトレーニングを続けますと、同じ強度の運動に対する血糖上昇ホルモンの放出が低下してきます（つまり、グルカゴン、エピネフリン、ノルエピネフリン、成長ホルモン、コルチゾールの放出低下です）。

糖尿病でない人では、運動に対するインスリンの関与についての減少割合が少ないといわれています。これらの相違は、トレーニング後、同じ強度の運動の際の血糖や筋グリコーゲン利用の減少と脂肪の利用の増加を招きます。その結果、運動中、より正常な（高い）血糖レベルになります（低血糖の危険の減少）。エネルギー源利用に関してのこのような変化を理解できれば、なぜ糖尿病患者が運動をはじめて行うとき、血糖レベルを維持するために、多くの炭水化物を摂取する（補食）必要があるのか、の理由が分かります。つまり、糖尿病患者が2～3週間運動を実施した後、同じ運動の際の補

食量が少なくて済むようになります。

> "数週間のトレーニング後に、血糖値が、最初にトレーニングを始めたとき程、著しく落ちないことを発見するでしょう"

　運動強度の相対的レベルを保つために、もしトレーニング後の身体活動強度を増やすなら、運動中の炭水化物利用はちょうどトレーニング前と同じぐらいとなるでしょう。この効果はスポーツ種目特有であり、トレーニング種目がランニングであれば、水泳トレーニングをしたことがないのに水泳を始めたら、あなたの血糖値はおそらく（ランニングと）同じようには保たれません。

炭水化物の利用

　相当な量の炭水化物を必要とする長時間の有酸素運動中の疲労を予防するためには、十分な筋グリコーゲン貯蔵量で運動を開始することが重要です。60〜90分間維持される有酸素運動中、疲労は筋グリコーゲン総量の枯渇と使っている特定の筋線維（高い強度の運動中は主に速筋線維）内の筋グリコーゲンの枯渇が関係するでしょう。長時間の低い強度の運動では、身体は筋グリコーゲンとともに血中グルコースも速やかに利用します。90分かそれ以上の運動後に疲労が起こる場合は、身体の炭水化物の全体的な枯渇が原因でしょう。これには肝グリコーゲンと筋グリコーゲンの枯渇であり、その結果、低血糖を引き起こします。運動中に炭水化物を摂取すれば、血糖値の低下を遅らせることができ、長時間の運動が可能となります。糖尿病患者は、インスリン投与量の減少や炭水化物摂取の増加など、運動・食事・投薬を変更し、低血糖性疲労を予防すべきです。

　一般的に、炭水化物は脂肪とタンパク質と比較して代謝と吸収が速いので、運動中に勧められています。摂取する炭水化物の量や種類（単糖と多糖）は、運動時間、運動強度、運動前と運動中の血糖レベル、運動する時間帯、注入されたインスリンがピークになっているかどうかなどの要素に依存します。

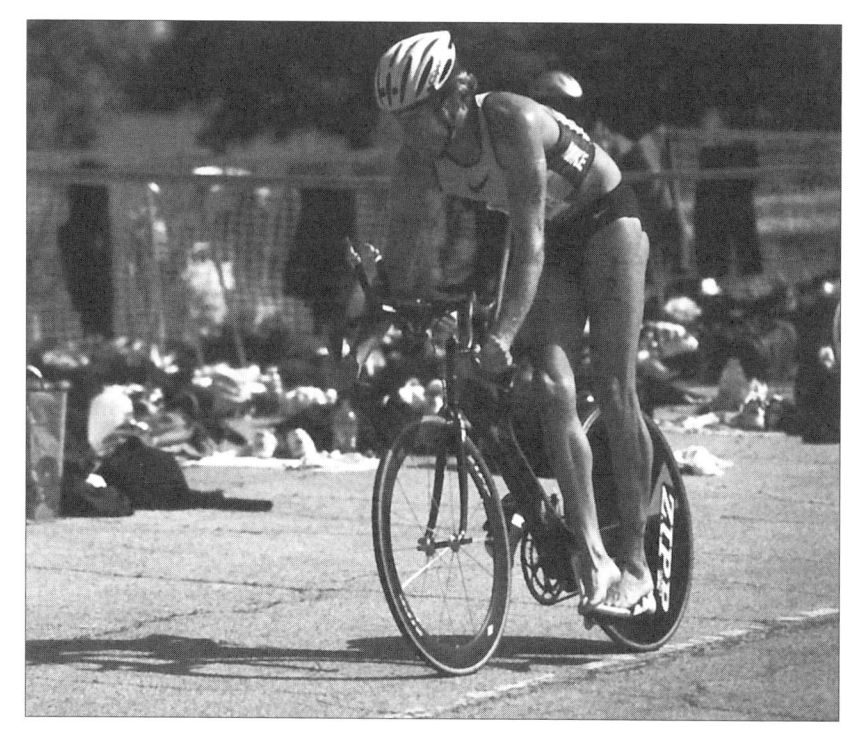

トライアスロンの参加者は、主に筋グリコーゲンと血糖の利用によって、かなりの量の炭水化物を使います。

摂取する炭水化物の種類によっては、血糖値に影響を及ぼします。ある研究では、グルコース、食パン、プラセボの摂取に対する安静時と運動中の糖尿病患者の血糖値の変動を調査しています。その際の運動は、インスリン注入前の午前中に、45分間の中強度（60% $\dot{V}O_2max$）自転車エルゴメータ運動です。炭水化物の摂取のない人たちでは、血中インスリンレベルが最も低いにも関わらず、血糖値は低下しました。しかしながら、推奨される炭水化物量（30 g）の摂取は、単糖としてでも多糖としてでも、多くの人々の血糖値レベルを過度に上昇させました。グライセミックインデックスの違い、すなわち、体内での吸収速度と炭水化物類が招く血糖値の増加量に関連しています（第4章参照）ので、グルコース投与は、白パンの摂取のほぼ2倍血糖値を上昇させました。したがって、摂取する炭水化物の適切な量と種類を知るためには、炭水化物補充による運動時の反応（血糖

値の反応）を調べ、学ぶことが大切なことです。

　炭水化物の補充に際して、運動する時間帯も考慮に入れるべきでしょう。特に、もしインスリン注射前に運動するならば、運動誘発性低血糖症の危険性は朝食前が最も低いでしょう。一日のうちでこの時間帯が、午後と比べて血中インスリンレベルは低く、コルチゾール（インスリン抵抗性を増加させるホルモン）は高いといわれています。もし朝食とインスリン注射の後に運動をすると、インスリン投与量によって血糖値が左右されるでしょう。ある研究では、1型糖尿病患者を対象に、速効性インスリン投与と朝食摂取90分後、60分間の中強度の自転車運動をしてもらいました。インスリンポンプ使用者で低血糖症を防ぐためには、速効性インスリンの投与量を50％減らし、運動中のインスリン基礎注入は中止としました。それでも、午後に行う運動と比べると、朝のインスリンの減少量は少なくてすみます。

> "早朝の運動や血中インスリンレベルが低い時は、炭水化物の補充は少なくて済みます"

インスリンレベルと運動

　糖尿病患者の運動前と運動中の体内インスリンレベルもまた、運動の継続や疲労の防止に大きな役割を果たしています。糖尿病でない人々においては、インスリン値の低下とグルカゴンの上昇が、中強度運動中の肝臓での糖産生の主要要因です。運動中のインスリンの過剰は、遊離脂肪酸の利用を減らして、筋収縮での血中の糖取り込みを一層増加させるので、低血糖を引き起こします。運動中の高血糖（高い血糖値）では、血糖値が高い分、運動中における血中の糖利用の増加（筋グリコーゲンの利用の抑制）がみられます。

　運動中、身体はわずかな量の血中インスリンを必要とします。運動中に血中インスリンが低すぎると、血糖値とケトン体産生を上昇させる過度のホルモン反応が起こる可能性があります。一方、もし血中インスリンレベルが運動中に高ければ、これらのレベルは、いくつかの血糖上昇ホルモンの放出とそれらのホルモンの効果を抑制するかもしれません。エピネフリンの効果は、

貯蓄脂肪を動員し、筋グリコーゲン分解を引き起こすことであり、一方グルカゴンは肝臓からのグルコース産生を増加させます。これらのホルモンの通常の反応がなければ、あなたの筋への血中グルコース取り込みの速度は、肝臓のグルコース産生を上回り、その結果、低血糖症となります（図2.6参照）。

運動は、厳格にコントロールされている糖尿病患者では低血糖を起こす主因の一つです。ある研究によれば、わずかな血中インスリンレベル下で、激しい、疲労困憊にいたるような自転車運動をすると、高血糖と過度の脂肪分解（脂肪の動員）がみられ、一方、過剰のインスリンレベルで、同じ運動をすれば、低血糖と脂肪の放出の抑制がみられたと報告されています。インスリンは正常に代謝反応を起こしますが、低レベルの血中インスリン下での運動でも、正常の生理反応なのです。血糖は、運動中、収縮誘発性メカニズム（インスリン非依存的に）によって運動筋に取り込まれますが、少なくとも比較的低いインスリンレベルでは、インスリンと筋収縮の両方の作用が加算的には働きません。

運動中の血中インスリンレベルもまた、その後の運動能力に影響を及ぼします。糖尿病患者では、血中インスリンレベルが不十分であったり、インスリン抵抗性が高いとき、運動前の筋グリコーゲン貯蔵が少ないか、あるいは運動後に再補充される筋グリコーゲンが少ないでしょう。筋グリコーゲンの再補充は、筋グリコーゲンを枯渇させる運動の後の最初の1時間はインスリンなしでよいのですが、その後の糖取り込み（グリコーゲン貯蔵へ回ります）は、十分なインスリンの血中レベルと適切なインスリン作用に依存します。もし不十分なインスリンあるいはインスリン抵抗性のため、グリコーゲン貯蔵が少ない場合、低強度運動中の脂肪酸化の速度の亢進によって、筋グリコーゲンの利用の減少を補填しなければならないでしょう。もし、利用できるグリコーゲンが少ないために、多くの血糖が高強度運動中使われるならば、筋グリコーゲン枯渇、もしくは低い血糖値のため疲労は運動中も早い時期に現れるでしょう。

運動中インスリンレベル	肝での糖産生	筋での糖取り込み	血糖値
正常な運動時レベル	⇧	⇧	→
かなり低下のレベル	⇧	↑	↑
正常以上のレベル	↑	⇧	↓

図2.6　運動に対する血糖値は、血中インスリンレベルによって大いに影響され、それにより肝臓での糖産生と筋での糖取り込みを変化させる。

インスリン感受性に対する運動の効果

　身体的に鍛錬された糖尿病患者は、高いインスリン感受性を持っていますので、運動の急性効果、慢性効果として、糖は効率的に筋肉に取り込まれます。

> "規則正しい身体活動は、インスリンに対する感受性を高めることにより、血糖コントロールを改善する"

　この効果は、最も強いインスリン抵抗性を有する2型糖尿病患者で特に明らかです。インスリン作用の急性変動は筋グリコーゲン補充の速度の増加によるものですが、慢性変動は代謝的に活動的な筋組織の総量の増加を反映しているでしょう。運動後のインスリン作用の改善は、糖尿病でない人、糖尿病患者にかかわらずすべての人々にみられます。

　トレーニングによる身体適応は、食事摂取に対するインスリン需要を減らします。運動前、食事摂取時のインスリン投与量と基礎インスリン投与量を減らすことは、運動中の低血糖の危険性を減少させます。運動は、インスリンレベルが低下しているときや低いときに行うものであり、糖尿病でない人々の運動時の身体状態と似ています。

多くの糖尿病患者は、低血糖を避けるために、血中インスリンレベルが低いかまたは最低（短期作用インスリンの最後の投与から少なくとも3～4時間後）のときに運動をします。
　糖尿病患者は、普通の人々より、インスリン感受性の急性変化を敏感に感じています。たとえば、運動後に食事をするとき、いつもより少ないインスリン量の投与ですむことに気づいています。運動後、特にインスリン非依存性グリコーゲンの再補充における早い段階（少なくても運動後30分間）から、インスリン感受性の増加は起きます。この効果により、運動終了後に低血糖が引き起こされることがあります。運動をしないと一定期間後、インスリン感受性が低下しはじめ、長時間の身体運動を実施してきたのにもかかわらず、1日から2日で低下することがあります。多くの糖尿病競技者は、2～3日間規則的な運動をしないと、総インスリン必要量が増加すると報告しています。
　前述のように、運動は通常インスリン感受性を高め、糖尿病患者は中強度の運動後すぐに、そして強い運動の1日後に、インスリン感受性の改善を示します。しかし、1型糖尿病ランナーを対象とした研究で、驚くべき成績が報告されました。クロスカントリースキー後にはインスリン感受性の亢進がみられましたが、マラソン後にはインスリン感受性の増大が認められませんでした。50％のグリコーゲン枯渇にかかわらず、マラソン前の休養日と同じレベルであり、すなわち、マラソン後の1日目のインスリン感受性の亢進はみられませんでした。それは、エネルギー源としての脂肪の利用が増加したためでした。しかし、これらの知見は、マラソン後の糖尿病でない人々と同じことです。この研究は、糖尿病を有する競技者では脂質代謝が亢進し、糖の酸化が減少して、その結果、糖尿病でない人々と同様に、マラソン中とマラソン後の血糖や筋グリコーゲンの両方を節約していることを示しています。この正常なトレーニングによる身体適応は、糖尿病でない競技者と同様に、よくコントロールされた糖尿病を有する競技者にみられるものなのです。
　ご存知の通り、運動中と運動後の血糖コントロールはいろいろな因子によって左右されます。新たな、あるいはあまりやらない運動をすると、血糖値は低下しやすいことや、運動の強度と時間も糖利用に影響することを心に留めておかないといけません。高強度の運動は、時に血糖値を増加させますが、

後で筋グリコーゲンが再補充されるとき、血糖値を低下させることがあります。運動トレーニングの効果とは、結局どんな種類の定期的な運動でも総インスリン需要を低下させることです。

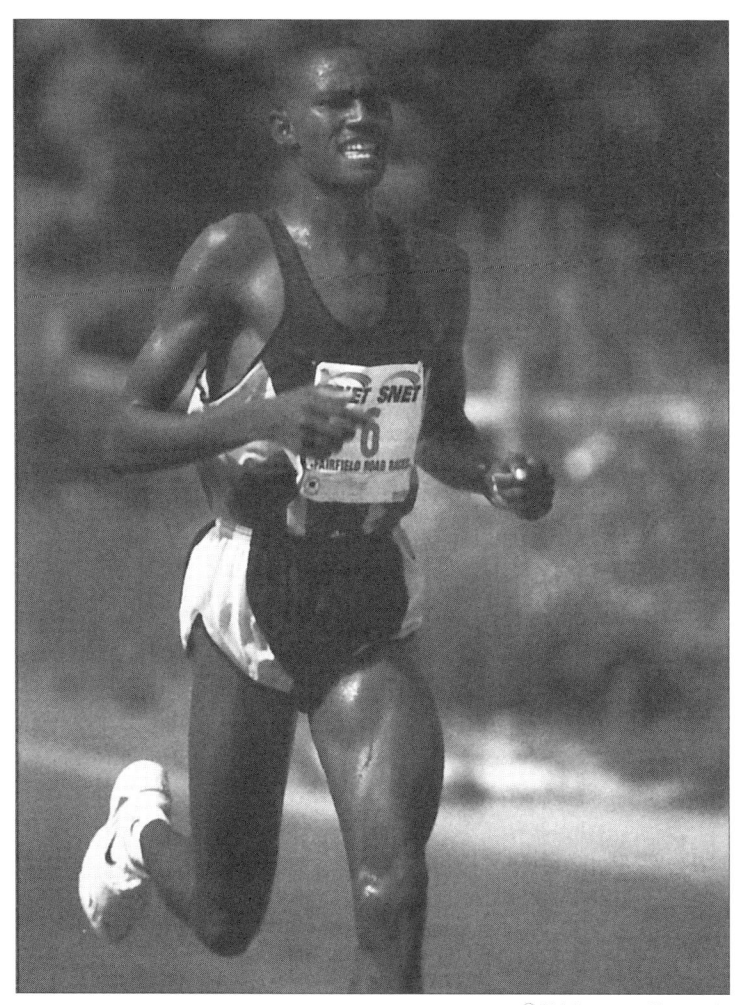

ⓒ Rich Pomerantz Photography

マラソンに対する正常な身体適応は、よくコントロールされた糖尿病を有する競技者と糖尿病でない競技者の両方にみられます。

● クリス・ダットレー（Chris Dudley）

"ぶつかり、戦い、そしてたたき込み、彼は苦労しながら生計を立てている－ NBA のセンターとして"

7フィートに1インチ足りない身長であるクリス・ダッドレーは、1987年のNBAドラフト（第75位）の低い選出でしたが、彼はそれにもかかわらず、Cleveland Cavaliers、New Jersey Nets、Portland Trail Blazers、そして1997年からプレーしている New York Knicks を含む、かなりの数のプロチームのセンターでプレーし、プロのバスケットプレーヤーとして完全に名声を得ました。彼は、チームのためにリバウンドやディフェンスの重要な役割をいつも担っており、現在までに通算リバウンド獲得数は5100以上です。クリスのバスケットボールは、幼い頃父親との1対1でプレーが始まりでした。その頃、彼はまだ身長が低く、スタープレーヤーどころではありませんでした。高校時代でさえ、彼はしばしば、代表チームを整えるための、ただの控え選手でした。それでも、上級生になる頃にはスター選手になり、父や祖父のように、エール大学に行くことにしました。彼は、最後の2年間、得点とリバウンドでチームを引っ張り、3度全アイビーリーグの選抜選手になりました。

典型的な1型糖尿病の兆候を出始めたのは、クリスが高校2年生のと

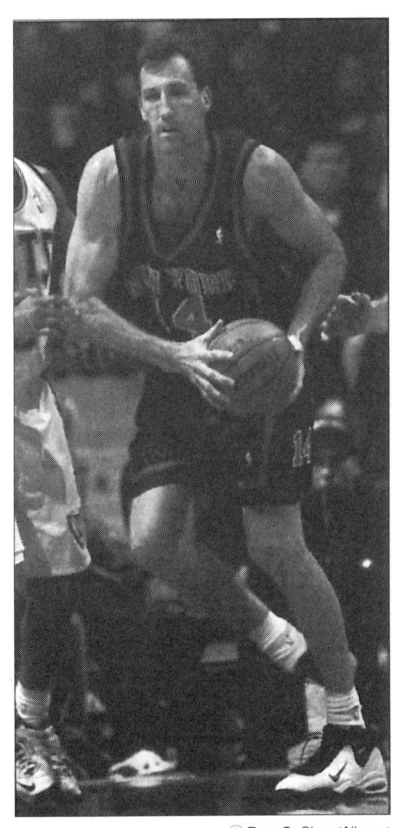

© Ezra O. Shaw/Allsport

きでした。彼はいつものどの渇きや疲労を感じました。彼の父は糖尿病症状を確認し、尿糖を調べ、急いで病院に連れて行きました。彼にとって幸運なことに、彼は大好きなスポーツをすることを止めさせられませんでした；医師は彼自身が注意する限りはプレーを続けられると彼に保証しました。プロバスケットボールでプレーすることは、明らかな挑戦であり、彼は、満足にプレーするために注意深い計画と準備で糖尿病を克服する必要があることを知っています。頻繁に血糖値を測定することに加えて、彼は、試合日、練習日、移動日毎、インスリン投与量や食事量を変えています。試合日は、彼は試合のため運動強度が増加すると予想してインスリン量を減らし、そして彼は血糖をハーフタイム中と同様に、試合の前と後にチェックします。また、栄養士から学び、試合日あるいは移動日の食べ物を知っています。

　彼の最も特記すべき社会貢献は、バスケットボールではなく、糖尿病を患った子供達へのものです。彼はアメリカ糖尿病協会と「歩け、歩け運動」のような協会行事にも自発的に参加しています。彼は子ども達に「もっと練習をしなければならないが、君たちは他の人がすることは何でもできる」と伝えています。そして彼はそれを実行しています。

・・・第３章・・・

インスリンの上昇と下降

第2章でまとめましたように、運動を始めるとき、運動中ずっと血糖レベルを正常に保つために、糖尿病でない人々の身体は通常インスリンの産生を停止させ、血糖上昇（インスリン拮抗）ホルモンの放出を増加させます。インスリン注射や経口血糖降下薬に依存している糖尿病患者にとって、これらの通常の反応は変化します。注射部位からのインスリン吸収を止めることは不可能であり、実際、運動が筋と皮膚への血流を増加させ、一般的に注射部位からのインスリンの吸収速度を早めます。運動中血中インスリンレベルが低値でなく、正常レベル以上の血中インスリンがあると、血糖値は低下します。経口薬は運動中の血中インスリンの効果を増大させたり、インスリンの分泌を増大させたりして、低血糖を招くことがあります。

　血中インスリンレベルは、糖尿病の人々の運動に対する血糖値の反応に多大に影響します（第2章図2.6参照）。運動毎に対する身体反応を予測することは、インスリンの種類（速効性と持続性などのインスリンの種類よって、最大効果時間と持続時間が異なります）、インスリンの注射時刻、そして運動前と運動中に血中インスリン値を考慮に入れる必要があります。経口薬を飲む場合、薬の潜在的グルコース低下効果を知ることも、同様に重要です。

インスリン使用

　これまでに、ちょうど自転車の上で飛び跳ねるように、行き先や時間を考えずに、自転車に乗る気分を味わったことがありますか。

　糖尿病患者にとって、使用しているインスリンの種類（もしくは経口薬）が、運動中のインスリンレベルや血糖反応に影響するという当然の問題があります。インスリンの種類が異なれば、最大効果時間、作用持続時間も異なり、運動をより難しくさせます。いろいろな種類のインスリンが市場に出回っており、インスリンの組み合わせもいろいろです。一般的に、インスリンは、効果出現時間、最大効果時間、持続時間により、超速効型、速効型、中間型、持続型があります（表3.1参照）。インスリンの種類によって、運動に対する血糖値への影響が異なります。インスリン使用者の実生活は、低血糖を予防するために、炭水化物の補食やインスリンの変更によって、いつも快適さが要求されます。

> "運動に対する血糖反応と炭水化物の補食量を決めるために、使用中の
> インスリンの最大効果時間を知っておくべきである"

　速効型のインスリンについては、ヒト型レギュラーインスリンが用いられておりますが、製造業者は最近、牛や豚由来のインスリンの製造を中止しました。合成インスリンは、一般に、以前の動物のものよりも、効き始めが速く、最大効果時間も速く現われ、持続時間も短いという特徴があります。最近、超速効型インスリンとして、リリー社製のヒューマログ（Humalog：正式名はリスプロ）が売り出されましたが、医師の処方によってのみ購入できる超速効性インスリンです。ヒューマログの利点は、その短い作用時間にあります。たとえば、運動中インスリン誘発性低血糖の危険性を最も低くして、注射の2時間後でさえ運動が可能です。インスリンポンプの使用者は、一般的にヒューマログかレギュラーインスリンのいずれかを使うか、ヒューマログとレギュラーのインスリン混合液を使います（我が国ではノボノルディスク社製のノボラピッドも売り出されている：監訳者注）。

　多くの中間型インスリンも、よく使われています。NPHとレンテは、このタイプでは最もよく使われるインスリンです。他の中間型インスリンも使われていますが、それらは、すべて一般的に、作用の開始時間、最大効果、持続時間において、上記の2つのインスリンとほぼ同じです。2型糖尿病患者の中には、中間型インスリンを単独か、70：30の割合で中間型と速効型の混合で用いる人もいますが、インスリン使用中の人々の大半は、1日を通

表3.1 ヒトインスリン作用時間

インスリンのタイプ	作用開始時間（時）	最大効果時間（時）	持続時間（時）	最大持続時間（時）
超速効型：ヒューマログ	<15分	0.5〜1.5	2〜4	4〜6
速効型：レギュラー	0.5〜1	2〜3	3〜6	6〜10
中間型：NPH	2〜4	4〜10	10〜16	14〜18
中間型：レンテ	3〜4	4〜12	12〜18	16〜20
持続型：ウルトラレンテ	6〜10	18（最小）	18〜20	20〜24

注意：個々のインスリン作用時間は、環境、運動強度、注射部位を含むたくさんの要因によって左右されます。

して速効型と中間型のインスリンを組み合わせて使います。一般的なインスリン使用方法は、朝食時に中間型インスリンに加えて速効型または超速効型インスリンを、昼食時に適宜速効型を、夕食時に必要なインスリンを、就寝時に中間型インスリンを投与します。臨床治験は、現在、Glargineと呼ばれるインスリンについても行われており、中間型ヒトインスリンであるNPH、レンテあるいはウルトラレンテの代わりになるかテストされています。NPHとレンテは低血糖を引き起こす最大効果時間が異なりますが、ウルトラレンテは吸収に差が大きく、あまり評判はよくありません。NPHの代わりにGlargineを使用（単位基準で）することで、低血糖が少なくなり、効果的に基礎インスリンレベルの維持が得られています。朝にNPHを、就寝時にレンテを使う人や、朝にレンテを、就寝時にNPHを使う人もいますが、ウルトラレンテとこれら2つのインスリンを組み合わせて使っている人もいます。

　持続型インスリンで、最もよく使われているものはウルトラレンテです。このインスリンは長い持続時間と短い最大効果時間が特徴です。ウルトラレンテの利点は、それだけでかなり効果的に基礎インスリン分泌相当を満たすことができ、食事や間食の時に速効型または超速効型インスリンの単独投与でカバーできることです。ウルトラレンテの難点は、投与量の変更にともなう効果が現れるまでにかなり長い時間（しばしば24〜48時間）を要することで、インスリンの変更のみでは、これまで行ったことのない運動や長時間継続する運動に対して、すばやく修正することが困難であるということです。また、前述したように、その吸収は一定でなく（注入部位、運動強度、マッサージ、入浴、あるいは他の要因による影響）、その結果、基礎インスリン値が高すぎたり、低すぎたりします。

経口薬

　経口血糖降下薬の使用者が一般的な薬効を知ることは、大切なことです。経口血糖降下薬は、2型糖尿病にみられる代謝障害の3つのうち1つかそれ以上の改善する作用を有します。その3つとは、①膵β細胞のインスリン産生減少、②肝での糖産生の亢進、③筋と脂肪組織でのインスリン抵抗性増大

です。

　現在使われている経口薬のほとんどは、作用機序と副作用によって、第1もしくは第2世代に分類されます。第1世代のスルホニル尿素薬（ラスチノン、グリミクロン、ダオニール（オイグルコン）、ダイヤビニーズと呼ばれる薬剤）は、一般に膵臓からのインスリンの放出を増加させ、インスリン抵抗性を減少させます。すべての第1世代の薬剤は、他剤との相互作用の危険性を有しています。ダイヤビニーズは、4つのうち最も長い作用時間（72時間程）を有していますので、作用持続時間と副作用に違いを認めます。他の3剤は若干の相違があるものの、一般的に持続時間は10～12時間です。このためダイヤビニーズの使用は運動中の低血糖の危険性が最も高く、完全に代謝されずに体内に蓄積するので、特に腎不全の患者には要注意です。

　第2世代のスルホニル尿素薬は、Glucotrol, DiaBeta, Micronase とアマリールなどです。これら4つのうち、DiaBeta と Micronase は、作用時間が長いので（他の2つの12～16時間に対して24時間）、運動中に低血糖を引き起こしやすいといわれています。ひとつの経口薬で血糖値が下がらない場合、2剤以上を組み合わせて治療が行われます。そのような組み合わせは、運動による血糖変化の予想を困難にさせます（我が国では併用は行われていない：監訳者注）。

　一般に、ダイヤビニーズ、DiaBeta、Micronase のような長時間持続作用がある経口薬は、あまり行っていない運動や長時間にわたる運動をするときに、運動中や運動後の低血糖を招く可能性があります。新しい経口薬もよく使われています。これらの薬の多くは、異なった生理学的機序で血糖をコントロールしようとするものです。いくつかの最新の薬（チアゾリジン誘導体と呼ばれる薬剤）は、膵臓からのインスリン分泌を刺激しないで、末梢組織のインスリン感受性を直接高めます。これらの薬剤は、ノスカールとアクトスと呼ばれているものです。これらの薬剤使用では減多に低血糖をきたすことはありませんが、最近、ノスカールは肝障害の危険性から製造中止となりました。メトホルモミン（メルビン（メデット））は、ビグアナイドと呼ばれる薬剤の分類に入ります。それの最も重要な作用として、肝での糖産生を減少させることであり、したがって他の経口薬と併用されることがあります。アカルボース（グルコバイ）は、小腸の炭水化物吸収を遅らせることによっ

て食後の急激な血糖増加を防止します、アルファグルコシダーゼ阻害薬です。アカルボースは、最近、妊娠性糖尿病の女性（妊娠期間の3ヶ月間）で研究されています。また、運動前にアカルボースを服用すると、運動中に炭水化物を摂っても、低血糖の回復が遅れます。この薬剤は、多くの場合、経口血糖降下薬との併用で使われています。しかしながら、一般に、これら新しい薬剤を使っても、いろいろと経口薬を併用しても、血糖コントロールがうまくできないときには、インスリン治療への切り換えが必要です。

運動のための処方変更

本書の第Ⅱ部で紹介します、インスリンと食事の変更方法の推奨例や実例は、基本的にインスリン治療方法の違いにより異なります（インスリンポンプ使用者、中間型インスリン使用者、そして持続型インスリン使用者）。経口血糖降下薬使用者ついてはまとめておりませんが、食事のみの変更（もしくは中間型インスリン使用者に対する食事のみの変更についてもまとめることができればよいのですが）は、特に運動の始めや運動中の血糖値が低値から正常レベルであるとき、ひとつのガイドラインとして使ってください。前述したように、経口薬によっては低血糖の危険性をはらんでおり、厳格な食事摂取の変更を必要とします。しかし、経口薬の使用者が運動前に血糖値が高いときは、食事摂取を増やすことは極力抑えるべきでしょう。定期的な運動を始めるときは、身体の変化を見つけ出すために、しばしば血糖値を測定しなければなりません。使用中の特別な薬剤にかかわらず、定期的な運動参加によって血糖降下薬の投与量を減らすことが必要となります。運動の日課が決まったら、投薬等の変更についてかならず医師に相談しましょう。

NPHインスリンとレンテインスリンは、ともに中間型インスリンとして分類されていますが、人によってNPHまたはレンテの使い方は大きく異なります。たとえば、毎日、食事毎には速効性インスリン（レギュラーまたはヒューマログ、ノボラピッド）を使い、就寝時に中間型インスリンを使う人もいれば、中間型インスリンを朝と夕方の2回、あるいはさらに昼食時にも使う人もおり、一日の血中インスリンレベルのピークが異なってきます。インスリンの現状での使い方について理解していなければなりません。

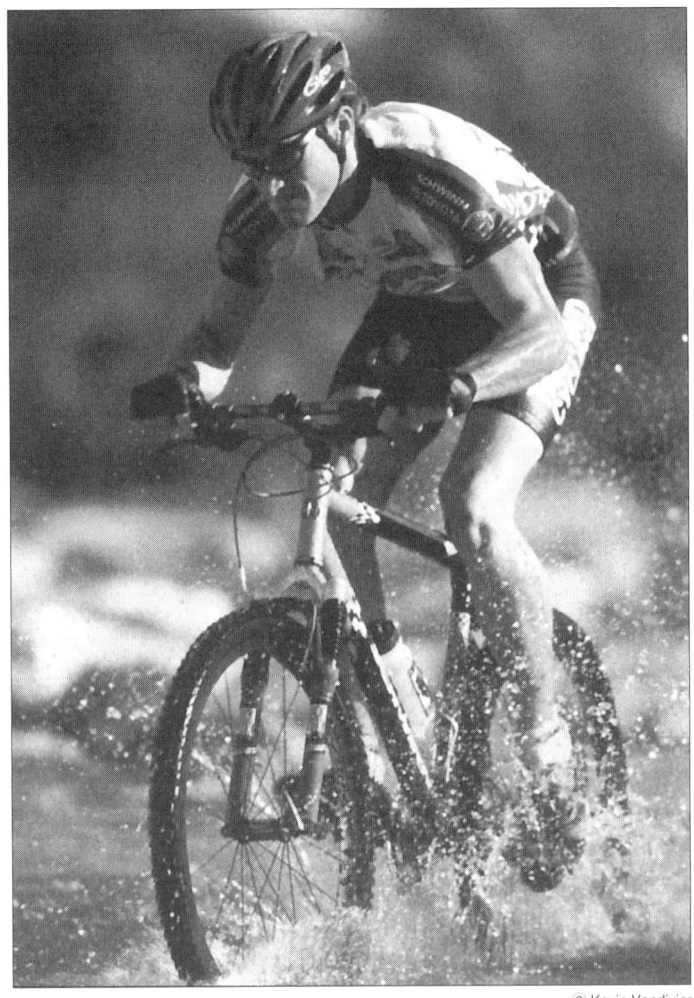

第3章 インスリンの上昇と下降　43

ⓒ Kevin Vandivier

マウンテンバイクのような激しい運動に参加する競技者は、かなりたくさんのインスリン追加と補食が必要でしょう。

持続型インスリンとインスリンポンプの使用者の運動に対する反応は、基礎インスリンレベルを得ようとしている点で、似ています。持続型インスリンは中間型インスリンよりもかなり血中のピークは小さいものですが、24〜48時間持続します。したがって、基礎インスリンの獲得を意図したものです。速攻型インスリンは、食物摂取による血糖上昇抑制のため投与されます。ポンプの使用者は、必要な基礎インスリンを維持するため、さらに食事や間食のための追加投与のため、速効型や超速効型インスリンの少量持続注入をします。他のケースでは、ポンプ使用者は、ポンプでインスリンの基礎注入速度を即時に減らすことができ、ウルトラレンテ使用者よりもかなり異なったインスリン使用方法にすることができます。
　さらに複雑な方法として、超速効型インスリンの作用時間はとても短いので、単独使用よりも、タンパク質と脂肪が効果的に代謝されることを期待して、速効型と超速効型の混合インスリンを食事毎に用いる人もいます。1日に持続型インスリンを用い（食事と間食毎に速効型インスリンを併用する）、夜に中間型インスリンを用いる人にとって、インスリンの使い方の変更は、運動中の効果を第一に考えて行うべきでしょう。

インスリン吸収と運動

　運動は、入浴や激しいマッサージと同じように、インスリンが注射された皮下脂肪の部位にかかわらず、インスリンの吸収速度を増加させます。運動をはじめ、血流を増加させる活動はどれでも、そのような効果を有します。その結果、血中インスリンレベルは運動中に増加するでしょう。しかし、特に中間型インスリンや持続型インスリンでは、インスリンの吸収が速まったとき、後になってインスリン不足に陥るでしょう。吸収速度が速くなるという利点を使って、運動中に血糖を大きく低下させる人もいます。もし高血糖状態で運動をスタートさせるならば、運動を始める前に血糖値を速やかに落として正常範囲にするために、0.5〜3単位の速効型または超速効型インスリンを用いるとよいでしょう。このやり方は、必要以上のインスリンを投与してしまう可能性があり、運動中に低血糖に至る危険性を有しています。この方法を用いるときは注意してください。運動中血糖は大きく低下しないよ

うに、最初に投与するインスリン量は多すぎるよりも少なく見積もった方がずっと良いでしょう。

低血糖症状

　糖尿病の人々にとって、安静時や運動中の様々な低血糖症状を認識することは極めて大切なことです（表3.2参照）。正常の血糖の範囲は、70 mg/dl（4ミリモル）から110 mg/dl（6.1ミリモル）までです。専門的に、低血糖は70 mg/dl以下と定義されます。しかしながら、低血糖の症状を引き起こす血糖レベルは異なります。もし代謝（血糖）コントロールがうまくいってなければ、血糖値が70 mg/dl以上でも、または70 mg/dlまでにいたらなくとも、血糖の急激な低下によって低血糖症状が現れるでしょう。厳格にコントロールしている人は、低いレベル（55 mg/dl以下）に達しても症状が現れないでしょう。また、低血糖を自覚できない人がいますが、それは一般的な低血糖症状がなく、またそれを認識できない人です。この状況は厳格にコントロールされている人にみられます。一般的な低血糖の症状は、全身のふるえ、手のふるえ、手と舌の痛み、発汗、精神錯乱、イライラ感、ぎこちない身体の動き（不器用にみえる）、そして錯覚等の多くの症状がありますので、表3.2を参照ください。運動中の交感神経活動は、多くのホルモンの変動を引き起こし、時に低血糖と同じ症状を呈して、低血糖は交感神経反応をさらに刺激します。

表3.2 低血糖の症状

・耳鳴り	・吐き気
・冷汗	・神経質
・めまい	・悪夢
・複視やかすみ目	・ぎこちない身体の動き
・心拍の上昇	・情動不安
・疲労	・ふるえ
・手のふるえ	・意味不明瞭な言語
・頭痛	・発汗
・簡単な計算ができない	・手や舌の痛み
・不眠症	・倦怠
・イライラ感	・視覚の斑点
・精神錯乱	・衰弱

ある種の運動を実施するとき、特に寒い気候での運動の際、低血糖症状の発症と運動由来の正常な身体感覚とを区別するのに困ることがあります。運動による通常の疲労と低血糖症状の疲労とを区別するのは難しいかもしれません。症状は、人によって、身体活動によって、それぞれ異なります。ある糖尿病患者は、彼がランニング中に低血糖になるといつも片目に点が現れると言い、またある人は、彼の血糖値が低くなりすぎるとき、走っている間、かかとの後ろをもう一方の足で蹴り始めると言います。人によっては、通常の単なる疲労感覚だとただ言うだけで、健常な人の運動による疲労と区別がつきません。体力レベルが上がったり下がったりすることでも、症状は変わるでしょう。自分特有の症状をはっきり知ることはとても大切なことです。これらの症状は、運動の種類、血糖の下がり具合、環境状態（暑さ、寒さ、高度）によっても変化することがありますので、注意が必要です。

● ジポッラ・カルツ（Zippora Karz）

> "彼女は、糖尿病によって彼女のダンスのキャリアが踏みにじられることを許さなかった"

　ジポッラ・カルツは、15歳のときにアメリカバレー学校（ニューヨーク市バレーの公式学校）に勧誘され、1984年の18歳のときにニューヨーク市バレー劇団に招かれました。そして、27歳で、15人のソリストの1人に選ばれました。彼女は、「クルミ割り人形」では妖精として、「眠れる森の美女」ではソリストとして、有名になりました。

　21歳のとき、ジポッラは1型糖尿病と診断されました。試行錯誤を通して、彼女は、踊るときには、血糖値を高値にとどめることが良いことを学びました。彼女は"踊っているとき、私は足のつま先に感覚が必要でした。もし私の血糖が正常でなかったら（高すぎるか低すぎるか）、私は生きているという実感を失ってしまう"と言いました。これを防止するため、彼女はほとんど1時間毎に血糖値を測定し、踊る間は血糖を正常範囲の高い方に保つ

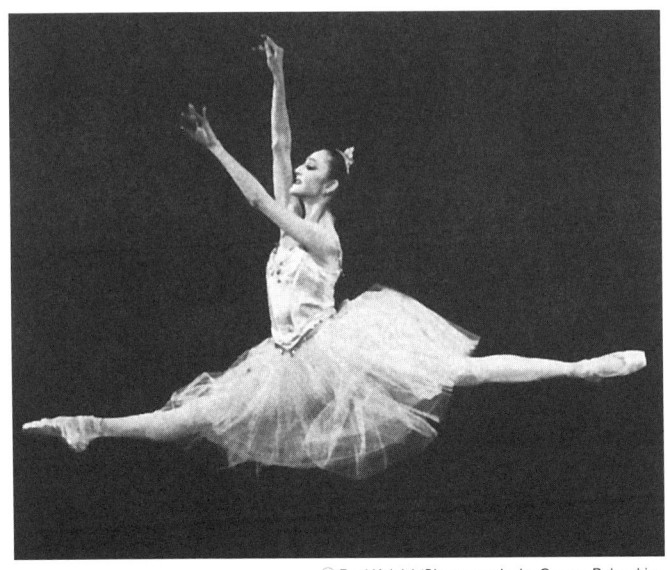

Ⓒ Paul Kolnick/Choreography by George Balanchine

ため、食事に気を付けました。公演中、舞台裏に血糖測定器を持っていき、演技前と衣装替えの間に使いました。

　糖尿病を患いながら演技をするようになって最初の何年か経たある日、彼女は重要な演技の直前に血糖値が著しく低下するのに気づきました。劇団の一員であった彼女の妹は、すぐに気づいて、砂糖を渡しました。幸運なことに、その後ジポッラの血糖値は上がり始めましたが、演技中にめまいを感じました。この経験から、彼女は、演技前には、絶対にレギュラーインスリンを使ってはいけないと知りました。NYCバレーの経営者は彼女の糖尿病について知っていましたが、極めて身体的に過酷な日々のスケジュールにもかかわらず、ジポッラは、自分一人で健康と血糖コントロールを管理していました。彼女は90分間の午前のレッスン、夕方のバレー公演、あるいは将来のために備えて5時間にわたるリハーサル、さらには週に6日ある夕方の公演を行っておりました。

　1999年に彼女はプロのバレーダンサーから引退することを選びましたが、ニューメキシコのサンタフェに住んでいる間 George Balanchine Trust のためにバレーを上演し、ダンスとの関係を保ちました。彼女は今でもなお毎日ダンスの練習をしています。糖尿病のダンサーに対する彼女のアドバイスは、これです。

　　"あなたは成し遂げられます。あなたは血糖を測定し、糖尿病をコントロールしながら、ダンスに行かなければならないだけです"

第4章

運動のための栄養補助食品と食事

身体的に活動的な人は、運動競技力を高めるためには、あの栄養補助食品が良いとかこの栄養補助食品が良いとかといった、いろいろな情報にさらされます。スポーツにおける競争の激化とともに、競技者らは競技力向上のためには有効と言われるものは何でも求め、あらゆる補助食品（サプリメント）や技術を試みます。たとえば、アミノ酸サプリメント、グリセロール、スポーツドリンク、クレアチン、グリコーゲン・ローディング、朝鮮人参等です。ところが実際には広告されている競技者のための運動能力増強剤の中で、競技能力向上が科学的に証明されているものはほとんどありません。糖尿病の競技者は、運動中の血糖値の維持に有効な食事の摂り方と同様に、種々のサプリメントの糖尿病への影響についても特別な関心をもっています。

栄養補助食品

競技力の向上をうたって市販されている栄養補助食品の種類は膨大なものです。これらの効果を証明していると思われる報告のほとんどは、その製品の製造会社によって行なわれた研究であったり、その製品を使っている人（しばしば著名人）の成功談です。問題はどのようなうたい文句を信じるかです。運動能力増強剤すべてについて、より理解を深めるためには、Dr. Melvin Williamsが書いた The Ergogenics Edge：Pushing the Limits of Sports Performance（Human Kinetics, 1998；「スポーツ・エルゴジェニック」大修館書店, 2000）を参照して下さい。本章では、大げさに宣伝されている表4.1に記載されている多くの（すべてではない）製品と、それらの競技能力や糖尿病コントロールに対する実際の効果について議論します。

●アミノ酸

筋肉量を増やすにはアミノ酸サプリメントを摂取しなければならないと聞いたことがありますか？

アミノ酸は蛋白を構成するブロックのようなものです。20種あるアミノ酸のうち、9つが必須アミノ酸であると考えられており、食事を通してそれらを摂取する必要があります。そうしないとアミノ酸欠乏を引き起こすことがあります。それ以外のアミノ酸は体内で合成されることから非必須アミノ

表 4.1 競技力向上のために摂取される運動能力増強サプリメント

栄養学的	薬理学的/生理学的
アルコール	アンフェタミン
抗酸化剤（ビタミン C、E、β-カロテン、CoQ_{10}、セレニウム）	Anabolic/男性ホルモン
	アンドロステンジオン
アミノ酸／分岐鎖アミノ酸	β-ブロッカー
アスパラギン酸エステル	血液ドーピング
ビタミン B 群（ナイアシン、リボフラビン、サイアミン、B_6、B_{12}）	カフェイン
	コカイン
カフェイン	DHEA
カルニチン	利尿薬
クレアチン	エフェドリン
朝鮮人参	rEPO
グリセロール	ヒト成長ホルモン
HMB	インスリン
主要栄養素（炭水化物、脂質、タンパク質サプリメント）	マリファナ
	ニコチン
ミネラル（クロム、鉄、マグネシウムセレニウム、バナジウム、亜鉛）	テストステロン
ω-3 系脂肪酸	
リン酸塩	
重炭酸ナトリウム	
スポーツドリンク	

酸であると考えられています（表4.2参照）。実際にはサプリメントとしてすべてのアミノ酸を別々に購入することができますが、多くの場合は混合された状態で提供されています。競技者は競技力向上や筋力の増強効果を目的として、実際にはすべてのアミノ酸の補給を試してきました。

アミノ酸サプリメント、そしてタンパク質一般についての一番知られている神話は、筋重量の増大のためにそれらを摂取しなければならないということです。筋力トレーニングを行なう競技者のタンパク質必要量は、一般の人の約2倍であるとされています（1日に必要とされるタンパク質量が通常0.8 g/kg 体重であるのに対し 1.6 〜 1.8 g/kg 体重）が、多くのアメリカ人はすでに日常の食事において必要十分量以上のタンパク質を摂取しています。筋肉トレーニングを行なう競技者が、1週間で1ポンド（454 g）の筋肉を増大させるためには、1日にたった14 gのタンパク質を補給すればよいだけで、これはコップ2杯足らずの牛乳あるいは2オンス（56.7g）の赤身の肉で簡単に補給することができます。持久性トレーニングを行なう競技者のた

表4.2 アミノ酸

必須アミノ酸	非必須アミノ酸
ヒスチジン イソロイシン ロイシン リジン メチオニン フェニルアラニン スレオニン トリプトファン バリン	アラニン アルギニン アスパラギン アスパラギン酸 システイン グルタミン酸 グルタミン グリシン プロリン セリン チロシン

注意："必須"アミノ酸は体内で合成されず、食事中に含まれなければならないものとして定義されています。

めの推奨量は、1日に1.2〜1.6g/kg体重です（1kgは2.2ポンドに相当）。競技者の必要量は、持久性トレーニングの継続中に膨大なカロリーが消費されるため、通常よりも多いとされています。

　特定のアミノ酸サプリメントのみの補給は吸収阻害を生じ、過剰なアミノ酸もあれば欠乏するアミノ酸もあるといったように、体内のアミノ酸バランスは不均衡状態となります。またサプリメントとして摂取されたアミノ酸による過剰なエネルギーは、単純に血中のグルコースに変換されるか、過剰の脂肪として蓄積されます。しかも、これらのサプリメントは高価なものです。さらに糖尿病患者にとっての関心事は、過剰のタンパク質摂取は腎臓に負担をかけるということです。体内において過剰のタンパク質がエネルギー源として他の形態に変換されるとき、過剰な窒素は尿素という形で、腎臓あるいは汗腺から排泄されなければなりません。この過剰な尿素の排泄は、健康な腎臓では必ずしも問題とはなりませんが、長期間の糖尿病により何らかの障害を受けた腎臓にとっては、余分な負担となります。要するにアミノ酸サプリメントの補給は、一般的に言ってお金の無駄使いであり、糖尿病患者にとっては自分の腎臓に余計な負担をかけることになります。もしアミノ酸摂取量を増やすことを決めた場合は、単純に卵の白身、無脂肪牛乳そして赤身の肉のような、高タンパク質健康食品の摂取量を増やすと良いでしょう。

● グリセロール

　生体内で脂肪は、中性脂肪（トリグリセリド）として循環したり貯蔵されたりしますが、この中性脂肪の骨格を形成するグリセロール（グリセリン）を、競技者はサプリメントとして摂取してきました。グリセロールは、水分子を引き付け、結合する強い力を持っています。脱水は、持久性運動における競技力を低下させます。なぜなら脱水は、早期の疲労および熱ストレスによる重篤な障害を引き起こすからです。グリセロールは、水分を保持し血液量を増大させることによって、運動能力を増強する効果を発揮すると考えられています。脱水になりやすい糖尿病患者（特に血糖が高い人）にとっては、運動前にグリセロールを補給すると通常以上の水分を体内に保持することができるので、脱水を防ぐのに役立つ可能性があります。もちろん運動中の適切な水分の補給（主として水）は、たとえグリセロールを補給していても大変重要であることは言うまでもありません。特に暑い環境下で運動する場合はなおさら重要です。グリセロールの推奨量は体重1kgあたり1gであり、他の溶液で希釈して、運動する1.5～2.5時間前に摂取します。今までのところ、この量でのグリセロール補給による副作用は知られていません。

● スポーツドリンク

　ゲータレード、パワーエード、オールスポーツ、サイトマックス、ゲータロード、ポカリスウェット等、本当にたくさんあるスポーツドリンクの中から、どれを使うべきかをどのようにして決めますか？

　6～8％の炭水化物（糖質）溶液は、身体活動中に単なる水と同様にすばやく胃から消え、効率良く水と炭水化物の両者を供給します。それ以上に濃い溶液（10％以上の炭水化物）では、胃から消えるのに時間を要するので、運動中よりもむしろ運動前あるいは運動後に摂取すべきです。フルーツジュースは通常10％以上に濃縮されており、もし運動中に摂取する場合は、吸収をより速めるために希釈すべきです。高濃度のフルクトース（果糖）を含んだ飲料は、一般に運動中は敬遠されますが、これは腹部の痙攣や下痢といった胃腸の問題を引き起こすかもしれないからです。表4.3には糖尿病の競技者にとって有用性が期待される、スポーツドリンクやグリセロール等のさまざまな栄養サプリメントが示してあります。

水の代わりにスポーツドリンクが必要かどうかは、運動の継続時間によって決まります。1時間あるいはそれ以内の短時間の運動では、水の補給のみで効率良く水分を保つことができます。しかしながら糖尿病の競技者では、血糖値を維持するためにスポーツドリンクやジュースで余分な炭水化物を摂取することが必要かもしれません。短時間の運動では、たとえ激しく発汗しても、すぐには電解質の不均衡が起きるわけではないので、電解質（ナトリウムやカリウム）の補給は必ずしも必要ではありません。汗は実際血液よりも希釈されており、ナトリウムや他の電解質もわずかに含んでいるだけです。長時間の運動では、炭水化物溶液を摂取することによって、すべての競技者において血糖値を維持するためのエネルギー源を供給することができ、持久力を引き延ばすことが可能となります。炭水化物溶液も単なる水も、効果的に水分を保つことができます。トライアスロンのような極めて長い運動においては、低ナトリウム血症の原因となる大量の水摂取による血液中の電解質の希釈を防ぐためにも、競技中の電解質補給は有効かもしれません。

　最も効果的な水分補給のためには、運動を始める前、運動中そして運動後に飲料を摂取することが望まれます。一般に飲料は冷たくし、最も効率良く

表4.3　糖尿病の競技者に有用性が期待されるサプリメント

サプリメント	期待される効果
抗酸化剤（ビタミンC、E、β-カロチンおよびセレニウム）	運動や高血糖により引き起こされる細胞膜の酸化的障害の減少
炭水化物、グルコース摂取	運動により引き起こされる低血糖を防ぐための運動前、中、後の適正量の炭水化物摂取
クロム、バナジウム、亜鉛	インスリン感受性の改善（特に2型糖尿病）
グリセロール	運動中および高血糖存在時の脱水の予防
スポーツドリンク	長時間の運動、特に高温下での運動時における、脱水、電解質の不均衡、低血糖の予防（飲料がグルコースあるいはフルクトースを含む場合）
水、飲料摂取	特に高血糖時、あるいは発汗の激しい高温下での運動時の脱水防止

注意：スポーツドリンクは、炭水化物摂取量が運動中の必要量を越えた場合、高血糖を引き起こす可能性もあります。

胃からの炭水化物を消失させるために、炭水化物は 10％以下とすべきです。研究によれば、どんな飲料でも、たとえたくさんでも冷たくすれば、急速に胃の中を空にすると言われています。たとえば氷で冷やされた 12 オンス（340 g）の水は、なまぬるい場合の半分の時間で胃から消え体内に吸収されます。運動が特に長く続く場合にのみ、余分の電解質補給が必要とされます。のどの渇きは体重の 1～2％の水分を失うまで感じないことから、運動中にはのどの渇きを感じる以前に水分補給を始めることも重要です。

●ビタミン

ウィーティー（米国製のシリアル食品）のパッケージに自分が描かれているのを想像したことがありますか？　また毎朝それを食べれば、より強く、

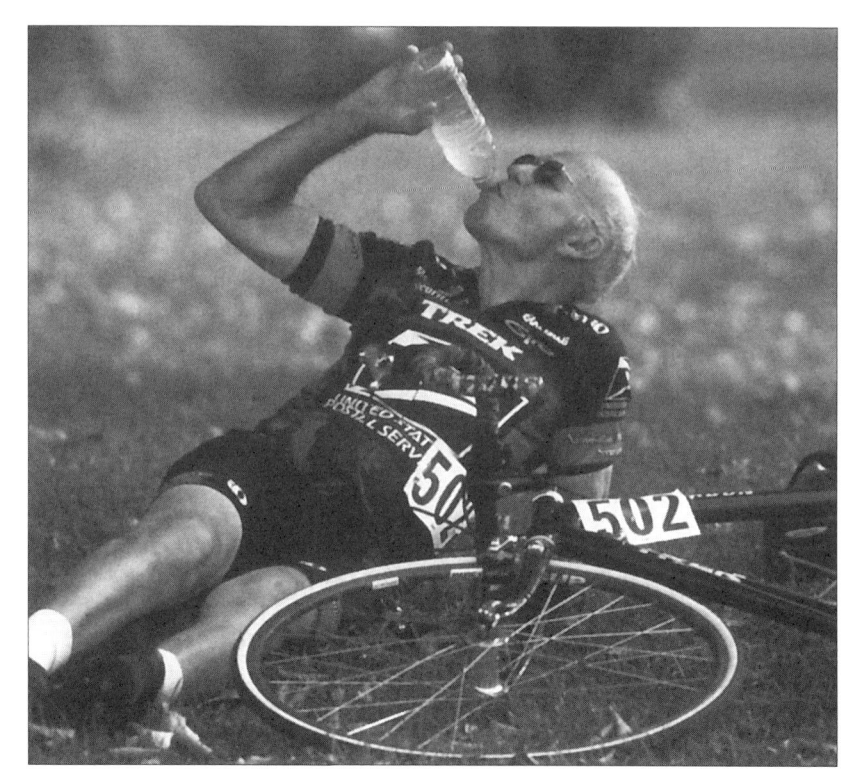

運動中の水分補給は体内水分量を保持させます。スポーツドリンクは炭水化物を供給できるので血糖値を維持することができます。

より速い競技者になれると思いますか？

　朝食用のシリアル、オレンジジュース、そしてパンのような多くの日常食品は、最近ビタミンやミネラルを加えて栄養価が強化されています。多くの競技者は、サプリメントとしてビタミンやミネラルも摂取しています。競技者は、競技力向上や早期回復を願い、食事に特別のビタミンを加えます。これらのビタミンは抗酸化剤やビタミンB群を含んでいます。B_{12}は一般的に競技者によって、最も過剰に使われているビタミンです。

●抗酸化剤　抗酸化剤として知られているビタミンには、ビタミンC、ビタミンEおよびβ-カロチンがあります。他に抗酸化作用があると考えられているのは、ミネラルのセレニウムとCoQ_{10}があります。抗酸化サプリメントは、しばしばこれら5つすべてを混合した"カクテル"として売られています。運動は、細胞膜や他の身体構造に障害をもたらすフリーラジカルの生成を増加させます。人体は、これらのフリーラジカルの大部分を自然に除去する抗酸化酵素を生成します。抗酸化サプリメントは、運動中に生じたフリーラジカルにより引き起こされる細胞障害を押さえる働きがあると信じられています。糖尿病患者では、フリーラジカルの生成は血糖コントロールの悪化だけでも増大し、運動によってさらにフリーラジカル生成が増加します。抗酸化サプリメントは競技力を直接向上させることはありませんが、抗酸化剤の補給は、激しいトレーニング下での細胞障害から筋肉を保護する役割を担っている可能性があります。

　抗酸化ビタミンは、体内で様々な作用を持っています。抗酸化作用に加えて、ビタミンCは靱帯や腱といった結合組織を形成するコラーゲンの合成に役立ちます。さらに、ビタミンCは消化管からの鉄の吸収や運動中に放出されるエピネフリンの合成にも関与しています。感冒やウイルス感染を予防する目的で多量のビタミンCを服用する人がいます。ビタミンCは、Hi-C飲料（現在日本では発売されていない）のような強化食品だけでなく、柑橘類、緑葉野菜、ブロッコリー、ピーマン、いちご、ジャガイモのような通常の食物の中にも入っています。

　ビタミンEは、身体中の細胞膜を酸化から守ると同時に、赤血球細胞膜の流動性を保つのを助けます。500～1000mgのビタミンCと400～

800 IU（国際単位）のビタミンEの服用は有害ではなく、フリーラジカルからの障害を防ぐ可能性があります（図 4.1 参照）。1 型糖尿病患者における最近の研究では、大量のビタミンE補給（1800 IU/日）は、血糖コントロールが有意に変化しないにもかかわらず、眼球への血流（網膜血流）やクレアチニンクレアランス（腎機能の指標）を改善することが示されました。したがって、ビタミンE補給は、ある種の糖尿病合併症の予防に有効かもしれませんが、適切な服用量は不明のままです。ビタミンEはまた、酸化的ストレスの大きい高所や、スモッグの多い地域で過酷なトレーニングを行なう競技者に推奨されています。ビタミンEは脂溶性ビタミンで、植物油、マーガリン、卵の黄身、緑葉野菜、小麦胚芽および無精白穀物製品（全粒穀物）に自然に含まれています。

高 β-カロチン低ビタミンAサプリメントも、抗酸化剤として有効かもしれません。これらのビタミンはどちらも、皮膚、粘膜、夜間視力、適切な骨成長の維持に有用です。ビタミンAは、肝臓、牛乳およびチーズのような動物性食品中に含まれており、β-カロチンは人参や他の黄色や橙色の野菜

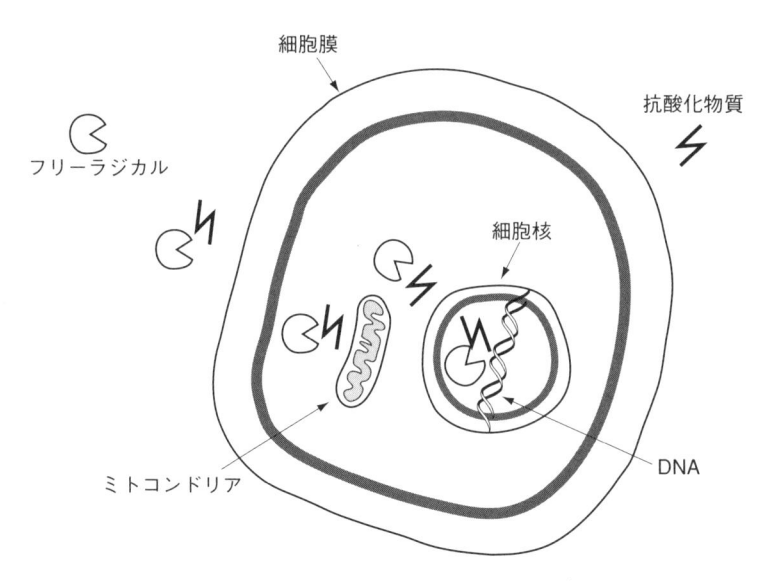

図 4.1 抗酸化ビタミンは、運動と高血糖の結果形成されるフリーラジカルによる障害を防ぐのに有用です。

のような植物中にあります。ビタミン A は必要に応じて β-カロチンから体内で合成されることから、ビタミン A の多量摂取は避けるのが良いとされています。過剰摂取は有害です。

●ビタミン B_{12}　競技者は、ビタミン B_{12} は赤血球産生能を亢進させるため持久性運動中の酸素運搬能が増大すると信じて、ビタミン B_{12} を使用し、しばしば乱用さえするようです。筋重量を増大させる目的でビタミン B_{12} を使用する人もいます。このビタミンの欠乏は競技能力を損なうかもしれませんが、日常の食事で適切な量のビタミン B_{12} を摂取している競技者が、このビタミンを補給したり多量に服用することによって、運動能力が増強することを示した研究はこれまでにありません。このビタミンは動物性食品（肉、乳製品および卵）にのみ含まれています。そのため、菜食主義者とりわけ絶対菜食主義者（すべての肉および動物性食品を食べない人々）で、食事から十分なビタミン B_{12} が摂取ができない場合においてのみ、ビタミン B_{12} 補給は有効かもしれません。しかしながら、ビタミン B_{12} 補給は一般的に必要ではありませんし、推奨もされていません。

●ミネラル

ミネラルは、ATP 産生過程における代謝や酵素と関係があるため、体内での多くのエネルギー経路に影響を及ぼします。ある種のミネラル欠乏は、確実に競技者の運動能力を低下させます。糖尿病そのものが、ある種のミネラル欠乏を引き起こす可能性があります。糖尿病の競技者が補給することを考慮すべきミネラルは、鉄、カルシウム、マグネシウム、亜鉛、クロム、バナジウムです。

●鉄　鉄欠乏はすべての競技者の持久性運動能力に影響します。鉄は血液中で酸素を結合し運搬するヘモグロビン分子の一部を形成します。ヘモグロビンが減少すると、酸素運搬能が低下し、活動中の筋肉への酸素の供給が減少し、有酸素運動能力が損なわれる可能性が生じます。鉄欠乏は、特に持久性トレーニングを行なう競技者や女性においてはありふれた問題です。鉄の供給源としては、動物性、植物性の両方がありますが、植物性の鉄は動物性に

比べて消化管からの吸収が悪いようです。十分な量の鉄が食事中に存在しない場合や、鉄の吸収が良くない場合に、鉄の補給が推奨されます。体内に貯蔵された鉄が十分なときに、鉄を補給することが運動能力の向上をもらすかどうかは明らかにされていません。

● カルシウム　カルシウム摂取は直接運動能力に影響を及ぼしませんが、十分な量のカルシウムは骨を長期的に健康に保つために重要です。高齢者の多くは骨折の危険性を大きく増大させる骨粗鬆症にかかっています。加重型運動やレジスタンス運動は、骨中のカルシウム保持を刺激しますが、骨でのカルシウム量を維持するためには、カルシウムの摂取や吸収も十分でなければなりません。食事からのカルシウム源としては、すべての乳製品、卵の黄身、乾燥したインゲン豆やそら豆、ブロッコリー、カリフラワーおよび濃い緑葉野菜です。推奨された食事量より少ない人では、カルシウムの吸収を増大させるために、カルシウムの補給はビタミンDを多く含む食品といっしょに摂ることが勧められます。糖尿病自体が骨ミネラル量の大幅な減少をもたらすことが知られているため、糖尿病患者では特に十分な量のカルシウムが摂取できるように真剣に取り組む必要があります。

● マグネシウム　いくつかの報告では、長時間の、強い、定期的な身体トレーニングに従事している人にマグネシウムを補給することを推奨しています。しかしながら推奨された補給量は、日常の推奨摂取量内に収まっています。マグネシウムは体内で骨格筋や骨における300以上の酵素の構成成分です。また筋肉内では、収縮の際のATP利用、酸素の代謝、グルコースの利用に影響を及ぼします。多量摂取が競技力を改善することは明らかではありませんが、適正レベルのマグネシウムは、筋肉の痙攣や筋肉全体の衰弱を防止する可能性があります。糖尿病患者はマグネシウム欠乏に陥りやすいので、適切な食事からの摂取が推奨されています。マグネシウムはナッツ、魚介類、緑葉野菜、乳製品、無精白穀物製品等の様々な食品に含まれています。

● 亜鉛　亜鉛は、創傷の治癒、成長、タンパク質合成、免疫機能等の多くの体内の活動に関係したミネラルです。また、乳酸系やグルコース代謝系とい

ったエネルギー代謝に関連した多くの酵素の構成成分でもあります。低エネルギー食や過剰な発汗は，非糖尿病者においても亜鉛の欠乏を招く可能性があります。糖尿病患者では亜鉛の消化管からの吸収機能低下と尿中への過剰排泄のために，亜鉛が欠乏する傾向にあります。1日の推奨摂取量の2倍の亜鉛補給が，亜鉛欠乏を是正し，抗酸化酵素の活性を改善したという1型糖尿病患者を対象とした研究結果が報告されています。他の糖尿病患者，特に2型糖尿病患者では，亜鉛補給は筋肉におけるインスリン抵抗性を改善させると報告されています。亜鉛補給が，筋力を高め，競技力を向上させるかどうかについての結論は出ていませんが，多量の亜鉛摂取は，実際には鉄や銅などの他のミネラルの消化管からの正常な吸収を阻害する可能性があります。したがって，亜鉛は多量に摂取すべきではありません。ただし，糖尿病患者では，内臓肉，鶏肉，魚介類（特に牡蠣），乳製品，アスパラガス，ほうれん草，無精白穀物製品などの食品で，適切な量の亜鉛を摂取すべきです。

● クロム　クロムは，インスリン感受性を亢進させることによって，血糖値と筋肉および肝臓におけるグリコーゲン貯蔵状態を改善させ，長時間の持久性運動能力を高めると信じられています。2型糖尿病患者はインスリン作用を改善させるために，多量のクロムを摂取しています。競技者は，インスリンの同化作用によって除脂肪体重を増加させ，体脂肪を減少させるためにクロムを補給しています。しかしながら，クロム摂取量の増大が筋重量や脂肪重量，筋力，あるいは筋持久力への顕著な効果を示すような，適切にデザインされた研究はありません。動物実験で，過剰量のクロムが，実際に細胞内に蓄積しDNA障害を引き起こすかもしれないことが示されていますが，人体に対する長期的な影響は不明です。クロム補給は，高炭水化物食を摂取する人，激しい運動を行なう人，食事からのクロム摂取が不十分な人のみ推奨されています。食事からのクロム源としては，内臓肉，牡蠣，チーズ，無精白穀物製品，アスパラガスおよびビールがあります。毎日のビタミン－ミネラル補給において，クロム量の上限が提示されています（200 mgを越えない）。

● バナジウム　バナジウム（バナジウム硫酸塩）は，競技者が運動能力増強

剤として利用している非必須ミネラルです。人を対象とした研究で、バナジウム塩はグルコース代謝とタンパク質代謝において、インスリン様の作用を示すかもしれないので、バナジウム塩の補給によって2型糖尿病患者のグルコース代謝が改善する可能性があることが報告されています。バナジウムは甲殻類、穀物製品、パセリ、きのこ類および黒胡椒に含まれています。医師は、血糖コントロールのためにバナジウム補給を勧めるかもしれませんが、

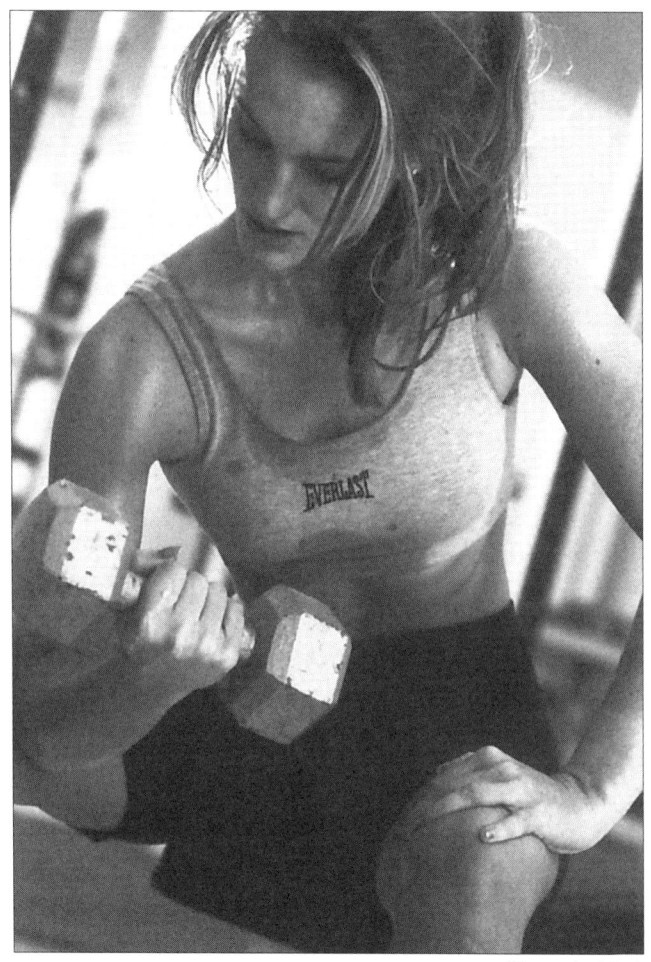

ⓒ International Stock
レジスタンス運動は骨でのカルシウム保持を刺激するので骨粗鬆症を防ぐことができます。

競技者の身体組成や競技能力には、なんの効果ももたらさないようです。肝臓や腎臓に有毒なので、過剰量のバナジウムは摂取すべきではありません。

● カフェイン

カフェインは、コーヒー、紅茶、ココアおよびチョコレートに天然に含まれている興奮剤です。カフェインは直接中枢神経系を刺激し覚醒させます。同時にカフェインは、血中のエピネフリン（アドレナリン）レベルを上昇させ、遊離脂肪酸（血中脂肪）を動員し、代替エネルギー源として運動筋に供給します。さらに収縮筋でのカルシウム放出をも刺激し、より強い筋力を生み出します。カフェインは以下の3つのエネルギー産生経路を利用して競技力を向上させると報告されています。その3つとは、ATP－CP経路、乳酸経路および好気的代謝経路（これらの経路については第2章を参照）です。合法的な量のカフェインでも、1マイル（約1.6km）からマラソン（42.195km）までの様々な距離での走行時間を改善させます。国際オリンピック委員会によれば、合法量は体重に依存し、800mg以下とされています。参考のために、コーヒー1杯は100～150mg、紅茶1杯は50mg、コーラ1缶は40mg、ココア1杯は5mg、アメリカで市販されている眠気対策の錠剤であるNo Doz錠には100mg、Vivarin錠には200mgのカフェインを含んでいます。競技前2～3日間カフェインを控え、競技当日の競技前にカフェインを摂取することにより、カフェインの効果を増大することができるようです。こうすることによって、カフェインに対する耐性を減じることができます。カフェインの不利な点は、利尿効果があることです。カフェインを含んだ製品を摂取すると、カフェインを含んでいない製品に比べ、尿中への水分喪失が増加します。高血糖も同様に水分喪失を増加させます。カフェインの摂取に際しては、糖尿病患者は、高温環境下での運動や高血糖のときには、特に体内水分量を適切に保持するように十分な注意を払う必要があります。

● クレアチン

クレアチンは、動物性食品中に含まれるアミンです。体内では他のアミノ酸から肝臓と腎臓中で合成されます。通常、日々の食事からのクレアチン摂

取量は1gで、もう1gは体内で合成されます。クレアチンはすべての筋肉細胞中に、遊離クレアチンあるいはクレアチン燐酸（CP）として存在しており、燐酸エネルギー産生系（この系の詳細は第2章を参照）の主要な構成成分です。多くの競技者は、クレアチン1燐酸の粉末状のサプリメントを、パワー系スポーツにおける競技力向上のために試してきました。クレアチンの経口摂取によって、筋肉内の遊離クレアチンとクレアチン燐酸貯蔵が増大すると同時に体重増加をきたすことがわかっています。これはクレアチン補給に伴って筋肉内に保持される水分が増加するためと考えられています。

多くの研究が、5～7日間にわたって1日20～30gのクレアチンを補給すると、瞬発的な（主として強い強度で、持続時間は短く、短時間に繰り返す反復的な動作を伴うような）運動における競技能力の増強効果を発揮し得ることを明らかにしています。その結果、競技者は筋重量の増大や筋力の向上を得るために、より高いレベルでのトレーニングが可能となります。当初のクレアチン負荷期は通常1週間以内で、続けて1日2～5gの維持期に入ります。クレアチン補給が、持久性運動能力を向上させることは明らかにされていませんし、体重増加のために長距離走の競技力に不利益となる可能性もあります。

今のところ非糖尿病者においては、クレアチン補給による長期間の有害作用は明らかになっていません。しかし、過剰のクレアチンはクレアチニンとして腎臓から排泄されるので、非糖尿病者ではクレアチン負荷期間中にクレアチニンクリアランス値がわずかに上昇すると報告されています。糖尿病患者へのクレアチン負荷の影響を調べている研究はありません。糖尿病の競技者は、クレアチン使用にあたっては、その排泄が腎臓への負担となるので注意が必要です。もし補給することを選択した場合は、健康に有害である可能性を考慮して、5日間（負荷期）は摂取量を1日20g以下にとどめ、次の5日間（維持期）は1日3gを超えないようにすべきです。もしクレアチニンクリアランスの上昇、微量アルブミン尿、顕性タンパク尿といった腎症の症状が認められるようなら、クレアチン補給は奨められません。

● 朝鮮人参

朝鮮人参は、植物由来で様々な形態で販売されています（中国産、韓国産、

表 4.4　糖尿病を有する競技者にとって有害性が疑われるサプリメント

サプリメント	可能性がある有害作用。
アミノ酸サプリメント	体内のアミノ酸不均衡。過剰の窒素排泄による腎臓への負荷の増加。
カフェイン	特に高温下での運動中における過剰の水分喪失と脱水。
グリコーゲン・ローディング（※1）	運動前、中、後の高血糖。インスリン感受性低下。摂取した炭水化物に対して過剰のインスリンを使用した場合は低血糖。
クレアチン（※2）	過剰のクレアチニンの尿中排泄のため、特に腎疾患がある場合は、腎臓への負荷の増加。
脂肪摂取	運動前あるいは運動中の摂取すると炭水化物の吸収速度が低下。インスリン抵抗性の悪化。ケトン体産生。長期的には肥満。
タンパク質サプリメント	過剰の窒素排泄のため、特に腎症がある場合には腎臓への負荷の増加。

※1　グリコーゲン・ローディングは、運動前後における筋肉と肝臓のグリコーゲンレベルの適正な補充にも有効です。高血糖の防止や筋肉へのグルコース取り込みを促進するためには適切なインスリン量が必要です。
※2　クレアチンは、初期の負荷期間中（5～6日間）に、多大な腎臓への負荷を生じます。それに続く維持期間においては、腎臓への負荷は腎機能が正常であれば最小限となります。

アメリカ産、日本産、ロシア／シベリア産）。朝鮮人参は、体内に放出されるいくつかのホルモンに対する脳における"制御中枢"である視床下部を刺激するとされています。朝鮮人参は、筋肉グリコーゲンと貯蔵タンパク質の再合成を亢進することによって、運動からの回復を促進するとも信じられています。それはまた、赤血球ヘモグロビン値や血中での酸素運搬能にも影響すると考えられています。競技者におけるこれらの効果を示した適切な研究はこれまでのところありません。しかしながら、最近ある研究が、グルコース負荷前のアメリカ朝鮮人参の摂取は、グルコース経口摂取後の血糖値の反応を有意に減少させることを示しました。この研究は朝鮮人参の抗糖尿病効果を示した最初のものです。問題は過剰摂取が高血圧を合併する糖尿病患者の血圧を、悪化させる可能性があることです。したがって朝鮮人参の摂取は、特に高血圧の糖尿病競技者には勧められません。表4.4に、糖尿病の競技者にとって有害性が疑われるサプリメントが示されています。

運動のための食事

　低血糖のために運動を中止することは誰も望みません。特にランニングやサイクリングで外出しているとき、あるいは目的地までにまだ距離があるけれども、どうにかしてひとりでそこまで辿り着く必要があるときには、低血糖は困ります。運動中や運動後の低血糖を防ぐことは、すべての糖尿病患者にとっての最優先課題です。運動中および運動後の血糖値を効果的に維持するには、どのように、何を食べるかについて特別な注意が必要です。一般的に、運動中には急速に吸収される炭水化物が最も効果的であり、タンパク質や脂質は運動後に有用です。いくつかのエネルギー源の有効な利用法について、覚えておくべき基本な情報を以下に記載します。

● 炭水化物

　炭水化物は、あらゆる種類の運動にとって最も重要なエネルギー源です。筋肉グリコーゲン（炭水化物の貯蔵型）は、乳酸経路のための主要なエネルギー源であり、中等度から強度の有酸素運動のための重要な燃料でもあります。摂取された炭水化物は消化管で分解され、グルコースとして血中に出現します。激しく運動すればするほど、運動で使われている筋線維中のグリコーゲン貯蔵は、より早く枯渇します。肝臓もまた貯蔵してあるグリコーゲンをグルコースとして血中に放出し、運動中の血糖値を維持します。運動中に筋肉および肝臓に貯蔵されているグリコーゲンが枯渇すると、常に疲労をもたらし、運動を中止するか、かなりのスピード低下を強いられることになります。

　また炭水化物は、脂肪やタンパク質に比べ迅速に代謝吸収されるので、運動中の血糖値の維持のためには一般的に炭水化物摂取が推奨されています。必要とされる炭水化物の種類は、運動の継続時間、強度、運動前および運動中の血糖値といった要因によって決まります。単純な炭水化物や血糖上昇係数（glycemic index：GI）の高いものは、より速く吸収され、すぐに血糖値に効果を及ぼします。炭水化物の血糖上昇係数は、体内への吸収速度と血糖値への効果と関係しています。推奨されている炭水化物の例としては、ジュース、炭酸飲料、グルコースや炭水化物の重合体を含有するスポーツドリン

ク、干しぶどう、ライフセーバーのような硬いキャンディー、バナナ、ベーグル、パン、クラッカー、コーンフレーク、ジャガイモ等があります。もし運動中に低血糖になったら、これらのエネルギー源のひとつを回復のために使用すべきです。本書第Ⅱ部にまとめてある一般的なガイドラインでは、推奨されている炭水化物は、主としてより速く吸収され、単純で、血糖上昇係数が高いものです。他の炭水化物源は、吸収速度が遅いので低血糖時の即座の処置としては有効ではないでしょう。実際の血糖値の反応は人それぞれですが、血糖上昇係数が低いものは、りんご、チェリー、乾燥した豆（白インゲン豆、そら豆、ヒヨコ豆、レンズ豆）、ナツメヤシの実、イチジク、モモ、スモモ、牛乳、ヨーグルトのような食物繊維が多い炭水化物です。血糖上昇係数が中間に位置する食品には、バナナ、ぶどう、オートミール、オレンジジュース、パスタ、米、ヤマイモ、コーン、焼いた豆があります。高脂肪で炭水化物が主成分の食品は、低脂肪で炭水化物が主成分の食品に比べて、吸収が遅いようです。ポテトチップスとドーナツは、高炭水化物、高脂肪食品の例です。これらの炭水化物源は低血糖の迅速な処置には有効ではありません。

　糖尿病の有無にかかわらず競技者にとって、炭水化物の補給は競技力を向上させるでしょう。一般的には運動の開始時において、筋肉および肝臓のグリコーゲン貯蔵が正常であれば、運動中の炭水化物補給は1時間もしくはそれ以内の運動では必要ないと報告されています。しかしながら運動中の血糖値を維持するために、糖尿病患者はたとえ運動の継続が1時間以内であっても、しばしば炭水化物を補給する必要が生じます。繰り返しトレーニングを行なうすべての競技者は、トレーニングとトレーニングの間に筋肉と肝臓のグリコーゲンを回復させるために、毎日十分な量の炭水化物を摂取しなければなりません。糖尿病患者では、効果的にグリコーゲンを補充するために、運動後の血糖コントロールによりいっそう注意を払わなければなりません。十分なグリコーゲン貯蔵のためには、細胞内へのグルコースの取り込みはインスリンに依存しているので、特に運動後1時間以上は適切なインスリンレベルを保つ必要があります。運動直後にベーグルやバナナのような血糖上昇係数が高い炭水化物を摂取すると、初期の筋肉のグリコーゲン補充は促進されます。さらに糖尿病患者では、運動後の早期の炭水化物摂取は、運動後の

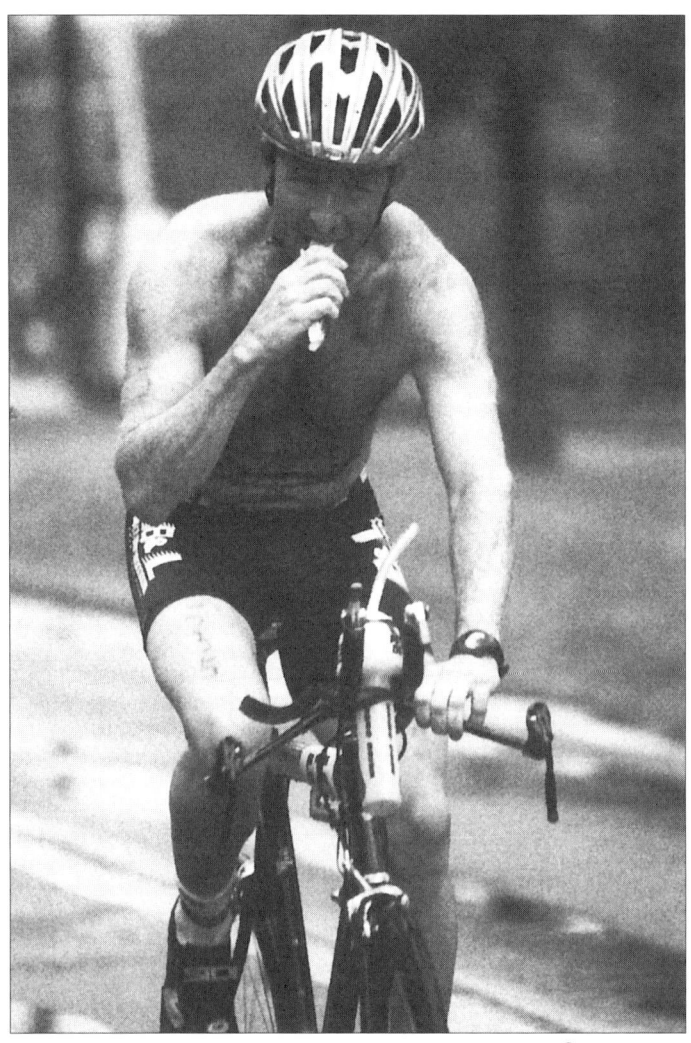

第 4 章　運動のための栄養補助食品と食事　　67

ⓒ iPhotonews.com
1 時間かそれ以上の運動時には、炭水化物を補給すると、競技力は向上し、疲労を感じ始める時間も遅くなる可能性があります。

低血糖の危険を回避するのにも有用です。

　より長時間にわたる練習や競技の最中に、炭水化物を摂取することは、すべての人にとって有用です。マラソンやトライアスロン中に余分に炭水化物を摂取すると、競技者の血糖値を維持するのに役立ち、長時間にわたってより速いペースを保つことができます。余分な炭水化物の摂取は、サッカー、ホッケー、テニスのような、間欠的で、長時間続く、強い運動のスポーツにおける競技力を向上させることが明らかにされています。したがって、筋肉と肝臓のグリコーゲンおよび血糖値をより効果的に維持し回復させるためには、長時間にわたる中等度から強い運動の前、中、後に、十分な量のインスリンとともに、適切な量の炭水化物を摂取すべきです。

　すべての競技者にとって、長距離競技の前にはグリコーゲン・ローディングが有用です。炭水化物を摂取することによって競技者は、筋肉および肝臓の貯蔵グリコーゲンが十分に回復、もしくは通常以上に蓄積された状態で運動を開始することができます。この負荷方法は、通常3～7日間の高炭水化物食と1～2日間の休息あるいは運動量を減少した期間で構成されています。この方法はテーパリングとして知られています。日常の食事は、8～10g/kg体重の炭水化物を含んでいるべきで、これは持久性運動の競技者に推奨される炭水化物摂取量に相当します。糖尿病の競技者にとってグリコーゲン・ローディングを効果的なものとするためには、筋肉へのグルコースの取り込みが十分である必要があります。高血糖を防ぎ、グルコースの取り込みを促進するために、炭水化物摂取とともに血中インスリンを十分なレベルに維持することができる限り、筋肉や肝臓グリコーゲンの十分な回復と通常以上の蓄積が可能です。食物繊維を多く含んだ、血糖上昇係数の低い炭水化物源は、過剰な高血糖反応を防ぐのに有用でしょう。

● 脂肪

　筋肉中と血中の脂質（脂肪）の両方が、運動中のエネルギー源として使われます。犬の散歩や一日中のハイキングのような低い強度で長期間継続するような運動では、脂肪は炭水化物よりも重要なエネルギー源となります。ATP産生における脂肪の役割は運動強度によって決まります。血漿中の遊離脂肪酸（血中脂肪）は、最初に脂肪組織から放出され、次に体内を循環し

て筋肉に取り込まれ、弱い有酸素運動中に利用されます。運動を休止している状態では、脂肪酸は筋肉内に中性脂肪として貯蔵されます。ゆっくりとした歩行のような運動においては、循環している脂肪は、運動のために多くのエネルギーを供給します。中等度の運動では、より多くの脂肪が筋肉内に貯蔵された中性脂肪から動員されますが、多量の炭水化物が同時に存在すると、脂肪はほんのわずかしか利用されません。脂肪は強い有酸素運動や無酸素運動にとっては、望ましいエネルギー源ではありません。このような運動では、ほとんどのエネルギーは炭水化物（筋肉グリコーゲンと血中グルコース）が供給源となります。比較的弱い運動や長時間継続する運動では、特に血中グルコースや筋肉グリコーゲンが枯渇しているときに、脂肪はそれらを節約するのに役立ちます。さらに脂肪は運動からの回復期に利用されるエネルギーの多くを供給します。

　一般的には、総エネルギーの 30 ％かそれ以下の脂肪を含んだ食事が、すべての人に対して推奨されています（図 4.2 参照）。室温で固体の脂肪である飽和脂肪酸、トランス脂肪酸（固形のマーガリン中にみられる）、飽和脂肪酸とコレステロールが多いトロピカルオイル（ココナッツ、パームおよびパーム種子オイル）の摂取を控えると、心疾患の危険を減少させる可能性があります。しかしながら、糖尿病患者は、後に起こる低血糖を防ぐひとつの方法として、長時間の運動の後には適度の脂肪を摂取してもよいでしょう。

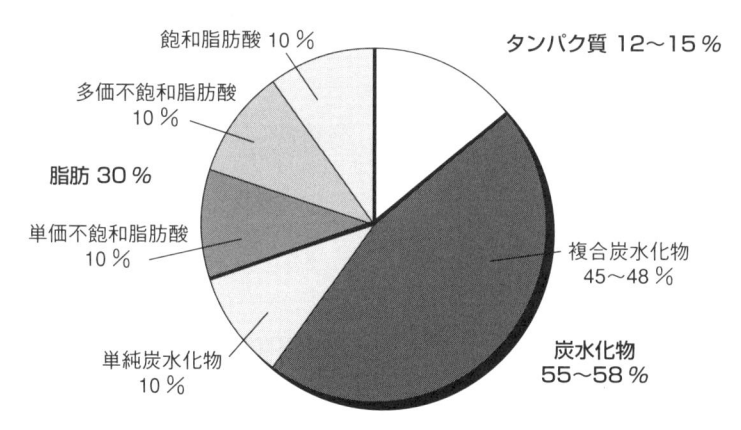

図 4.2　すべての人に推奨されている運動トレーニングとその回復のために必要な炭水化物、脂肪、タンパク質の比率

1日にわたる長時間の、あるいは激しい運動をした後は、就寝時に脂肪を多く含む軽食を摂取することは、多くの人にとって有益です。脂肪は炭水化物よりもゆっくりと代謝され、摂取後5〜6時間にわたって代替のエネルギー源となります。運動のための脂肪負荷（高脂肪食摂取）は、競技力に対して有害かもしれません。運動直前あるいは運動中に摂取された脂肪は、代謝に長い時間を要するので、運動中のエネルギー源として使われることはありません。このような時間帯での高脂肪摂取は、運動中に摂取した炭水化物の吸収を遅らせる可能性があり、推奨されません。また長期的にも脂肪摂取は肥満やインスリン抵抗性を助長するので奨められません。

● タンパク質

　タンパク質は、マラソンのような長時間にわたる競技では、総エネルギー量の10〜15％を供給します。そのためタンパク質はエネルギー源としても用いられますが、多くの短期間の運動では重要なエネルギー源ではありません。しかし食事からのタンパク質は、激しい運動後の筋肉修復や、アミノ酸から作られるホルモン、酵素、身体の組織合成のために重要です（種々の競技者のためのタンパク質推奨量については、本章前半のアミノ酸についての解説を参照）。安静時や運動からの回復期のタンパク質合成は、筋肉の強さ、有酸素運動能、量を増大させるためにきわめて重要です。

　グリコーゲンを枯渇させるような運動直後に、炭水化物といっしょにタンパク質を摂取すると、筋肉や肝臓のグリコーゲンの再合成や蓄積が増加すると報告している研究があります。糖尿病患者にとっては、運動後に炭水化物といっしょにタンパク質を摂取すると、血糖値の急激な下降が防げるかもしれません。タンパク質を含んだ就寝時の軽食は、1日にわたる激しい、あるいは継続した運動後に発生する夜間の低血糖を、防ぐかもしれません。しかしながら、運動直前のタンパク質摂取は、タンパク質の代謝が炭水化物の吸収よりもかなり遅いことから推奨されません。

　糖尿病患者にとっての栄養学的に最も良い運動能力の増強方法は、ほぼ間違いなく運動中の血糖値を正常に維持することです。運動中の血糖値異常は、典型的には疲労を引き起こすか（低血糖）、活気のない状態を亢進させることによって（高血糖）、競技力を低下させるでしょう。このような状況を防

ぐためには、炭水化物が、運動時に最も厳格にコントロールされなければなりません。ある種のビタミン（ビタミンB群、抗酸化物質）やミネラル（鉄、カルシウム、セレニウム、クロム、バナジウム）は運動中の代謝に影響を及ぼし、運動や糖尿病によって引き起こされる酸化ストレスを最小限に抑える役割を果たしているかもしれません。カフェイン摂取は、特にそれに慣ていない人にとって、運動中の運動能力増強効果を持つかもしれません。競技者に最近流行している栄養学的運動能力増強剤のクレアチンは、腎機能へ余分な負荷をかけるため、糖尿病患者には注意して用いられるべきです。

● ビル・タルバート（Bill Talbert）

"彼は人生において勝利を獲得しました"

　ビル・タルバートは成功したプロテニス競技者で、1940年代から1950年代にかけて38ものタイトルを獲得しました。ビリー・ジーン・キング（彼も糖尿病患者）ほど有名でないとはいえ、彼は疑いなく糖尿病患者を激励する人物です。彼は1928年、10歳のときに、1型糖尿病と診断されました。ちょうどインスリンが発見された7年後のことです。当時彼の主治医は、エネルギーをたくさん必要とする運動に参加することには反対しました。そこで彼はビー玉を手にし、近所で一番のビー玉打ちになりました。14歳のとき、彼は父親からテニスラケットを授かり、競技を始めました。プロテニス競技者時代の彼は、自分が望む場所に正確にテニスボールを打ち返す能力を習得しました。彼はトップレベルでの競技をやめた後も、長い間テニスに携わり続けました。彼は1953〜1957年のアメリカのデビス・カップチームのキャプテンであり、その後15年間全米オープンテニスの監督をつとめました。

　血糖測定器が開発される前に、糖尿病でありながらプロテニス競技に従事することは、ひとつの挑戦でした。ビルと彼の主治医は試行錯誤を通じて、低血糖を防ぐために最も重要な深夜の就寝時の軽食を含んだ"テニス食"を考案しました。経験を通して、彼は糖尿病を持ちながら最高の力を発揮するための試合計画を組み立て始めました。彼は、強い相手と対戦するときは、貯蔵されたエネルギーを使い果たしてしまわな

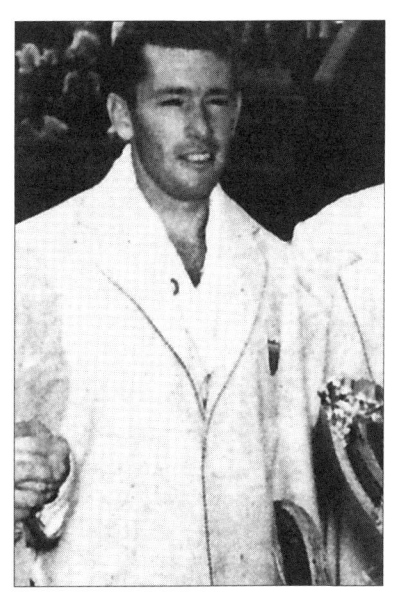

ⓒ Photo courtesy of USTA

いように、正確性やスピードのコントロールに頼る必要がありました。彼は自分の戦術について以下のように語りました。"開幕戦のためにコートに立ったとき、私は試合を始めたわけではありませんでした。ただ健康のための行動をつづけていたにすぎません。"と語りました。

　テニスでの成功を築いたのち、ビルはテニスキャンプや講演を通じて、糖尿病の子供達を助けるために多くの時間を費やしました。彼はまた、American Bank Note Company の副社長として事業においても優れた能力を発揮しました。彼は 68 歳まではテニスを続けて、その後は歩行やゴルフを毎日続けることによって、生涯を通して活動的なライフスタイルを維持しました。72 歳のインタビューの際、"思うに、私の最も偉大な功績は、これまでの長い間、生存し続けているということでしょう"と彼は言いました。1988 年に遂に彼がこの世を去ったとき、彼は 80 歳であり、70 年もの間糖尿病に患っていたにもかかわらず、活動的で成功した人生を過ごしていました。

第5章

1型糖尿病患者のためのガイドライン

１型糖尿病の競技者に対しては、現在多くの一般的なガイドラインがあり、これらのガイドラインに従えば、安全にそして効果的に運動することができます。１型糖尿病というのは、膵臓のβ細胞（インスリンを産生する）が自己免疫機構によって破壊される病気です。したがって、１型糖尿病患者は死ぬまでずっとインスリンを注射しなければなりません。２型糖尿病患者においても、当初は多量のインスリンを産生しますが、その後β細胞の機能不全に陥るケースがあります。その際も同様にインスリン注射が必要となります。しかしこの場合１型糖尿病とは病因が異なります。１型糖尿病患者のためのガイドラインは１型糖尿病患者と２型糖尿病のインスリン使用者の両方に適用できます。かつて血糖測定器が登場する以前の糖尿病の治療では、医師はしばしばインスリンを使っている患者には運動しないように指導したものでした。それは運動によって運動中および運動後に低血糖となる危険があり、時には高血糖となることもあったためです。しかし、いくつかの基本的なガイドラインと安全に関する注意事項を守ることによって、安全に運動することができるようになりました。

　アメリカ糖尿病協会（ADA）は、１型糖尿病患者のために、運動に関する臨床ガイドラインを発表しました。このガイドラインは、アメリカスポーツ医学会（ACSM）によっても採用され、運動前の代謝調節、運動前後の血糖チェック、および食物摂取について焦点をあてています。身体的に活動的な１型糖尿病患者が自分たちの運動参加状況と治療法の調節について答えたアンケートがあります（付録Ｃ参照）。このアンケートには、現在と過去の臨床運動ガイドラインの使用状況が示されています。回答は以下のように分類されました。

　「１＝私は忠実にこのガイドラインに従う」「２＝私はおおよそいつもこのガイドラインに従う」「３＝私は時々このガイドラインに従う」「４＝私はごくまれにこのガイドラインに従う」「５＝私はこのガイドラインにはまったく従わない」

現在のガイドライン

運動中は代謝状態が悪化する可能性があるので（高血糖あるいは低血糖となる）、ガイドラインは、代謝調節、血糖モニタリングおよび身体活動のための食物摂取についてまとめています。表 5.1 は ADA と ACSM のガイドラインです。

● 運動前の代謝調節

運動前の代謝調節と競技者の反応に関して 2 つのガイドラインが、高血糖と低血糖の危険性についての条件を記しています。最初のガイドラインには、「空腹時血糖値が 250 mg/dl（14 mM）以上でケトーシスも存在しているならば、運動は行わない。血糖値が 300 mg/dl（17 mM）以上でもケトーシスが存在しないならば、注意して実施する」と書いてあります。（競技者にアンケートをとったガイドラインはこのガイドラインではなく旧版で、それにはケトーシスの有無にかかわらず、血糖値が 300 mg/dl 以上の場合には運動をすべきではないと記載してありました）。このガイドラインに対する回答はいろいろでした。たとえば競技者の約 40％がこのガイドラインに忠実

表 5.1　ADA と ACSM による 1 型糖尿病（および他のインスリン使用者）の競技者のための一般的運動ガイドライン

運動前の代謝調節
・空腹時血糖値が 250 mg/dl（14 mM）以上でケトーシスも存在しているならば、運動は行わない。血糖値が 300 mg/dl（17 mM）以上でもケトーシスが存在しないならば、注意して実施する。
・血糖値が 100 mg/dl 未満（5.5 mM）ならば、炭水化物を摂取する。

運動前後の血糖モニタリング
・インスリンや食物摂取の変更がいつ必要であるかをはっきりと決める。
・いろいろな運動条件に対する血糖値の反応を知る。

食物摂取
・低血糖を避けるために、必要に応じて炭水化物を摂取する。
・運動中もしくは運動後に容易に摂取できるように、炭水化物が主体の食物を携帯する。

に、あるいはおおよそいつも従うと答えていました。他の40％はごくまれに従う、あるいはまったく従わないと回答していました。現在用いられているガイドラインの中で、最も従う人の少ないガイドラインが1999年版のこのガイドラインです。

　このガイドラインに従わない理由として、ケトーシスを経験したことがないとか、尿中のケトン体をチェックしたことがないということがあげられていました。また空腹時血糖値はそんなに高くなったことがないとか、高くなったとしてもそれはほんの一過性のものだと答えている人もいました。このガイドラインに従わない大多数の競技者は、運動そのものが常に血糖値を下げること、あるいは少量の短時間作用型のインスリンを使用すれば運動が可能であることに気がついています。とにかく運動する人々のうち多くが、自分たちの血糖値が上昇した理由は単に食物を食べたばかりであるとか、通常のインスリンを注射している限り血糖値のレベルにかかわらず運動は常に血糖値の正常化に有用であると述べていました。

　運動中に血糖値を下げるためにインスリンを補充していると述べている競技者も多くいました。通常の手技は、運動する前に超速効型のインスリンを1から2単位を打ち、10分から15分後に標準的な運動を始めます。たいていインスリンと運動を組み合わせると、運動の終わりまでに血糖値が正常値まで下降します。この手技の最も危険なことは、インスリンの必要量を過大に評価する可能性があり、その結果運動中に低血糖をもたらすことです。速効型のインスリンと運動の組み合わせによる血糖値の低下は、突然の低血糖発作を引き起こす危険があります。この手技を用いるときは注意が必要です。運動中に急激な血糖値の低下を招き、突然発症する低血糖発作に対処することを強いられるよりも、インスリン補充の必要量を過少に見積もった方がはるかに良いでしょう。

　実際にこのガイドラインに従い運動するのをやめると述べていた競技者は少数でした。しかしながら、病気あるいは感染のためにケトン体が生じているときは、病気あるいは感染から回復し血糖値が改善するまでたいていの競技者は運動を行いません。絶対的なインスリン不足のためにケトーシスとなっている場合、運動は血糖値を上昇させ、糖尿病性のケトアシドーシスに至ります。この状態は重篤で生命を脅かすことがあり、通常は入院治療が必要

です。

　代謝調節に関する2番目のガイドラインは以下のとおりです。「血糖値が100 mg/dl 未満（5.5 mM）ならば炭水化物（糖質）を摂取する。」大多数の人々（78％）が、忠実にあるいはおおよそいつもこのガイドラインに従うと報告しました。彼らによれば、忠実にこのガイドラインに従う人は多いけれども、他の要因を考慮してこのガイドラインを修正する人も多いと言っていました。その要因としては、運動時間がどれくらい残っているか、注射したインスリン量はどれだけか、注射時間は運動の何分前か、運動のタイプは何か、運動の激しさはどれくらいか、予想された運動持続時間はどれだけか、さらに環境条件さえも含みます（暑い日は血糖値が通常以上に低下するかもしれません）。ウエイトトレーニングのような激しい運動の際には、多くの人々が余分な炭水化物は必要でなかったと述べていました。しかし、それよりも持続時間が長いがそれほど激しくない運動ではこのガイドラインに従うと言っていました。運動を何時に実施するかも多くの人によって異なります。たとえば、朝の運動は他の時間帯に比べて調節は必要ありません。運動によっては、運動中の低血糖を防ぐために、運動前に十分に食べて血糖値をあるレベル（たとえば、150 から 180 mg/dl）に上昇させようとする人がいます。また炭水化物を補給するかどうかの判断基準として、血糖値が 100 ではなく 75 mg/dl を採用している人もいます。さらに他の競技者、特に基礎インスリン注入速度を調節できるインスリンポンプ使用している人は、余分な炭水化物を食べる代わりにしばしばインスリン量を減らすという方法を選択しています。

● 血糖モニタリング

　2つのガイドラインが、血糖モニタリングの実践についての問題を扱っています。1番目のガイドラインは以下のとおりです。「インスリンや食物摂取の変更がいつ必要であるかをはっきりと決める」。大多数の人々（82％）は、忠実にあるいはおおよそいつもこのガイドラインに従うと報告しました。多くの人々が、治療パターンを確立したり治療の変更をするためには、血糖モニタリングが不可欠だと感じていると言っていました。また、インスリンと食物の変更については、試行錯誤を通して多くを学んだとも述べていまし

た。ある競技者が言っていました、「もし可能であるなら、私は2時間前、1時間前、それから（運動の）直前に血糖値をチェックし、自分の血糖値が上昇しているのか下降しているのかを知ります。それから私は運動終了直後にもすぐにチェックをして、もし必要なら炭水化物を食べます」。ほとんどの競技者が少なくとも運動の前後に自分の血糖値をチェックし、さらに運動中にも血糖値をチェックするでしょう。一般的に、新しく慣れない運動を行うときは、ルーチンとして実施している運動を行うときよりも頻回に血糖値をチェックする必要があります。競技者は、自分たちのインスリン処方と、運動の強度やタイプのような他の要因に従って、インスリンと食物の変更を行います。

2番目のガイドラインは、糖尿病の競技者は「いろいろな運動条件に対する血糖値の反応を知る」です。競技者の73％が、忠実にあるいはおおよそいつもこのガイドラインに従うと報告しました。多くの人が運動のタイプによる反応の違いを認識できましたが、明確なパターンを確立することにイライラしたと言っている人もいました。一般的に無酸素運動と短時間の有酸素運動は、長時間の有酸素運動ほど調節は必要ないと競技者は述べていました。明確なパターンを確立することに関して、あるトライアスロン競技者は以下のように言っていました。「私の身体の反応を知るために、私は起きている間中ずっと1時間毎に血糖値をチェックします。そうすることで血糖値におけるどんな変化にも気がつきます。その血糖値の変化を利用して、それに対応する活動度とその効果を追跡すれば私の身体の反応を知ることができます。」競技者がイライラするのは、あまりにも多くの変数があるために完璧に予測できないからです。けれども大部分の活動に対しては、一般的な傾向を予測することは可能です。傾向を確立するためには、通常試行錯誤の繰り返しが必要です。活動的な人々がよく言っていることは、血糖値に影響を与える多数の変数を扱う最も良い方法は、運動前と後、さらに運動中に血糖値をチェックして、それら変数のすべてに対する自分自身の身体の反応を知ることです。幸いなことに、少しでも予測できるようになれば、類似の運動をする際の自分の反応を容易に予測できます。

● **食物摂取**

　最後の2つのガイドラインは運動に際しての炭水化物摂取について述べています。「低血糖を避けるために、必要に応じて炭水化物を摂取する」というガイドラインに対しては、90％以上の人々が忠実にあるいはおおよそいつも従うと報告しました。競技者は、いろいろなタイプの運動に対して、どんな種類のどのくらいの量の炭水化物を自分たちが摂取しているかを述べていました。またインスリン注射と炭水化物摂取の調節についても述べていました。低血糖を防ぎ、治療するためには、炭酸飲料、スポーツ飲料、ジュース、キャンディー、ブドウ糖錠剤、乾燥フルーツ、スキムミルク、パン、および糖質バー（棒状に加工してある糖質）等の、急速に吸収される炭水化物を摂取します（第4章を参照）。摂取する炭水化物の量は、インスリンの注射時間と量、運動の種類、運動開始時の血糖値によって決まります。余分に食物を摂取する代わりに、インスリン注射量を調節する方を好む競技者もいます。この回答をした大部分の人がインスリンポンプを使用していました。インスリンポンプ使用者は、運動中に基礎インスリン注入速度を下げたり、注入自体を中止することが簡単にできます。

　2番目のガイドラインは以下のとおりです。「運動中もしくは運動後に容易に摂取できるように、炭水化物が主体の食物を携帯する。」ほぼ93％が忠実に、あるいはおおよそいつもこのガイドラインに従っていました。大部分の人々は運動中に余分の炭水化物を携帯していると言っていました。ごくまれにこれらの有用な炭水化物をいつも持たないで運動する人がいるようです。

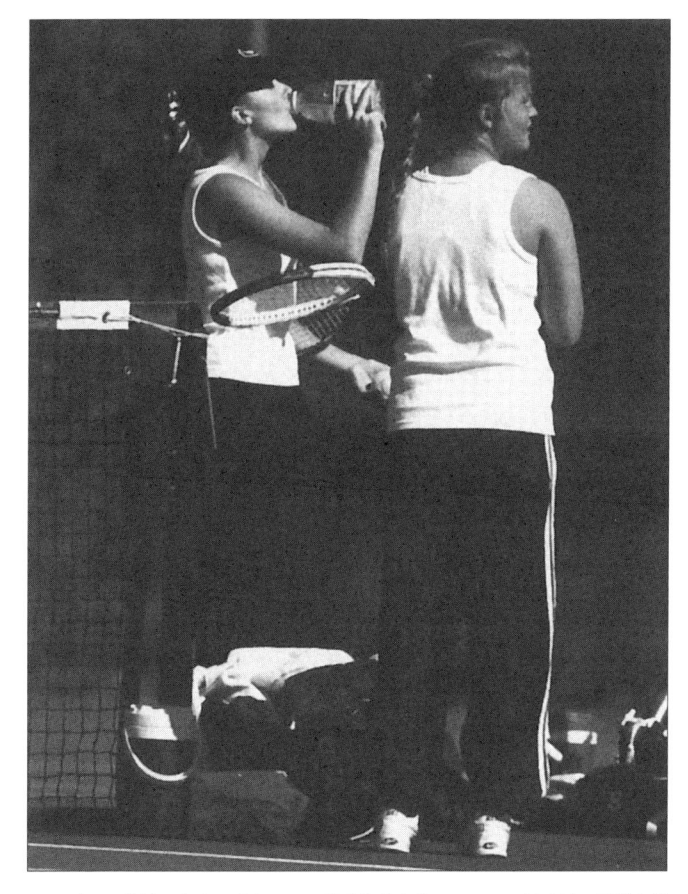

スポーツ飲料は急速に吸収される炭水化物を含んでおり、低血糖の予防と治療に使用できます。

以前のガイドライン

　以前に発表されたガイドラインにも、長時間の強い運動における炭水化物とインスリンの調節についての記載があります。またインスリン注射部位と運動のタイミングについての記載もあります。一般的に競技者はこの古いガイドラインには、現在のガイドラインほど厳密には従っていません。それはインスリン治療法や血糖値のモニタリングをはじめとする糖尿病治療における進歩のためだと思われます。しかしながら古い（時代遅れの）ガイドライ

ンには、炭水化物の摂取量やインスリンの調節量について、現在のガイドラインよりも具体的に記載してあります。

● 炭水化物摂取

　糖尿病を有する競技者に対しては、強い運動の際には 30 分毎に 15 〜 30 g の炭水化物を摂取するように以前は奨められていました。大部分の競技者が時々従う (24 %)、ごくまれに従う (20 %)、あるいはまったく従わない (23 %) と答え、残りの 3 分の 1 だけが忠実にあるいはおおよそいつも従うと答えていました。この量が多すぎると思う人もいれば、少なすぎると思う人もおり、ちょうど適切だと思っている人もいます。また他の多くの変数しだいだと考えている人もいます。これらの変数としては、運動のタイプと強度、運動の持続時間、血中インスリンレベル、血糖モニタリングの結果、およびインスリン治療方法があげられます。炭水化物をどのくらい摂取するかについての最も共通した回答は、「それは時と場合による」でした。たいていの競技者が、血糖値モニタリングの結果によって炭水化物の摂取について調節をしています。いつも同じように運動し、インスリン注射量を調節することによって血糖値を修正しているからと言って、このガイドラインに従わない人もいます。ある競技者が次のように述べていました。「人々は皆異なっています。したがって炭水化物の量は摂取の頻度と同様に様々です。重要なのは十分量のインスリンを使用し、経口摂取なしの状態下で血糖値を運動中に上昇させないようにすることです。そして摂取すべき炭水化物の量を学ぶことです。」

　2 番目のガイドラインは、運動後すぐに軽食などの炭水化物を食べることを勧めていました。たいていの人々 (37 %) が時々このガイドラインに従い、おおよそいつも従うのは 27 % でした。多くの人が、運動後すぐに食物を食べると報告しました。つまり実際には軽食ではなく通常の予定通りの食事です。コメントの大多数は、運動後に軽食をとるかどうかは、血糖値しだいだと書いてありました。残りのコメントとしては、軽食をとるかどうかは運動前のインスリン注射量や運動終了時の血中インスリンレベルのような他の要因によって決まると書いてありました。

● インスリン治療の調節

　インスリン注射の量を調節するという以前の4つのガイドラインは、使用するインスリンの種類によって分類できました。中間型インスリンについての最初のガイドラインは、主として NPH、レンテインスリンの注射量に関してですが、持続型インスリンにも利用できました。そのガイドラインには競技者は運動の日には中間型インスリン注射の量を30〜35％減らすべきだと記してありました。だいたい3分の2の人が、時々あるいはおおよそいつもこのガイドラインに従うと報告しました。しかしながら、報告された注射量の削減量は、推奨されていた30〜35％の減量とはしばしば異なっていました。多くの人々が通常の日常の活動の際には中間型インスリンの通常量をほとんどそのまま使用し、丸1日のハイキングあるいはクロスカントリースキーのような特別な活動に際しては、大幅に変更していました。運動した日の就寝時の注射の量を減らすかもしれないが、運動する日の朝の注射量は調節しないと言っている人もいました。就寝時に中間型インスリン注射だけを使い、注射の量を変更しないと言っている人もいました。運動のために炭水化物の摂取量だけを増やして調整するという競技者もいました。

　2番目のガイドラインは、インスリン注射を中止することでした。通常運動する前に注射することになっているのであれば、中間型および速効型、超速効型インスリンの注射を中止することが奨められました。約半分（46％）の人々が、このガイドラインにはまったく従わないと述べました。14％がごくまれに従い、そしてもう14％が時々従うと答えていました。大多数の人々が、注射を中止するのではなく、注射量を減らすと述べました。最も共通したコメントは、運動前に注射を完全に中止すると血糖値が上昇しますが、運動前と運動後の両方に注射の量を減量すると、たいへんうまく機能し、低血糖も予防できるとのことでした。

　3番目のガイドラインは、主として持続型あるいは中間型インスリン使用者に対するもので、速効型インスリンの頻回注射に関してのものです。この人たちは、日中のすべての食事と軽食の際に、速効型インスリンを注射しています。この治療法を行っている者は、運動前に速効型インスリンの注射量を30％減らして、炭水化物を補食することが奨められました。約3分の1（29％）がまったくこのガイドラインに従わない、20％が時々従う、22％

がおおよそいつも従うと報告しました。しかし、多数の人がインスリン注射の量を減らすと言っていました。減らす量は、運動の強度と持続時間、運動開始時の血糖値、運動中の血中インスリンレベル、炭水化物の摂取量等の変数に応じて様々であり、推奨された30％とは違っていました。ある競技者がコメントしていました。「強い運動をするときは、ちょうどインスリン注射直後であれば、インスリン感受性は2倍になります。私は運動する時間から離れた時間帯に注射をするようにしています。」

4番目のガイドラインはインスリンポンプを使用している人たちのためのもので、CSII（continuous subcutaneous insulin infusion：インスリン持続皮下注入法）に関してです。運動前あるいは運動後における食事の際の追加注入を中止することが推奨されていました。半数以上のインスリンポンプ使用者が、このガイドラインにはまったく従わないあるいはごくまれに従うと述べていました。彼らは運動前あるいは運動後のインスリン注入量を単に減らすだけで、完全に中止することは決してしないと述べました。基礎インスリン注入速度を下げる、あるいは注入そのものを中止すると言っている人もいます。ある競技者は次のようにコメントしています。「食事の際の追加注入を中止することはありません。血糖測定結果あるいは持続時間や温度といった運動要因に応じてインスリン注入速度を下げることがあります」「強い運動のときは追加注入を減らします。弱い運動のときは、追加注入を減らし基礎注入速度も下げます」と言っている人もいます。さらには運動の最中には軽食時の追加注入を中止すると述べている人もいました。

● 注射部位と運動実施時間

以前のガイドラインでは運動前のインスリン注射部位の選択にも触れていました。そのガイドラインでは、速効型インスリンを注射した部位の筋肉は、注射後1時間は運動させるのを避けるように奨めていました。半数以上の競技者（55％）が、このガイドラインにまったく従わないと報告しました。17％だけが、忠実に従うと報告しました。このガイドラインに対し以下のような的確な指摘をしている人がいました。つまり「インスリンは通常筋肉内には注入されません。インスリンは皮下脂肪（皮膚の表面下の脂肪層）に注入されます。」しかし、もしインスリンが極めて少ししか脂肪のない手足

に注射されるなら、運動前の注射ではその部位を避けるのが良いでしょう。このガイドラインに従わない競技者の多くは、あらゆるタイプのインスリン注射を腹部だけで行っているので、そのガイドラインを適用する必要はないと感じているようでした。大部分の競技者は、インスリン注射部位の違いによる差異がわからないと言っていました。一方、ほんの限られた人のみがその差異に気がついており、運動前のインスリン注射部位の選定には非常に気を使うと答えていました。研究によれば、実際には運動はいかなる皮下部位からのインスリン吸収速度も上昇させるので、インスリン注射部位の違いは運動によって生じる血中インスリンレベルの上昇には影響しないとされています。

　以前のガイドラインの最後が、夜遅くに運動するのを避けることでした。これはたぶん、夜間の低血糖（就寝中の低い血糖値）の危険を減らすためです。3分の1の人がまったくこのガイドラインには従わないと言っていました。残りの3分の2は、他の回答にほぼ同数ずつ分かれました。このガイドラインに従う人の多くは、いつ運動するかは個人的な好みで決めており、糖尿病に関連した理由で決めているわけではないと述べました。このガイドラインに従わない最も共通する理由は、一日の早い時間帯に運動する時間を見つけることは現実的ではないということでした。ある競技者が言っていました。「私は可能であればいつでも運動します。時々運動は遅くに終わることもあります。しかし、私は糖尿病だからといって夜遅くに運動することを止めようなんて考えたことがありません。」多くの人が同じように夕方の運動に際しての注意と問題についてコメントしていました。その注意としては、就寝時に余分に軽食を摂ることとか、夜間のインスリン注射の量を減らすこととかでした。

ガイドラインに対する ADA/ACSM の声明

　1型糖尿病の競技者は、以前のガイドラインにはいくつかの不適切な点があることをすでに認識しています。「臨床実践ガイドライン（the Clinical Practice Recommendations）」にも以下のような記載があり、以前のガイドラインは効果に疑問な点があることを指摘しています。

「1型糖尿病の競技者は、安全に参加し高度な競技力を獲得するためには、治療方法（インスリン療法と食事療法）を調節する能力が重要なマネジメント戦略であることを認識しています。特に、運動に対する反応をみた自己血糖測定結果を集め、競技力を改善し安全性を向上させるためにそのデータを用いる際には、患者自身の役割が重要であることが、現在十分に認められています。」さらに以下の点も指摘しています。「運動開始時の血糖レベルを考慮しないで、予定された運動強度と運動持続時間、以前に測定された運動に対する代謝反応および患者のインスリン治療方法から計算した炭水化物の補充量を用いるという堅苦しいガイドラインは、もはや適切なものではありません。1型糖尿病患者にとって、このようなアプローチ方法が運動によってもたらされる有益な効果を打ち消してしまうのは稀ではありません。」

運動時の注意事項

代謝状態が良く、重篤な合併症のない糖尿病患者では、プロスポーツかレクリエーション的な身体活動かどうかにかかわらず、あらゆるタイプの運動が可能です。しかしながら、運動中あるいは運動後の低血糖、高血糖および脱水といった糖尿病患者に特に関係するリスクに対しては配慮が必要です。実際には糖尿病に関連した合併症を有しているときに問題が発生するおそれが生じます。以下に顕著な問題と推奨されている注意事項を記載します。

● 運動後の低血糖あるいは高血糖の予防

低血糖が運動中あるいは運動後に発生することがありますが、インスリンと経口摂取量の適切な調節で防ぐことが可能です。運動後に炭水化物を摂取することによって筋肉内の貯蔵グリコーゲンを効果的に補充します。実際にこれは運動後に時間が経過してから発症する低血糖（運動後24時間まで発症する可能性があります）の予防に有用です。グリコーゲンを枯渇させるほどの運動（強い運動の繰り返しあるいは長時間持続型の運動）後のグリコーゲン補充を最適化するためには、運動後30分以内に炭水化物を摂取するのが良いでしょう。この時間帯はインスリン感受性が亢進しているので、グリコーゲンを再生するための筋肉内へのグルコースの取り込みは最小量のイン

スリンで可能です。さらに、早期からの効果的なグリコーゲン補充によって、時間が経過してから出現する低血糖の危険は少なくなります。インスリンと食物を調節するために、運動後は1時間毎に血糖値をモニターすべきです。それによって高血糖あるいは低血糖を防ぐことができます。運動後の炭水化物の摂取量が少ないと、あるいは十分なインスリン量を注射しない状態で炭水化物を摂取すると（通常少量のインスリンが必要です）、グリコーゲンが枯渇するほどの運動の後で、グリコーゲン補充が障害されたり遅れたりします。

● 脱水の予防

　糖尿病患者は非糖尿病者と比較して、特に高血糖が尿へ多量の水分喪失を引き起こしているとき（多尿）や自律神経障害がある場合には、特に脱水に陥りやすい傾向にあります。自律神経障害は、糖尿病の慢性合併症のひとつで、自律神経系システムに影響を与え、心機能障害（心拍数の変化）、起立性のめまい、あるいは消化管の通過機能障害を引き起こします。口渇中枢は、1％以上の体内水分量が失われない限り活性化しないので、脱水は発症してもすぐにはわかりません。運動の前には十分に水分を補給しておくべきです。運動中には発汗による水分損失を補うために、早めに何度も水分を補給すべきです。水分補給のためには、冷たい、単なる水を短期間の中程度の運動（最高60分）の前、中、後に、飲むことが奨められます。糖尿病の競技者は、60～90分以上の長い運動の際には、余分に水分と炭水化物の補給が必要となるかもしれません。希釈したフルーツジュースとスポーツドリンクが、水と炭水化物の補給には有用です。運動の後には余分に水分を摂りつづけるべきです。なぜなら、汗と換気のために失われた水分を十分に回復させるためには、1日を要するからです。

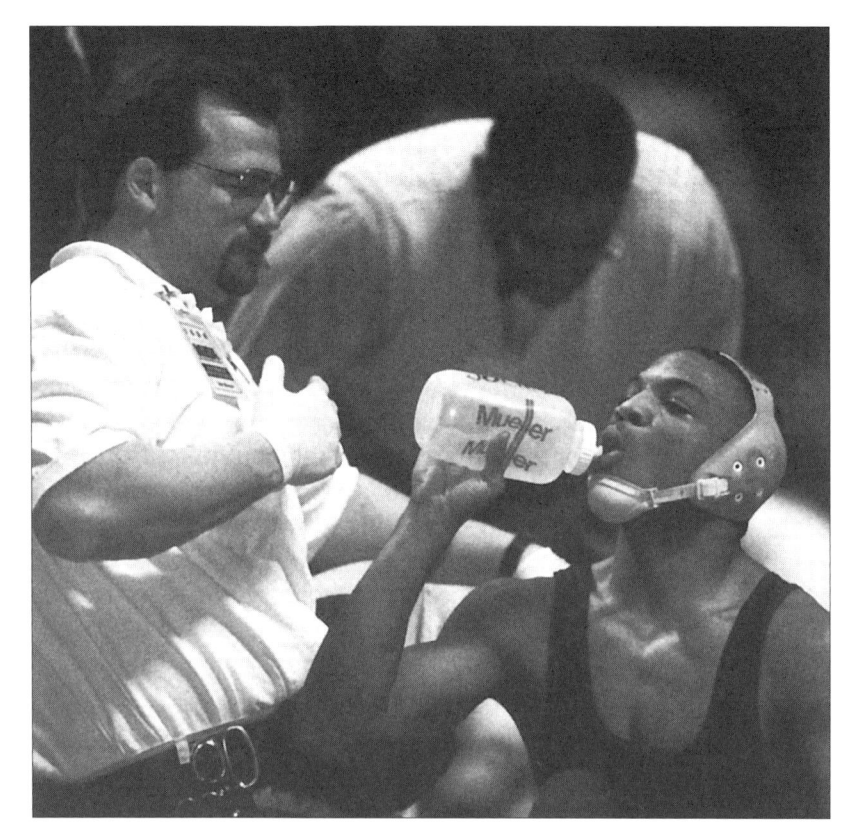

短時間の運動中に失った水分を補充するには、単なる冷たい水が最適です。

● 合併症がある場合の運動

　糖尿病に関連する合併症の包括的な記載としては、「糖尿病と運動についての専門ガイド」が、アメリカ糖尿病協会から出版されています（1995）。合併症は細小血管障害と大血管障害に分けられます。細小血管障害には、神経障害（末梢神経系と自律神経系）、網膜症、腎症があります。大血管障害は、心臓あるいは末梢血管の疾病と高血圧を含みます。

●末梢神経障害　末梢の感覚が喪失している人は、足を損傷するリスクが高くなります。なぜなら、神経障害は、足への衝撃によって生じる痛みとか不快感、はきものによる摩擦感や圧迫に対する感覚を鈍くさせるからです。

ADAは、運動によって生ずる外傷を最小にするために、水疱（まめ）防止用と足の乾燥用に、シリカゲルやエアクッションを靴に入れることや、ポリエステルあるいは木綿とポリエステルの混合の靴下を使用することを勧めています。適切なはき物も問題が発生しないようにするには必須です。下肢の筋肉の緊張状態、バランス、知覚を改善するためには、非加重型の運動が勧められます。水泳、水中歩行、水中エアロビクス、自転車エルゴメーター、ボートこぎ、腕エルゴメーター、上半身の運動、太極拳、および他の非加重型の運動がお奨めです。関節を動かす運動は、下肢の拘縮を予防するのに有用です。禁忌とされる運動には長時間の歩行、ジョギング、トレッドミル運動および階段運動のような加重型の運動です。神経障害の傾向のある人は、運動の前後に、足に水疱や他の損傷があるかどうか注意深く観察することも必要です。運動は末梢神経障害を回復させることはできませんが、その進行を抑制し、動かないことによる健康障害の悪化を防ぐことができます。

●**自律神経障害**　自律神経障害の人は、運動中に合併症が発生するリスクがあります。たとえば無痛性の心筋梗塞や自律神経刺激に心臓が反応しないために起きる突然死です。このような人では、低血圧が体位のすばやい変換で簡単に起きます。自律神経障害の人は、体温や体内の水分を正常範囲に保つのが難しいので、高温や低温環境下での運動は避けるべきです。起立性低血圧では、体位変換によってめまいや失神が起きやすいので、すばやい体位変換は止めるべです。胃不全麻痺では、運動中の低血糖の治療もしくは予防のために摂取したいかなる食物も、吸収が遅れたり吸収速度にむらができたりします。そのため運動とその回復期には、最初は低血糖で後に高血糖をもたらします。　運動に対するこのような代謝反応はいろいろなので、血糖値のモニタリングは効果的で安全な運動のために欠くことのできないものです。自律神経障害は、インスリンによって引き起こされる低血圧（午前中に悪い傾向）も発生しやすくします。このような人たちには、運動に対しては控えめなアプローチ方法が良いでしょう。自律神経障害では最大あるいは最大下の心拍数がはっきりしないので、運動強度は自覚的運動強度（RPE）尺度で測定するのが適しています。

●増殖網膜症　これは、眼球後面（網膜）における微弱な異常血管形成の過程です。その血管は破れて、あるいは裂けて、眼球を満たす硝子体液の中へ出血します。一般的には運動がこの増殖過程を促進するとの報告はありません。しかしながら、網膜症のレベルに応じて、ある程度の注意をすることが適切でしょう。中等度の増殖網膜症では、血圧を著しく上昇させるような運動は避けるべきです。重量挙げ、パワーリフティング、あるいはバルサルバ手技（息こらえ、鼻あるいは口を閉じたまま空気を出そうとすること）等がこれらに含まれます。より重症の網膜症あるいは活動性の出血がある場合には、収縮期血圧を大幅に上昇させる運動やドンドンと叩いたり震動させたりする運動を避けることが大事です。たとえば、ボクシング、バスケットボールあるいはフットボールのような激しい競争的なスポーツ、重量挙げ、ジョギング、強い強度のエアロビクス、ラケットスポーツ、激しいトランペット演奏等です。これらの運動は、網膜裂孔、網膜剥離、硝子体出血のリスクを高めます。お奨めの運動は、水泳、歩行、低強度のエアロビクス、自転車エルゴメーター、あるいは他の軽度から中等度の持久性運動です。

●腎症　腎臓疾患の初期の段階では、運動が尿中アルブミン排泄を増やすというエビデンスがあります。しかしながら、定期的な持久性運動が病気の進展を速めるというエビデンスはありません。運動はまた腎臓疾患のない糖尿病患者においてもアルブミン排泄を増加させると言われています（運動誘発性蛋白尿）。そこで腎機能を正確に評価する際には、尿中微量アルブミン量とタンパク量測定のための24時間蓄尿検査時は運動しないようにします。激しいあるいは過剰な運動は、通常顕性の腎症患者には勧められません。彼らの運動能力には限界があるからです。しかし、軽度から中等度の運動はかまいません。透析中の患者は、しばしば悪影響なしで治療の間に自転車エルゴメーターで運動が可能です。ただしヘマトクリット、カルシウム、燐の血中レベルが不安定であるなら、運動は禁忌となります。腎臓移植を受けた糖尿病患者では、状態が安定して拒絶反応もなければ、移植6〜8週間後には安全に運動を行えるでしょう。

●心疾患　運動は心疾患のリスクを軽減しますが、糖尿病患者では一般の人

と比較して心血管合併症のリスクは高いままです。運動はインスリン感受性と脂質代謝に対し良い作用を持っています。それはリポ蛋白検査結果を改善し、血圧を低下させ、全体として心血管系の機能を改善します。自律神経系の障害の程度にかかわらず糖尿病患者では、運動誘発性の虚血（心臓への血流量の減少）は無症候性となる可能性があります。ADA は、35 歳以上の糖尿病患者、罹病歴 15 年以上の 1 型糖尿病の患者、罹病歴 10 年以上の 2 型糖尿病の患者、心血管障害の他のリスクファクターを有している患者、細小血管障害（網膜症、微量アルブミン尿を含む腎症）、末梢血管の疾病、あるいは自律神経系の神経障害等のリスクの高い患者が中等度から強度の運動に参加する前には、段階的な運動負荷試験を行うことを勧めています。すで心血管系に問題があることがわかっている患者では、モニタリングが可能な環境で医学的な監視下で運動するべきです。これらのリスクファクターを持っている患者では、運動プログラムは軽度の有酸素運動から始めてゆっくり進めていくべきです。また心筋虚血の閾値を評価するために運動負荷試験を定期的に行うべきです。それによって心血管系の発作や不整脈のリスクが最小限となるように、より低いレベルでの運動設定が可能となります。心臓と血管系に過剰な負担がかかる激しいウエイトトレーニングは禁忌です。

●**高血圧** 運動やトレーニングは、慢性的な高血圧を下降させるのに有用です。血圧が高い人には、一般的に中等度の有酸素運動が推奨されています。激しいウエイトトレーニングほどには血圧を急激に上昇させることはない低重量負荷を頻回に繰り返すトレーニングに焦点がおかれている限り、ウエイトトレーニングも行うことができます。強い（最大努力近く）等尺性の運動とバルサルバ手技（呼吸を止める）は収縮期および拡張期血圧が極端に上昇する可能性があるので避けるべきです。

> "運動はリスクを伴うものではありますが、糖尿病患者にとって運動による利益は、一般的にそのリスクをはるかに上回ります"

したがってどんなことがあろうとも、運動することが可能である限り運動

する方法を見つけましょう。もし合併症があるならば、その状態に応じて十分に注意すれば運動できます。たとえば、もし活動性網膜出血があるならば、激しいウエイトトレーニングは避けるべきです。そんな状態でもそれほど激しくない運動であれば、安全に実施することは可能です。どんな身体活動中においても、効果的に血糖値を管理できるようになります。

　覚えておきましょう。血糖値に影響を与える多数の変数と運動に対する自分の反応に対処する最も良い方法は、運動の前、中、後に血糖値をチェックすることによって、それらのすべてに対する自分自身の反応を知ることです。

● スティーブ・ポスターマン（Steve Prosterman）

"彼は多くの糖尿病患者の眼を水中世界に開かせた"

　スティーブ・ポスターマンは著名な競技者でもなければ、誰もが知っているような名家の出身でもありません。彼は、水泳、スキューバダイビング、ウィンドサーフィン、カヤック、ヨット、バスケットボール、ウエイトトレーニング、自転車等のレクリエーションスポーツの愛好者です。彼はまたセント・トーマスのバージン諸島大学海洋生物学教室でスキューバダイビングのインストラクターをしています。彼はこの 10 年間毎年夏になると、成人の糖尿病患者を対象に、1 週間の運動キャンプ（キャンプ DAVI）を組織し運営したりしてきました。彼のそういった活動のおかげで、糖尿病患者はスキューバダイビングでカリブ海の水中世界を安全に探検することができるようになりました。

　スティーブは 9 歳のときに 1 型糖尿病と診断されたのにもかかわらず、おもしろそうと感じたことは何でもやってきました。1979 年 22 歳の時に、大学を卒業したばかりで冒険を求めてアメリカ領バージン諸島を旅行しました。そこの学校で教える間に、彼は

Ⓒ Steve Simonsen

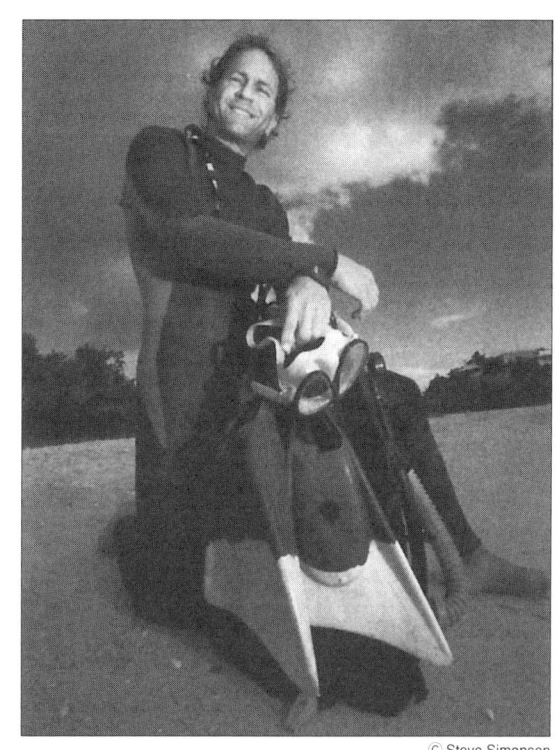

水中カメラマンをしていた友人のおかげで、スキューバダイビングに興味を持つようになりました。彼はスキューバダイビングを実施することと教えることについての PADI（世界的なスキューバダイビングの教育機関）の免許を取得しました（大部分の糖尿病患者が、ダイビングすることを禁止されるか反対されていた時代にです）。

スティーブは DAVI（バージン諸島糖尿病協会）を創設し（ADA とは関係していない教育支援組織）、後にキャンプ DAVI を始めました。彼は今でもひとりで調整役をやっています。彼はスキューバダイビングの間に低血糖が起きないように、糖尿病患者にとって有用な安全のための技術をたくさん考え出しました。彼はまた DAN（ダイバー警戒ネットワーク）と協力して、糖尿病患者にとってスキューバダイビングは安全であることを示す研究を展開しました。彼は個人としては、低血糖対策としてチューブに入ったグルコース製品を自分の水着に押し込んで、水の活動のすべてに携わります。

スティーブはエネルギーに満ちています。彼は自身の楽しい生活をおくる中で糖尿病を患っていることを感じさせることは決してありません。彼は多くの活動に従事しているにもかかわらず、しばしばカリブ海の暖かい海でイルカと一緒に泳いで楽しんでいます。また時間を見つけては 3 歳の娘とカヤックに乗って遊びます。彼はそれほど熱心でない趣味でもセント・トーマス周辺で知られています。それはリンゴを食べながらのたいまつとナイフのジャグリングや 1 m 80 cm の高さがある一輪車に乗って町を回ることです。

第6章

2型糖尿病患者のためのガイドライン

2型糖尿病の罹病率の上昇は、身体活動度の低下や肥満者の増加と関係していることを多くの報告が示しています。2型糖尿病とは本質的にはインスリン抵抗性状態を意味しています。少なくとも初期の段階では、たいていは食事療法と運動療法だけで血糖値をコントロールできます。これらの治療方法で血糖値がもはやコントロールできなくなりはじめたときに、経口血糖降下薬や他の糖尿病治療薬の投与が開始されます。体重を減少することも同様に、しばしば血糖コントロールを改善させます。運動は、食事療法、経口治療薬あるいはインスリン治療と一緒に用いられると、2型糖尿病の予防と管理にとって極めて重要な戦略のひとつとなります。もしインスリンが2型糖尿病の治療に使われるなら、1型糖尿病のためのガイドラインが同様に適用できます（第5章参照）。インスリン感受性の低下（筋肉と脂肪組織でのインスリン作用の低下）は、定期的な身体活動で改善できます。したがって、2型糖尿病の患者にとって、運動は非常に有益なものなのです。すべての人が安全にそして効果的に運動できるようにするために、一般的なガイドラインと安全に関する注意事項が適用されます。

運動ガイドライン

2型糖尿病患者のための運動ガイドラインは、糖尿病そのものの成因が異なるので、活動的な1型糖尿病患者のためのガイドラインとは幾分違ったものとなります。1型糖尿病の競技者がインスリンを注射しなければならないのに対して、2型糖尿病患者ではごく少数だけがインスリンを注射しています。2型糖尿病の競技者の大部分は、血糖値をコントロールしてインスリン抵抗性を改善させるために、食事と運動あるいは経口血糖降下薬を組み合わせて治療しています。発症年齢も同様に様々ですが通常比較的年齢が高いので、2型糖尿病の競技者は本人がすでに持っている他の健康上の問題を運動が悪化させないようにするために、主治医による運動前の評価が必要です。2型糖尿病患者も1型糖尿病患者と同様に、運動の効果を確認するために頻回の血糖チェックが有用です。しかしながら低血糖のリスクは大きくなく、相対的なインスリン欠乏によるケトーシスの可能性は小さいと言えます。

● 運動前の医学的評価

　中等度から強度の運動を希望する 2 型糖尿病患者の大部分は、まず最初に運動によって悪化する大血管あるいは細小血管合併症の有無について詳細な医学的評価を受けるべきです。これらの合併症には、心臓あるいは末梢血管の疾病、神経、眼、腎臓の異常が含まれます。たとえば、重症の末梢神経障害（両下肢の感覚消失）では、加重型の運動を制限する必要がありますので、非加重型の運動が中心となります。自律神経系の神経障害では、運動許容量が制限され、運動中に心血管系のイベントが発生する危険があります。運動中や運動後における適切な水分補給と同様に、起立性低血圧も重要な問題です。運動負荷試験は、運動によって誘発される心臓の虚血性変化（冠動脈血流障害による運動中の血流減少）や不整脈（異常な心臓拍動リズム）をスクリーニングするための医学的評価のひとつです。以上のような医学的評価に異常がなければ、どんな身体的活動も安全に行うことができます。たとえ合併症が発見されても、通常は合併症が許す範囲内で安全に運動することができます。しかし 1 型糖尿病患者のためのガイドライン（第 5 章）に記したように、特別な注意が必要となります。

● 適切な運動実施方法

　どんな運動を実施するときにも、まず最初に 5 〜 10 分間の軽度な有酸素運動で適切なウォーミングアップを行うべきです。その際は、その後の運動で強い負荷がかかると予想される筋肉を用いた運動をします。このウォーミングアップの前もしくは後には、5 〜 10 分間の静的なストレッチ運動をします。強い運動の後には、5 〜 10 分間のクーリングダウンを行います。クーリングダウンによって、心拍数は効果的に運動前のレベルに戻ります（通常の運動の構成要素については第 11 章を参照）。

　定期的な運動トレーニングは、2 型糖尿病患者における炭水化物（糖質）代謝を改善します。運動は ACSM によって出版されたガイドラインに従って行いましょう（第 1 章参照）。一般的に、中等度の強さ（最大心拍数の 60 〜 90 ％）で 20 〜 60 分間連続した有酸素運動を、少なくとも週に 3 日から 5 日実施するべきです。20 〜 60 分にわたって、より強い強度の運動を実施する際には、ウォーミングアップとクーリングダウンを行いましょう。どん

な身体的活動でも、たとえその活動度は軽度であっても、2型糖尿病患者では血糖値のコントロールに有用です。したがって2型糖尿病患者はぜひ運動するべきです。

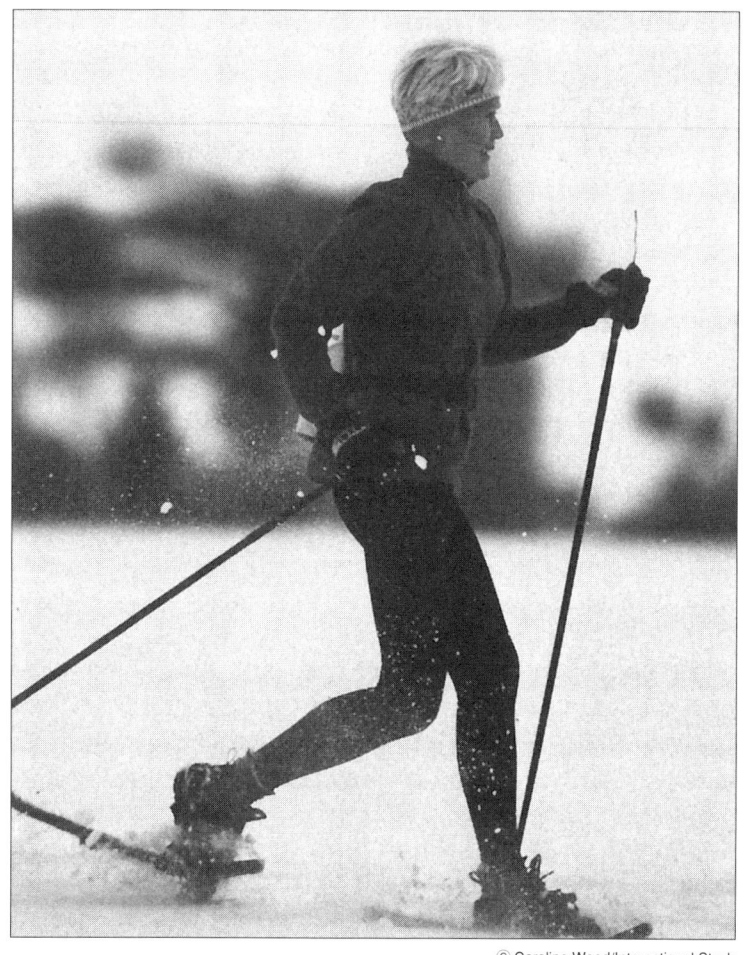

ⓒ Caroline Wood/International Stock
定期的な運動トレーニングは血糖値のコントロールに有用です。

●血糖モニタリング

　すべての糖尿病患者では、頻回に、特に運動の前と後には、血糖値をチェックすることが勧められています。血糖値をチェックすることによって、各々の患者における血糖値に対する運動の効果を確認することができます。2型糖尿病の競技者では、食事療法を中心とする治療方法の変更が、運動中あるいは運動後に発生する低血糖を防ぐために実施されます。ある種の経口血糖降下薬を服用する人は、低血糖のリスクが高くなります。2型糖尿病の競技者は、血糖値が高くても、ケトーシス（糖尿病性ケトアシドーシス）に進展しやすいということはありません。したがって高血糖でも1型糖尿病患者より安全に運動することができます。しかし運動開始時の血糖値を知ることは、低血糖防止のための適切な治療方法の変更と、運動前・中・後における体内水分量の管理のために重要です。

運動における注意事項

　血糖コントロールが良好で、重大な合併症がない糖尿病患者では、どんな運動でも安全に実施できます。1型糖尿病患者のための運動に関する注意事項の大部分は、2型糖尿病でも同様に利用できますが、いくつか異なった点があります。以下の注意事項は、運動を実施する2型糖尿病患者（インスリン非使用者）に適用できます。

●低血糖の防止

　2型糖尿病の競技者ではそれほど大きな問題とはなりませんが（1型糖尿病の競技者や他のインスリン使用者と比較して）、運動中の低血糖をいかに防止するかは2型糖尿病患者にとっても重大な関心事です。しかし、運動によって発生する低血糖の頻度は、ある種の経口薬あるいはインスリン注射をしていない限り、一般的には低いものです。ある種の経口血糖降下薬（ダイヤビニーズ、ダオニール（オイグルコン）等）を服用している人は、他の経口薬を服用している人より、低血糖のリスクが高いかもしれません（経口血糖降下薬については第3章を参照）。運動開始時に血糖値が正常もしくはほぼ正常に近い値であれば、これらの経口薬を服用している患者は、血糖値が

低下しないように炭水化物を追加摂取する必要があるかもしれません。その際は、インスリンを使ってはいないけれども、中間型インスリン使用者のために書かれた一般的なガイドラインの中で、食事の変更の部分だけを利用すると良いでしょう。血糖値が運動開始時にすでに上昇しているときは（150〜300 mg/dl あるいはそれ以上）、運動中に低血糖となるリスクは極めて低く、炭水化物の補給は必要ないでしょう。インスリン使用者では、自分自身のインスリン治療法と運動開始時の血糖値に基づいてガイドラインに従うべきです。もし定期的な運動やトレーニングを開始するのであれば、経口血糖降下薬やインスリン量を減らす必要があるかもしれません。しかし薬剤の減量は、主治医のアドバイスに従って行うべきです。

●脱水症の予防

もし血糖値が厳格にコントロールされていないなら、脱水症になるリスクは大きいかもしれません。血糖値が上昇すると尿量が増加（多尿）するため、体内の水分量は多量に失われます。発汗は脱水を助長するため、競技者は特に脱水症となる危険が高まります。高温環境下での運動もまた危険です。したがって、適切な水分の補給は何よりも優先します。運動前・中・後に水分を摂取しましょう。水分の補給には、冷たい、単なる水が奨められます。汗と換気によって失われた水分を完全に回復させるのに1日は必要としますので、すべての運動活動が終了した後にも余分な水分を摂りつづけるべきです。

●合併症のある人の運動

糖尿病に関連した合併症もまた多くの2型糖尿病患者にとって現実的な問題です。長期にわたる糖尿病状態によって、神経、眼、腎臓といった臓器に細小血管性の変化が生じやすくなります。末梢神経障害（足や手での感覚の消失）は2型糖尿病患者にとってよくある問題です。したがって、運動によって水疱や他の傷害が発生し、最終的に下肢の切断につながるかもしれないので、加重型の運動は避けるべきです。足を用いる運動の際にはいくつかの注意事項があります。特に適切なはき物は、末梢神経障害をきたしている人にとっては欠くことのできない大事なものです。このような患者では、運動の前後に水疱や他の傷害があるかどうか注意深く観察する必要があります。

神経障害（神経疾患）、網膜症（眼の病気）、および腎症（腎臓疾患）といった細小血管障害がある患者が運動する際には、特別な注意が必要です。これらの合併症と運動の注意についての詳細は、第5章を参照してください。

● 心疾患　糖尿病は心血管障害を進行させます。糖尿病があるだけで心疾患のリスクは高くなります。また10年以上の糖尿病罹病歴、他の心血管障害の危険因子、細小血管障害、末梢血管の疾病、中枢神経系システムへの神経伝導障害（自律神経障害）があるならば、心疾患のリスクはより高くなります。このようなケースでは、中等度から強度の運動プログラムを開始する前に、医師の監督下で段階的な運動負荷試験を受けるべきです。この運動負荷試験によって、運動によって悪化する可能性のある明らかな冠動脈の閉塞や不整脈が発見できるでしょう。定期的な運動はインスリン抵抗性を改善します。インスリン抵抗性は糖尿病患者にみられる比較的若い年齢で発症する心臓病の重要な危険因子です。他に運動の効果として可能性があるのは、上昇した血中脂質パターン（コレステロール、中性脂肪、HDLコレステロール、LDLコレステロール）と血中インスリン値の低下に伴う凝固異常を改善することによって、心臓病のリスクを減らすことです。定期的な運動で常に認められる効果が、血漿中の中性脂肪値（循環している血中の脂肪）の低下です。

● 高血圧　血圧の上昇（高血圧）も長期にわたって身体に障害を与えます。高血圧は通常2型糖尿病と関係しています。肥満とインスリン抵抗性の両者が血圧を上昇させ、最終的に高血圧状態となる可能性があります。定期的な運動は、体脂肪を減少させインスリン抵抗性を改善します。その結果、収縮期（血圧表示の高い方）と拡張期（血圧表示の低い方の数字）の両方の血圧をゆるやかに下降させます。高血圧の人では、運動中に危険なほど高いレベルまで血圧を上昇させるかもしれない強い運動やレジスタンス運動は避けるように注意しなくてはなりません。たとえば、激しいウエイトトレーニング、最大に近いレベルでの運動、水上スキーあるいはウィンドサーフィンのように上体の筋肉を強く持続的に収縮させる運動、息こらえが必要な運動（バルサルバ手技）は避けるべきです。

運動による利益

　運動によってリスクは高まるかもしれませんが、2型糖尿病患者にとって、一般的に運動による利益はリスクをはるかに上回るものです（運動による利益のリストについては第1章を参照してください）。より望ましい自己管理、適切な食事量、毎日の運動といった自分自身の糖尿病のことを思い出してください。できる限り運動するように心がけるのが大切です。そうすれば糖尿病のコントロール状態は改善し、長期的にも健康上の問題が発生することが防げます。どんな身体的な活動でもたとえそれがたいした運動でなくても、やらないよりはましです。それはインスリン抵抗性が改善し、体脂肪が減り、代謝的に活発な筋肉量が維持できるからです。また若いうちから運動を始めれば、2型糖尿病の発症を遅らせたり予防することが可能です。糖尿病の初期の段階に運動を始めると（インスリン抵抗性と軽度の血糖値上昇のみが明らかなとき）、本格的な2型糖尿病の発症を遅らせたり、発症自体を防ぐこともできます。本章に記された基本的なガイドラインに従って、自分自身の身体の反応をチェックしてください。運動の種類や量によって効果がどう違うかを知るために、頻回に血糖値を測定することを奨めます。

● ボビー・クラーク（Bobby Clarke）

"彼は糖尿病にもかかわらず最先端を滑っていました"

　ロバート・アール・クラークは、3歳のときにホッケースティックを持ってはじめてスケートリンクに足を踏み入れました。それからほぼ50年後の今日では、みんなが彼を"ボビー（クラーク）"として知っています。彼は1970年代の全盛期のフィラデルフィア・フライヤーズのキャプテンで、現在は社長であり経営者です。彼は現役引退後の1985年に経営の仕事を引き受けましたが、1973～1974年のシーズンに1回目、1974年～1975年のシーズンに2回目のスタンリー・カップ（NHLの優勝）の勝利をフィラデルフィアにもたらしたフィラデルフィア・フライヤーズの伝説的なメンバーの一人として、いまだに忘れられてはいません。彼は15年間にわたるプロとしての経歴で、フライヤーズを代表する攻撃プレーヤーの一人として今もなお名前を挙げられています。敵チームに対するプレーが乱暴だという評判と

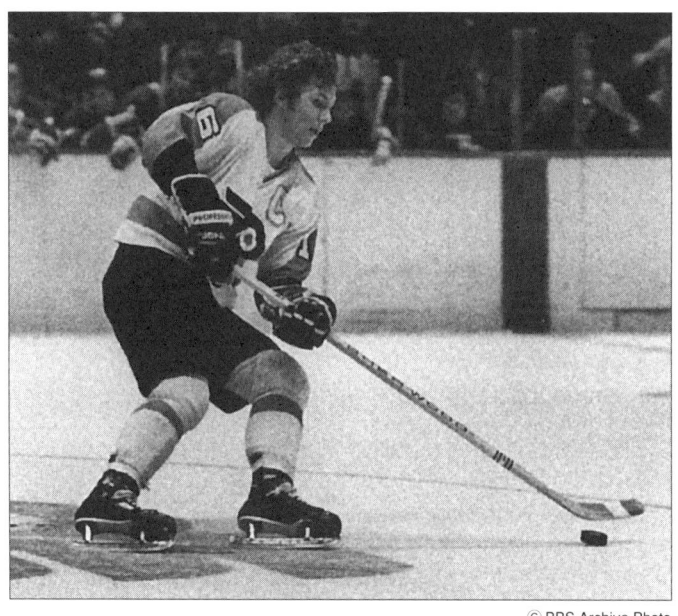

Ⓒ BBS Archive Photo

は対照的に、彼はしばしば自分のゴールを犠牲にしてアシストをするというチームプレーヤーでした。彼はかつて言っていました。「私はゴールを奪ったらすぐに次のゴールの準備にまわります。」

　残されている彼の印象的なホッケー競技者記録では、彼が糖尿病にかかっているプロのホッケープレーヤーとして最初であったかどうかは明らかではありません。13歳で1型糖尿病と診断された際に、彼の医師への最初の質問は、「ホッケーを続けることができる？」でした。幸運にも医師は彼に「できるであろう」と答えました。彼のホッケー歴の中でほんの2回だけ、血糖値が危険なほどに低くなり、病院に担ぎ込まれたことがありました。当初、彼はスポーツライターたちと自分の糖尿病について話すことを好みませんでした。スポーツライターたちは、糖尿病についての理解が不足していたからです。対戦チームの礼儀しらずのファンの中には、リンクにいる彼の近くに砂糖やチョコレートバーの束を投げ込んでバカにする人もいました。このようなことがあったにもかかわらず、彼は初めて近代的な血糖検査装置を使い始めた人のひとりでした。最初に新しい技術を使い始めることは、競技者の中で注目されるという利点があると、彼はかつて述べていました。

　最近のボビーは、コントロール状態が良いのは運動のおかげだと信じています。彼は早朝5～10マイル（8～10.6km）走り、ウエイトトレーニングを行い、週に3回はインラインスケートをしています。彼は言っています。「運動にはたくさんの力があると固く信じています。」彼は糖尿病のおかげで栄養について学ぶことができたとも言っています。彼は競技者経歴の初期に、運動のために炭水化物を管理する方法を学ぶことができました。あらゆる代償を払って完璧にバランスがとれている食事を食べているわけではありませんが、「糖尿病と診断される前よりも良い食事を摂っています」と彼は言っています。

第Ⅱ部　いろいろなスポーツ活動を楽しむために

第7章

持久性運動

ところで、あなたはマラソンを走ったり、自転車で山を登ったり、またはアイアンマントライアスロンに出場し競い合ったりしてみたいと思っているでしょうか。糖尿病に罹ってもこれらすべての競技はもちろん、それ以外の競技でも可能です。本章では、これらの競技、また、より強度の低い運動についても例を挙げて解説します。たとえば、ランニングやジョギング、マラソン、クロスカントリー、サッカー、クロスカントリースキー、ボート、水泳、自転車競技、トライアスロン、そして超持久性運動とトレーニングに関するものです。

一般に、持久性運動は有酸素エネルギーシステムに重点が置かれます。ATPとしてのエネルギーは、このシステムを利用している炭水化物（糖質）、脂肪およびタンパク質を原料として産生されます。そして、運動の強度と継続時間によって、エネルギー源として何を利用するかが左右されます。ゆっくりとしたスピードでの水泳のようにそれほど激しくない運動では、循環血液中の脂肪（遊離脂肪酸）、筋肉内に貯蔵された中性脂肪（脂肪はこの形態で貯蔵されている）、筋グリコーゲンおよび血糖を大量に利用します。運動強度が高くないほど、大量の炭水化物、主に筋グリコーゲンおよび血糖をエネルギー源として利用します。非常に高い強度になると、ほとんど炭水化物のみを利用します。マラソンのような長時間にわたる運動では、筋肉や肝臓内に蓄えられたグリコーゲンが枯渇していくにつれ、タンパク質と同時に脂肪も（総エネルギーの最大10～15％まで）利用されるようになります。有酸素運動中においてもペースが速くなったり、速筋線維が動員されるようになれば、乳酸システムが使われるようになります。持久性運動中に炭水化物を摂取することによって、疲労を遅らせることができます。吸収の速い炭水化物を摂取するのは、運動を継続している間の血糖値を維持するのに特に重要でしょう。運動の種類に対応した、様々なエネルギーシステムとエネルギー供給源についてのより詳しい説明については、第2章を参照してください。

本章では、持久性運動を行ううえで一般的に推奨される事項を記載しています。それぞれの持久性運動において、インスリン処方（中間型インスリン、インスリンポンプ、および持続型インスリン）によって分類し、インスリンおよび食事の変更の仕方に関して一般的に推奨される方法と実際の運動選手が独自に行っている方法の両方をまとめました。経口血糖降下薬を服用して

いる場合については特に記載していませんが、食事変更についての一般的な推奨事項の欄（インスリン療法を行っているならば、中間型インスリン使用者の欄）は、運動開始時の血糖が正常範囲内にある2型糖尿病患者にも適応できます。血糖が上昇している場合は、炭水化物摂取を増やす必要性はあまりありません。持久性運動を習慣的に行うようになりますと、処方された薬の量を減らさなければならなくなるでしょう。しかし、経口血糖降下薬の量を減らす場合は、主治医と相談しなければなりません。様々なタイプのインスリンや経口血糖降下薬の作用に関する詳しい説明については、第3章を参照してください。

一般的な推奨事項

　持久性運動の共通点は、運動を長時間継続させるためのエネルギー源の供給を有酸素エネルギーシステムから得ることです。一般に、運動強度が高ければ高いほど、炭水化物が主要なエネルギー源となります。炭水化物の総量のうち、筋グリコーゲンがその大部分を占めますが、グリコーゲンが枯渇した場合やインスリン濃度が高い場合、血糖が高い場合、運動習慣があまりない人の場合などは、血中のブドウ糖供給がより重要になります。運動中の低血糖予防のためには、筋肉で消費される血糖を補うべく適切な量の炭水化物を摂取することが不可欠です。

●一般的な食事とインスリンの変更

　運動の継続時間が長くなるにつれ、インスリン投与量を多量に減らす必要があります（表7.1参照）。運動がよりゆっくりとした、長時間にわたるものであれば、炭水化物とともに脂肪も多く使用されますが、運動が終了する頃には蓄えられたグリコーゲンも枯渇してくるため、最終的には血中ブドウ糖の利用に大部分を頼るようになります。特に長時間にわたる運動では多くの場合、血糖値を維持するためにインスリンおよび食事の双方を調整することになります。速効型インスリンを注射してから3～4時間経過し、血中インスリン濃度が低いときに運動する場合、インスリン投与量の変更を行う必要はないでしょう。このような場合は、炭水化物を補食するか、あるいは何

も調整しなくても血糖を維持できます。

　一般的に長時間にわたる運動を行う場合、運動の強度と継続時間に応じて、30〜60分毎に炭水化物を15〜45g補食するようにします。さらに運動中に血糖を測定して、炭水化物がどれだけ必要かを適宜判断します。速効型インスリンや中間型インスリンの作用がピークに達し、その投与量を減らすような調整が十分に行なわれていない場合は、炭水化物をより多く摂取する必要があるでしょう。特に長時間にわたる運動の後は、後になって筋グリコーゲンの再補充が原因となって起こる血糖の低下（遅発性低血糖発作）を防ぐために、運動終了時、時には就寝時にも補食が必要となる場合もあります。

　長時間にわたる低い強度での運動に比べ、短時間の高い強度での運動の場合における炭水化物の必要量は多くはありません（表7.2参照）。短時間の高い強度の運動においては、エネルギー源のかなりの割合を炭水化物が占めますが、強度の高い運動では血糖上昇ホルモンが多量に分泌されるため、このような運動の場合、血糖は効果的に維持されます。インスリンを減らせば、炭水化物の補食の必要性は減ります。

表7.1　持久性運動における一般的なインスリン減量方法[a]

継続時間	低強度	中等度	高強度
		インスリン減量[b]	
15分	none	5〜10%	0〜15%[c]
30分	none	10〜20%	10〜30%
45分	5〜15%	15〜30%	20〜45%
60分	10〜20%	20〜40%	30〜60%
90分	15〜30%	30〜55%	45〜75%
120分	20〜40%	40〜70%	60〜90%
180分	30〜60%	60〜90%	75〜100%

a）これらの推奨事項は、運動前または運動中に補食をしないことを想定したものです。インスリンポンプ使用者の運動中の基礎注入量は、この表の推奨値よりも多い場合や少ない場合もあるので、食前の追加注入量とあわせて調整します。

b）これらのインスリンの削減は、運動中のインスリン作用（食後に行う運動の際の速効型インスリンや超速効型インスリン、午後に運動する際の朝の中間型インスリン）のピークの違いによります。速効型インスリンを注射してから3〜4時間以上経ってから運動するならば、インスリン量をあまり減らさなくてもいいかもしれません。また、運動後のインスリン削減も必要ないでしょう。

c）最大限に近いほど高い強度の運動では、運動中に放出されるホルモンによって上昇する血糖に対応するために、速効型インスリンを（減らすよりむしろ）増やす必要があるかもしれません。

表 7.2　持久性運動における一般的な糖質補給方法 [a]

継続時間	運動強度 [b]	運動前の血糖値(mg/dl)			
		< 100	100 ～ 150	150 ～ 200	200[c] <
15 分	低強度	0 ～ 5	none	none	none
	中等度	5 ～ 10	0 ～ 10	0 ～ 5	none
	高強度 [d]	0 ～ 15	0 ～ 15	0 ～ 10	0 ～ 5
30 分	低強度	5 ～ 10	0 ～ 10	none	none
	中等度	10 ～ 25	10 ～ 20	5 ～ 15	0 ～ 10
	高強度	15 ～ 35	15 ～ 30	10 ～ 25	5 ～ 20
45 分	低強度	5 ～ 15	5 ～ 10	0 ～ 5	none
	中等度	15 ～ 35	10 ～ 30	5 ～ 20	0 ～ 10
	高強度	20 ～ 40	20 ～ 35	15 ～ 30	10 ～ 25
60 分	低強度	10 ～ 15	10 ～ 15	5 ～ 10	0 ～ 5
	中等度	20 ～ 50	15 ～ 40	10 ～ 30	5 ～ 15
	高強度	30 ～ 45	25 ～ 40	20 ～ 35	15 ～ 30
90 分	低強度	15 ～ 20	10 ～ 20	5 ～ 15	0 ～ 10
	中等度	30 ～ 60	25 ～ 50	20 ～ 35	10 ～ 20
	高強度	45 ～ 70	40 ～ 60	30 ～ 50	25 ～ 40
120 分	低強度	15 ～ 30	15 ～ 25	10 ～ 20	5 ～ 15
	中等度	40 ～ 80	35 ～ 70	30 ～ 50	15 ～ 30
	高強度	60 ～ 90	50 ～ 80	40 ～ 70	30 ～ 60
180 分	低強度	30 ～ 45	25 ～ 40	20 ～ 30	10 ～ 20
	中等度	60 ～ 120	50 ～ 100	40 ～ 80	25 ～ 45
	高強度	90 ～ 135	75 ～ 120	60 ～ 105	45 ～ 90

a) 推奨されている量は急速に吸収される糖質のグラム数に換算。果物 1 個、またはパン 1 個は 15 g の糖質に相当。
b) 低強度の運動は心拍予備能（第 1 章参照）の 50 ％以下、中等度の運動は 50 ～ 70 ％、高強度の運動は 70 ～ 85 ％。
c) 血糖値がこの値以上のとき、またケトン体が陽性のときには、運動中に血糖値を低下させるために速効性のインスリンの追加投与が必要かもしれない。また、その際に奨められる糖質摂取量は、本来必要な量を上回るかもしれない。
d) 極めて強い（ほぼ最大に近い）、短時間の運動は、実際には血糖値の上昇を引き起こすかもしれない。

● 中間型インスリン使用者

　朝、夜または就寝時に中間型インスリンを注射したかどうかによって、インスリン投与量をどれだけ減らすかが決まってきます。日中に速効型インス

リンのみを使用している場合、食後に行う運動の前に投与するインスリン量は 10 ～ 75 ％ほど減らしますが、これは運動の継続時間や強度、炭水化物の補食量によって左右されます。朝、中間型インスリンを使用している場合、午後に運動を行う予定があれば、インスリン投与量を 10 ～ 50 ％ほど減らす必要があるでしょう。速効型インスリンを投与してから 3 ～ 4 時間経っているとき（中間型インスリンを就寝時にのみ投与している場合など）、血中インスリン濃度が低めの状態で運動を行う場合、インスリン投与量はあまり変えなくてもよいが、必要に応じて炭水化物を補食します。持久性運動を長時間行った後で、炭水化物の補食を増やさない場合の夜間の低血糖発作を防止するには、食前のインスリンを 25 ～ 50 ％ほど減らし、就寝時の中間型インスリンを少量（10 ～ 30 ％）減らす必要があります。

● インスリンポンプ使用者

ポンプを使用している場合、運動の強度や継続時間、炭水化物をどのくらい補食するかに応じて、運動中のインスリン基礎注入量を 0 ～ 100 ％の間で減らす必要があります。また、食後すぐに運動を開始する場合は、炭水化物をどれくらい補食するかに応じて、運動前の追加注入量を 10 ～ 75 ％の間で減少させます。インスリンを投与してから 3 ～ 4 時間経過して、血中インスリン濃度が低い状態で運動を行う場合、インスリン投与量や食事量の変更を行う必要はあまりないでしょう。持久性運動を長時間行った後では、食前インスリン量を 25 ～ 50 ％ほど減らす必要があります。運動後、夜間の遅発性低血糖発作を防ぐには、しばらくの間（通常 2 ～ 6 時間、最大で 24 時間）インスリン基礎注入量を少量（10 ～ 25 ％ほど）減らす必要があるでしょう。

● 持続型インスリン使用者

持久性運動を食後に行う際、運動の継続時間や強度、補食する炭水化物の量に応じて、運動前に投与する速効型インスリンを 10 ～ 75 ％の間で減らします。午後遅くまで運動を継続する場合、朝の持続型インスリンの投与量を 10 ～ 30 ％ほど減少させる必要があります。血中インスリン濃度が低めの状態で運動する場合、たとえば、速効型インスリンを投与して 3 ～ 4 時間経過している場合、インスリン投与量を若干変えるか、炭水化物の補食をします。

持久性運動を長時間行った場合は、食前インスリン量を 25 〜 50 ％ほど減らし、就寝時の持続型インスリンの投与量を少量（10 〜 20 ％）減らし、また、補食することによって夜間の低血糖発作を予防します。

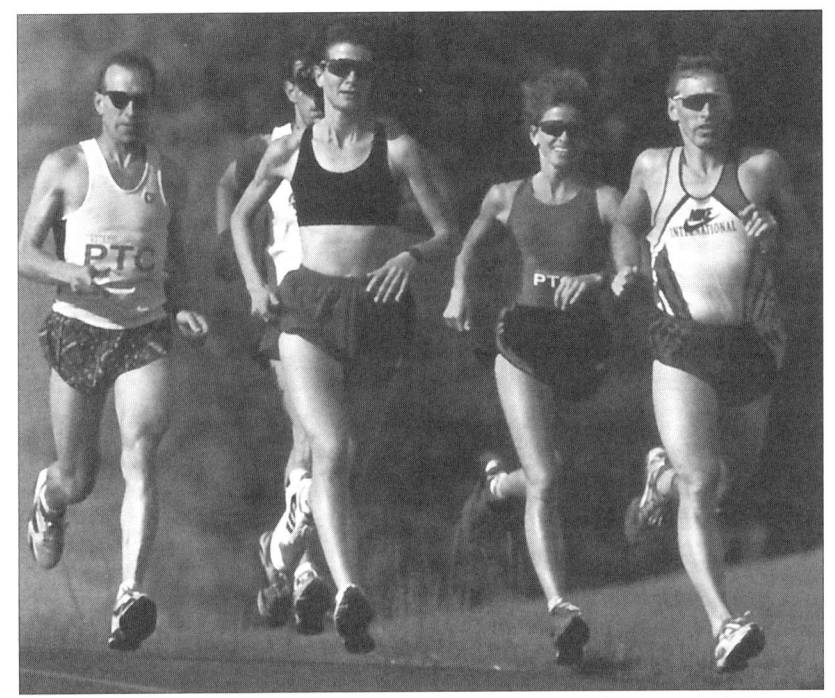

ⓒ Greg Crisp/SportsChrome USA

長時間のランニングには、エネルギー源としてかなりの量の筋グリコーゲンと血液中のブドウ糖を必要とします。そのため炭水化物の摂取を増やして、インスリン投与量を減らす必要があります。

● 強度、持続時間および他の影響

　持久性運動における血糖の変動には、多くの因子が影響を及ぼします。運動の強度と持続時間は、重要な影響を血糖に与えます。一般に長時間にわたるゆっくりとした運動に比べ、短時間に行われる激しい運動の方が、血糖の低下が少ないのです。運動中の血中インスリン濃度も、血糖値に影響を与えます。早朝（特にインスリンを注射する前）の運動は、血中インスリン濃度が高くなる午後の時間帯に行う運動に比べて、あまり処方を変更する必要が

ないでしょう。インスリン処方によっては、運動中に血中インスリン濃度が低下することもあり、その場合は炭水化物の補食は少なめ、あるいは最小限でよくなります。運動開始時の血糖値によっても、処方を変更する必要性がでてきます。すなわち、運動開始時の血糖値が比較的高ければ、あまり変更する必要がありません。また、日頃の持久性トレーニングによってインスリン必要量が減りますと、インスリン処方にかかわらず、あらゆる種類のインスリン投与量を減らさなければなりません。

ランニングとジョギング

　ランニング、およびジョギングは、本来、持久性能力を要する有酸素運動です。体内でエネルギー源として利用されるのは主に脂肪と炭水化物で、運動強度が高くなるにつれて炭水化物（血中のブドウ糖および筋グリコーゲンの双方）の利用が増加します。

　ランニングの強度、継続時間、走る時間帯、血中インスリン濃度および運動開始時の血糖値は、血糖値の変動に非常に大きな影響を及ぼします。運動強度は血糖上昇ホルモンの放出に関係しており、高い強度であればあるほど、血糖値が上昇します（たとえば、5kmのレースやスプリントとインターバルトレーニングでは大きく異なります）。走行時間が長くなるにつれて、筋肉や肝臓に貯蔵されているグリコーゲンがエネルギー源として多く利用されるため、炭水化物を補食しないと血糖値を維持しながら運動を継続することが困難になってきます。より多くの筋グリコーゲンを利用すると、運動によるインスリン感受性が増大し、後になって低血糖が起こる危険性が高くなります。また、血中インスリン濃度も、炭水化物の補食の必要性に影響を及ぼします。血中インスリン濃度が低いときに（一般にインスリン治療を受けている人の食前、ただし、朝に中間型インスリンを注射している人の昼食前は除く）走った場合、インスリン濃度が低く身体が正常に反応するので、血糖値はあまり低下しないでしょう。ポンプ使用者は運動中、インスリン基礎注入を中断させることによって、インスリンを適量に保つことができます。インスリン治療を受けているすべての人で、早朝はインスリン濃度が低く、また、インスリン抵抗性が最も大きいので、朝食の前に走ると、あまり補食を

しなくても血糖値が安定しています。午前中の血糖値が高めである場合、走った後の血糖上昇予防のために、速効型インスリンの注射が必要となることもあります。午後の血糖値が高めの場合、走ることによって血糖値が低下するので、インスリンの調整は必要ないでしょう。

ランニングとジョギング

	インスリン	食事
中間型インスリン	・食後に短めの距離を走る場合は、速効型インスリン投与量を10～30％減らします（特に中間型インスリンを就寝時にのみ投与する場合）。 午後に走る場合は、朝の中間型インスリン投与量を10～20％減らします（朝、注射している場合）。 長めの距離を走る場合は、インスリンをさらに減らします（20～50％）。 ・インスリンを注射する前、朝早い時間帯に走る場合は、早朝は血中インスリン濃度が低く、インスリン抵抗性が高い状態にありますので、インスリン投与量も食事量も変更する必要はありません。 ・特に早朝に血糖値が高めである場合は、ランニングによって一層血糖が上昇するため、速効型インスリンを追加（0.5～3単位）して、それを防止します。 ・走った後に食事を摂る場合は、速効型インスリンを10～30％減らすか、炭水化物を補食するようにします。 ・いつもよりも長い時間走った場合は、就寝時中間型インスリンの投与量を10～20％減らすか、補食をして夜間の低血糖発作を防ぎます。	・短めの距離の場合は、運動開始時の血糖値とインスリンをどれだけ削減したかに応じて炭水化物を10～20g補食するのがよいでしょう。 ・運動開始時の血中インスリン濃度が低い場合は（就寝時にのみ中間型インスリンを使用している者が、速効型インスリンを注射して3～4時間経っている状態のように）、炭水化物の補食はあまり必要でありません。 ・朝に長い時間（45分以上）走る場合は、走り始めて15～30分経ったくらいに補食が必要となるかもしれません。スタート時の血糖が200 mg/dlであれば、走る時間帯に関係なく、炭水化物の補食は必要ないでしょう。 ・朝の中間型インスリンや昼食時の速効型インスリンが少なくとも10～20％減らしていない状態で午後に短めの距離を走る場合は、炭水化物を15gほど補食します。 ・長い距離を走る場合は、30～45分毎に炭水化物を10～20g補食する必要があるでしょう。 ・強度の強い運動（ロードレースやインターバルトレーニングなど）では、血糖を上昇させるホルモンの分泌により、特に朝の補食は多くの場合必要ないでしょう。
インスリンポンプ	・走っている間は、インスリン基礎注入量を減らすか停止しなければなりません。 ・3マイル（4.8 km）あるいはそれ以下の距離を走る場合は、注入を停止させて、運動に対するインスリンの正常な反応を引き起こさせる。こうすることによって、炭水化物の補食を必要と	・長い距離を走る場合は、30～45分毎に炭水化物を10～20g補食します。 ・基礎注入量を減らしていない場合は、短めの距離を走る際に炭水化物を15～30g補食します。 ・食前の早朝の時間帯に走る場合は（特にロードレースやインターバルトレー

インスリンポンプ	・しなくなることが多いようです。 ・基礎注入量や炭水化物の補食量に応じて、走る前や走った後の食事の追加注入量を 10 ～ 30 ％減らし血糖低下を防ぎます。 ・長めの距離を走る場合は、運動前の追加注入、および運動中の基礎注入量を 50 ～ 100 ％減らして血糖値を維持します。 ・特にいつもよりも長めに走った場合、運動後の数時間（場合によっては一晩中）基礎注入量を低くすることもあります。 ・運動開始時の血糖が高い場合は、一層の血糖上昇を防ぐために速効型インスリンの追加注射（0.5 ～ 3 単位）が必要なこともあります。	ニングなど、高い強度で運動する場合）、走る距離にかかわらず、炭水化物の少量の補食が必要かもしれません、そして、インスリンの基礎注入量はそれほど減らさなくてよいでしょう。 ・運動開始時の血糖が 200 mg/dl であれば、短めの距離を走る場合や長めの距離の最初の 30 分間は補食の必要はありません。
持続型インスリン	・運動前（2 ～ 3 時間以内）の食事の際、短めの距離を走る場合は、速効型インスリンを 10 ～ 30 ％（長い距離を走る場合は 20 ～ 50 ％）減らして運動中の血糖低下を防ぎます。 ・運動後の食事の際は、速効型インスリンを 10 ～ 30 ％減らします。 ・長い距離を走る予定がある場合は、朝の持続型インスリン投与量を 10 ～ 20 ％減らすか、走った後にスナックを補食して、遅い時間帯に起こる運動後の低血糖発作を防ぎます。 ・運動開始時の血糖が高めの場合は、インスリン（0.5 ～ 3 単位）を追加注射して、運動によって引き起こされる血糖の一層の上昇を防ぐ必要があるかもしれません。	・3 マイルあるいはそれ以下の短距離を走る際、血中インスリン濃度が低い場合は（超速効型インスリンを投与して最低 2 ～ 3 時間経過後や速効型インスリンを投与して 3 ～ 4 時間経過後など）、炭水化物の補食はあまり必要ありません。 ・30 ～ 45 分走る毎に炭水化物を 10 ～ 20 g 補食します。 ・朝食前の早朝の時間帯に走る場合は、走行距離にかかわらず、炭水化物の補食は必要ないでしょう。 ・45 分以上走る場合は、走り始めて 30 分経過した頃より血糖の変動に応じた補食が必要となります。 ・運動開始時の血糖が 200 mg/dl 前後であれば、初期に炭水化物の補食は必要ないでしょう。 ・強度の高い運動（ロードレースやインターバルトレーニングなど）では、血糖維持のために補食は通常必要ありません。特に、朝の補食は必要としません。

● 競技者の例

　実際には、糖尿病を有する競技者は多くの様々な要因に応じて、インスリン投与量や食事量を調整して走っています。もし、減量が目的であるならば、インスリン量を変更するだけでいいでしょう。

● インスリンのみの変更

　高い強度で午後2時間走る場合は、朝食前の中間型インスリンを1単位ほど（6単位から5単位へ）減らします。朝のランニングの場合は、いつもの朝食前のインスリンを1単位ほど（4単位から3単位へ）減少させます。通常のランニングでは血糖は低下しますが、短い（5 km）レースを約16分間激しく走りますと血糖が上昇するのを実感できます。

　インスリンポンプ使用者が（1.6 kmあたり8分のペースで）5〜10マイル（8〜16 km）走る場合、上り坂や高い高度のコースでなければ、基礎注入量を毎時（0.5から）0.3単位に抑えます。そのような場合、基礎注入量を毎時0.1〜0.2単位へ減らします。

● 食事のみの変更

　中間型インスリン使用者が早朝に3.5〜5マイル走る場合は、中間型インスリンの投与量は変更しません。運動前に125〜150カロリー分の炭水化物（バナナ半分とベーグルの4分の1）を食べ、水分補給を十分行います。運動開始時の血糖値が200 mg/dl前後であれば、補食はしません。200 mg/dl以上であれば、運動前に超速効型インスリンを1〜3単位注射します。140 mg/dlよりも大幅に低い場合は運動をとりやめることになります。

● インスリンおよび食事の変更

　週に6〜7日、通常5〜8マイル（8〜12.8 km）走る中間型インスリン使用者が昼食前に走る場合は、血糖値が90 mg/dl以上であることを確認し、走行中25〜30分毎にパワーバー（栄養補給食品）を3分の1ずつ食べるようにして、終わったら昼食を摂ります。朝早く走る場合は、ランニング中に必要に応じてパワーバーを食べ、インスリンを注射して朝食を摂ります。夕食前の夕方に走る場合は、走った後に走行距離に応じて速効型インスリンを注射します。短いレース（5 km）での高い強度の運動では血糖値が上昇することがわかるでしょう。

　ポンプ使用者は、走る2〜3時間前よりインスリンの基礎注入量を毎時0.7単位から0.4単位に減らして、運動時の血中インスリン濃度を低下させ

ます。走る前に食べる場合は、少なくとも2時間前に食べ、1.5単位未満の超速効型インスリンを注射します。食べた直後に走る場合は、食事の際にインスリンは追加注入しませんが、運動後の注入量は減らします。ランニング中の血糖値に応じて炭水化物の補食量を決めます。インスリン抵抗性が高い早朝に走る場合は、基礎注入量を少しだけ（最大でも0.5）減らすかあるいはまったく減らさず、炭水化物の補食によって調整します。

持続型インスリン使用者が夕食後に短距離競走トレーニングを行う場合は、朝の持続型インスリン投与量を1単位減らし、夕食時の速効型インスリンを1～2単位減らして、炭水化物（ナツメヤシの実やプルーン、フィグニュートン）を多く摂るようにします。

また、持続型インスリン使用者が朝食後に走るようにしている場合は、朝食時に炭水化物を15～30g追加して摂ります。午後に走る場合も同様にします。しかし、血糖が200 mg/dlかそれ以上であれば補食はしません。10マイル（16 km）あるいはそれ以上長い距離を走る場合、朝の持続型インスリン量を1～2単位減らします。

● 強度、持続時間および他の影響

運動を行う数日前の影響：中間型インスリン使用者は、数日前の運動量に応じて投与量を調整します。朝に30分間走る場合は（1日あるいはそれ以上の日数の休息の後）、朝の投与量（通常、超速効型インスリン2単位と中間型インスリン10単位）は変更しませんが、夕食時の超速効型インスリンを1単位および就寝時の中間型インスリンを1単位ずつ減らします。そして次の日、朝の超速効型インスリンと中間型インスリンを1単位ずつ減らして、夕食時と就寝時は同様の調整を行います。3日目は、朝の投与量を2単位ずつ減らして、夕食時と就寝時の投与量を1～2単位減らし、日中と就寝時の炭水化物の摂取を増やします。

時間帯（早朝）の影響：持続型インスリン使用者が朝食前に45分間走る際、空腹時血糖が160～260 mg/dlの場合は、血糖値は変動しにくい状態にあるので補食はしません。いつもの朝の超速効型インスリンを注射してそ

の15分後に走り始めます。血糖が160未満である場合は、走った後、いつもより超速効型インスリンを20％減らして朝食を摂ります。血糖が80 mg/dl 未満である場合は、運動前にオレンジジュースを4オンス（113.4 g）飲むようにします。

運動強度とシーズンの影響：持続型インスリン使用者が5 km レースに参加して競争する場合は、1年のうち9ヶ月間は1週間に6日、様々な強度のトレーニングを行います。高い強度のトレーニングを行う時期は、持続型インスリン投与量を（朝夕ともに）15単位から13〜14単位まで減らします。そして運動の前に炭水化物を15〜30 g 補食し、練習中は5分毎にブドウ糖タブレット（炭水化物4 g）を1錠摂取します。高い強度の練習の場合は、すべての栄養源からカロリーを追加して摂取します。強度の高い練習の際、それほど多くの炭水化物を摂取する必要はありませんが、後で2倍量の食事を摂って、持続型インスリンを1単位ほど減らすようにします。試合の際、スタート時の血糖が120 mg/dl 以上であれば、炭水化物の補食は必要ありません。120 mg/dl 未満であれば、レース30分前に炭水化物を15〜30 g 補食します。レースにおいて最大限の力を発揮すると血糖は上昇します。レース前、いつも朝に注射している超速効型インスリンの50％量を投与することにより、血糖の大幅な上昇を予防できます。

マラソン

マラソンに出場するには、最大限のレースペースで26.2マイル（42.195 km）を走りきること、そして、かなりの距離のトレーニングを必要とします。この種目は本来、ほぼ純粋な有酸素運動であり、長時間にわたるため、様々な部位の筋肉のグリコーゲンが著しく枯渇します。主なエネルギー源は炭水化物と脂肪であり、運動強度が高くなるにつれて炭水化物（血中のブドウ糖および筋グリコーゲン）の利用はさらに増加します。インスリン投与量の変更および炭水化物摂取の変更といった2つの方法がありますが、マラソンは長時間にわたるため、インスリン処方にかかわらず、双方を組み合わせることが多いのです。マラソンレース中の疲労を予防するためには、炭水化物の補食を行い血糖値を維持する必要があります。実際には、マラソ

ンスタート前の血糖値や血中インスリン濃度などによって調整することになります。

　マラソン中の血糖値を維持するには、レース前日の夜の中間型インスリン、持続型インスリン投与量を減らして、運動中の血中インスリン濃度を最小にすることが重要です。走る前の食前のインスリン量の調整が必要なこともあります。ポンプを使用している場合は、レース直前やレース中にインスリン基礎注入量を減少させることができますので、最も容易に血中インスリン濃度を最低に抑えられます。

マラソン

	インスリン	食事
中間型インスリン	・大会前夜の中間型インスリンを最大50％まで減らすこともありますが、その場合は、大会前に血糖が上昇することもあります。 ・空腹時血糖の値に応じて、朝食前の中間型インスリンの投与量を25〜50％減らして、速効型インスリン投与量を25〜75％減らします。 ・走った後、インスリン感受性が高い状態にある間は、摂取した炭水化物の量に対する速効型インスリンはあまり必要ないでしょう。 ・特にマラソンがいつもより高い強度の場合は、夜の中間型インスリン投与量を10〜30％減らして、夜間の低血糖発作を予防します。	・血糖値に応じて、運動中30〜45分毎に炭水化物を15〜30g補食します。 ・スタート時の血糖値が高めであれば、少なくとも初めのうちの補食は必要ないでしょう。
インスリンポンプ	・インスリン注入量はレース当日の朝までは変更せず、レース中は20〜100％減らして、血中インスリン濃度を最低にします。 ・空腹時血糖の値に応じて、走る前の食前のインスリン追加注入量を25〜75％減らします。 ・血糖値に応じて、遅い時間帯に摂る食前のインスリン追加注入量を25〜50％減らします。 ・運動後の遅発性の低血糖発作を予防するため、レース後および夜間のインスリン基礎注入量を10〜25％ほど低め	・血糖値およびインスリン削減量に応じて、運動中30〜60分毎に炭水化物を15〜30g補食します。 ・スタート時の血糖が高めであれば、運動中（少なくとも初めのうちは）補食は必要ないでしょう。

持続型インスリン	・必要であれば、マラソン前夜の持続型インスリン投与量を 10 〜 25 ％減らして、スタート時の血中インスリン濃度を低くします。 ・食事の内容にかかわらず、空腹時血糖の値に応じて、大会前の朝の速効型インスリン投与量を 25 〜 75 ％ほど減らします。 ・持続型インスリンを 1 日 2 回投与している場合、大会前の朝の持続型インスリン投与量を 10 〜 50 ％ほど減らします。 ・夜の持続型インスリン投与量はあまり減らしません（10 〜 25 ％）。朝の削減量に応じて、夕方の削減量を決めます（たとえば、朝、多めに削減した場合は、夜はあまり減らさないか、まったく減らしません）。 ・レース中の血糖値と補食した炭水化物の量に応じて、大会後の速効型インスリン投与量を 25 〜 50 ％ほど減らします。	・血糖値に応じて、マラソン中 30 〜 60 分毎に炭水化物を 15 〜 30 g 補食する。 ・スタート時の血糖が高めであれば、少なくとも初めのうちの補食は必要ないでしょう。

● 競技者の例

　これまでに糖尿病を有するマラソンランナーは、パフォーマンスを最高のものにするために、様々な方法を試しています。すべての選手が実行している処方は、インスリン量を減らして、炭水化物の補食を増やすことです。

●インスリンおよび食事の変更

　1 マイル（1.6 km）あたり 9 〜 10 分ペースでハーフマラソンを走る場合は、中間型インスリン使用者は、朝の通常量の半分を注射します。血糖値が 100 mg/dl である場合は、バナナを 2 本補食し、120 〜 150 mg/dl であるならば、バナナを 1 本補食します。6 マイル（9.6 km）走ったところで血糖値を再測定し、血糖値が 100 〜 120 mg/dl になるように、炭水化物飲料を摂るか超速効型インスリンを 1 〜 2 単位注射します。

　中間型インスリン使用者がハーフマラソンやフルマラソンを走る場合は、

食前の超速効型インスリンを 80％（10 単位から 2 単位へ）、夜の中間型インスリンを 50％ほど減らし、必要に応じて競技中にゲル（ゼリー状の栄養補給食品）、ブドウ糖およびスポーツバーを摂取します。そして、レース中や練習中の血糖値が 200 mg/dl 前後になるようにします。

インスリンポンプ使用者がマラソンを走る場合、運動開始時の血糖値を基にインスリン注入量の調節を行います。血糖値が 120 mg/dl 未満ならば、走行中の基礎注入量を毎時 0.7 単位から毎時 0.3 単位へ減らして、走る前にバナナを食べます。血糖値が 120～200 mg/dl である場合は、インスリンの基礎注入量は同じように変更しますが補食は摂りません。血糖値が 200 mg/dl よりも高い場合は、基礎注入量を毎時 0.4 単位に減らして補食はしません。薄めたスポーツドリンクを携帯して走り、5 分毎に飲むようにして、ハーフの地点でパワーゲルを摂取します。

持続型インスリン使用者がハーフマラソンを走る場合は、ランニング中の血糖値を維持するために、走る前、朝は超速効型インスリンを注射しないことが重要です。走る直前に炭水化物を 20 g 摂取して、超速効型インスリンは使用しません。そして、レース前日の夜およびレース当日の朝の持続型インスリン投与量を 50％ずつ減らします。レース中、薄めたスポーツドリンクを飲み、ブドウ糖を携帯するようにします。レース後、炭水化物を補食し、血糖値に応じて超速効型インスリンを注射します。

持続型インスリン使用者がマラソンを走る場合は、いつもは超速効型インスリンと速効型インスリンをそれぞれ 4 単位ずつ注射しているのを、超速効型インスリンは使用せずに速効型インスリンだけを 3～4 単位注射して、持続型インスリン投与量を調整しない場合もあります。レース開始時の血糖値が 150～200 mg/dl になるようにし、レース中は 30 分毎にパワーバーを半分摂取します。運動後は、超速効型インスリンよりもゆっくり作用する速効型インスリンを使用します。

クロスカントリー

クロスカントリーは、本来、持久力に重点をおいた有酸素運動です。運動強度が高くなるにつれて、炭水化物（血中のブドウ糖および筋グリコーゲン

の双方)の利用が増大します。強度や継続時間によって、実際の反応は違ってきます。どんなインスリン処方においても、運動を行う時間帯や血糖値、血中のインスリン濃度など他の要素に応じて、インスリン投与量、食事量あるいはその双方を変更します。

運動の強度と継続時間は、血糖値の変動に重要な影響を与えます。一般に、より長い時間、ゆっくりと走る場合に比べて、高い強度での走行(競争する場合など)では、血糖の低下が少ないでしょう。また、運動中の血中インスリン濃度も、影響を与えるでしょう。インスリンポンプや持続型インスリン使用者においては、運動中の血中インスリン濃度がかなり低い場合がありますので、その際は炭水化物の補食はあまり必要はありません。また、クロスカントリーのシーズン中は、インスリンの必要量が減りますので、インスリン処方にかかわらず、インスリン基礎注入量は少なくてすみます。

● 競技者の例

クロスカントリーを行う際に参考になる例を示します。運動強度の影響はもちろん、インスリン量と炭水化物摂取量の様々な方法です。

● 食事のみの変更

中間型インスリン使用者が16マイル(25.6 km)までの1〜2時間のクロスカントリーを行う場合は、開始時の血糖値を90〜140 mg/dlにして、25〜30分走る毎にパワーバー(栄養補給食品)を1/3ずつ摂取します。そして走った後は、たくさん食べるようにします。

● インスリンおよび食事の変更

中間型インスリン使用者がクロスカントリーの練習として、ほぼ毎日、午前中4マイル(6.4 km)、午後6〜10マイル(9.6〜16 km)を走る場合は、練習日の朝の中間型インスリンを半量にして、グラノーラバーなどのようなフードバー(栄養補給食品)とスポーツドリンク64オンス(1814 g)、パワーバーを2本補食します。

● 強度、持続時間および他の影響

運動強度の効果：持続型インスリン使用者が、40〜60分間走った後、最後に短距離走をするというクロスカントリーの練習メニューを行う際に、血糖値が低い場合は、グラノーラバー、ジュース、スポーツドリンクを摂取します。クロスカントリーレース（2マイル：3.2 km）のレース前の血糖が150 mg/dl 以上であれば、50 mg/dl 毎に超速効型インスリンを1単位注射します。さもなければ、レース中に血糖値が高くなりすぎてしまいます。

クロスカントリー

	インスリン	食事
中間型インスリン	・午後に練習が予定されている場合は、朝の中間型インスリン投与量を10〜50％減らします。 ・日中、速効型インスリンのみを使用している場合は、練習の長さや強度に応じて運動前の追加注入量を10〜30％ほど減らします。 ・インスリン注射後3〜4時間以上経って練習する場合は、インスリンはあまり減らしません。 ・朝の大会で、短めの距離を高い強度で走る場合は、朝の中間型インスリン投与量の変更はせずに、運動前の速効型インスリンを10〜30％ほど減らします。 ・クロスカントリーのトレーニングシーズン中は、中間型インスリン投与量を10〜30％減らします。	・午後に練習する場合は、特に朝の中間型インスリン投与量を減らしていないならば、運動中30分毎に炭水化物を15〜30 g 補食します。 ・インスリン投与量を大幅に削減すれば、補食の必要性は低くなります。 ・特に長時間の練習が終わったら、炭水化物を補食して低血糖発作を予防します。 ・朝に大会や競争がある場合は、早朝のインスリン抵抗性によって血糖値が高めに維持されるため、炭水化物の補食はあまり必要ではありません。
インスリンポンプ	・補食した炭水化物の量に応じて、練習や試合中のインスリン基礎注入量を25〜100％減らします。 ・食後すぐに運動する場合は、食前の追加注入量を25〜50％減らします。 ・朝の大会（短めの距離を高い強度で走る場合も含む）に出場する際には、運動前の速効型インスリンを10〜30％ほど減らすこともあります。 ・クロスカントリーのトレーニングシーズン中は、基礎注入量を10〜25％低下させます。	・インスリン削減量および開始時の血糖値に応じて、運動中30分毎に炭水化物を15〜30 g 補食します。 ・高い強度で走る場合は（競争する場合など）、特に朝の時間帯は血糖上昇ホルモンの影響によりインスリン抵抗性が高いので、補食はあまり必要ないでしょう。

<table>
<tr><td rowspan="2">持続型インスリン</td><td>
・通常の練習では、運動前の速効型インスリン投与量を 25 〜 50 ％減らして、補食する炭水化物の量を減らします。
・朝の大会（短めの距離を強い強度で走る場合も含む）に出場する際は、運動前の速効型インスリンを 10 〜 30 ％ほど減らします。
・クロスカントリーのシーズンオフと比較してシーズン中は、持続型インスリン投与量を 10 〜 25 ％減らします。
</td><td>
・運動開始時の血糖値および速効型インスリンを注射後の経過時間に応じて、運動中 30 分毎に炭水化物を 15 〜 30 g 補食します。
・高い強度で走る場合は（競争する場合など）、特に朝の時間帯は血糖上昇ホルモンの影響によりインスリン抵抗性が高いので、補食はあまり必要ではありません。
＊インスリンの削減量は、中間型インスリンの注射を朝・夜にしているか、あるいは就寝時のみにしているかによって異なります。
</td></tr>
</table>

サッカー

　サッカーは、ポジションによって左右されます。急に止まったり動いたりといった動き、ボールを蹴ったり投げたりといったパワーを使う動き、長距離の走行などといった動きが組み合わさったものです。ミッドフィールダー（ハーフバック）は長時間走ることが多いし、一方、フルバックやゴールキーパーは短いダッシュをするだけです。サッカーにおいては、インスリン注射量および炭水化物の補食の双方を変更する必要があります。変更の仕方は、ポジションとプレーする時間によって違ってきます。しかし、サッカーの試合や練習の場合にインスリン注射量を変えないならば、炭水化物の補食（1時間あたり 30 〜 40 g）がすべての場合に必要となりますが、これは血中インスリン濃度やプレーの強度・継続時間によって量が変わります。

　運動強度（プレーするポジションにより規定される）、継続時間およびプレー中の血中インスリン濃度は、血糖値の変動に影響する要素です。プレーする時間が長引くと、筋グリコーゲンの貯蔵量と血糖が大幅に減少するため、プレー前そして恐らくはプレー後のインスリン量を減らして、炭水化物をより多く摂取することが必要になってきます。運動強度はプレーするポジション（走っている時間が長いとか瞬間的な動きが多いとか）によって大いに違ってきます。ミッドフィールダー（ハーフバック）は 1 時間以上のゲーム中に走っている時間が長いため、時々ボールを蹴ったり投げたりしてあまり走ることのないゴールキーパーに比べて、はるかにインスリン投与量を減らし、

補食を増やす必要があります。チームのメンバー全員でランニングやシュート練習を行っている場合は、ポジションによる運動量の差はあまりないかもしれません。また、プレー中の血中インスリン濃度も、炭水化物の補食量に影響するでしょう。運動を始める3～4時間以内に速効型インスリンを注射した場合は、体内のインスリンしかない場合に比べて、サッカープレー中に血糖値が低下しやすくなります。サッカーのシーズン中は、シーズンオフの時期に比べて、基本のインスリン投与量（中間型や持続型インスリン、ポンプの基礎注入量）を減らす必要があるでしょう。

サッカー

	インスリン	食事
中間型インスリン	・朝、サッカーを行う場合は、朝食前の速効型インスリン投与量を10～30％減らします。 ・午後に練習やゲームを行う場合は、朝の中間型インスリンの投与量を10～30％減らすか、昼食の速効型インスリンを15～40％減らします。 ・午後遅くのサッカーでは、血中インスリン濃度が低いため、投与量の変更はあまり必要ありません。 ・長時間もしくは激しいサッカーの後は、食前の速効型インスリンの投与量を20～30％ほど減らし、夕方の中間型インスリン投与量を10～30％ほど減らします。	・インスリンの削減量およびプレーの強度や持続時間に応じて、サッカー中1時間毎に炭水化物を15～30g補食します。 ・高い強度で長時間サッカーをした後に炭水化物を多めに摂取したり、就寝時にスナックを補食して夜間の低血糖発作を防ぎます。
インスリンポンプ	・サッカー中は、プレーの長さと強度に応じてインスリンポンプの基礎注入量を25～100％ほど減らします。 ・1時間以上のゲーム中、ミッドフィールダーは絶え間なく走るので、インスリンを50～75％ほど減らします。ゴールキーパーの場合（25％）とは対照的です。 ・朝にプレーする場合は、運動中に削減したインスリン基礎注入量に応じて、朝食の速効型インスリン投与量を10～30％減らします。 ・午後にサッカーの練習やゲームを行う場合は、インスリンを投与して3～4時間以内に開始するならば、昼食のインスリ	・インスリンの基礎注入量や追加注入の削減量、プレーの強度や持続時間に応じて、サッカー中1時間毎に炭水化物を15～30g補食します。 ・高い強度で長時間サッカーをした後には、炭水化物を多めに摂取したり、就寝時にスナックを食べて低血糖発作を防ぎます。

	ン追加注入量を20〜30％減らします。 ・3〜4時間以上プレーする場合は、基礎的注入量を減らしたり補食をします。場合によってはその両方を行います。 ・サッカーが長時間にわたった場合や激しいプレーであった場合は、就寝時のスナックを多めに摂らないならば、夜間のインスリン基礎注入量を10〜25％ほど減らして、次の食事のインスリン追加注入量を20〜30％減らすようにします。
持続型インスリン	・朝に練習やゲームを行う場合は、朝食の速効型インスリン投与量を10〜30％減らします。 ・午後にサッカーの練習やゲームを行う場合は、インスリン投与後3〜4時間以内ならば、昼食時の速効型インスリン投与量を20〜30％減らします。 ・長時間の高い強度のサッカーの後は、夕食の持続型インスリン投与量を10〜20％減らして、速効型インスリン投与量を20〜30％減らすか、あるいは就寝時にスナックを食べます。 ・速効型インスリン注射後3〜4時間以上経って運動する場合は、インスリン投与量の調整はあまり必要ないでしょう。 ・練習や午後に試合がある場合は、インスリンの削減量、プレーの強度や持続時間に応じて、1時間毎に炭水化物を15〜30g追加摂取します。 ・高い強度での長時間にわたるプレー後には炭水化物を補食し、また、就寝時にもスナックを食べて遅発性の低血糖発作を防ぐ。

● 競技者の例

　サッカーを行う際のインスリン量および食事量の変更方法を挙げます。サッカーによる体重の減少が心配ならば、炭水化物の補食を多めに摂って、カロリー摂取量を増やすようにします。

● インスリンおよび食事の変更

　中間型インスリン使用者が午後にサッカーの練習を行う場合は、運動前の調整は行いませんが、練習や試合の終了後の夕食時の超速効型インスリンを1単位ほど減らします。低血糖対策として、ジュースやソーダ水、ブドウ糖、キャンディーなどを常備しておきます。就寝時の血糖値が90 mg/dl以下であるならば、炭水化物（15g）とタンパク質を追加摂取します。

　中間型インスリン使用者が週末に2時間のサッカーの練習や長時間の試合

に、絶え間なく走るミッドフィールダーとして参加して、1日に2試合がある場合は、朝の中間型インスリン投与量を30％あるいはそれ以上減らします。また、サッカーの試合や練習の後は、就寝時の中間型インスリン投与量を50％ほど減少させます。サッカーの練習をしたときは、より頻繁にスナックを食べ、高タンパク質の食事を摂るようにします。午後6時に練習があるならば、朝のインスリン投与量は変えないが、夕食時の超速効型インスリンと就寝時の中間型インスリンを減らします。

　インスリンポンプ使用者がサッカーをする場合には、ポンプは外します。そして、運動前の食事の超速効型インスリン追加注入量を少し減らします（たとえば、2単位に対して1.7単位へ）。サッカーを始めて10～20分後よりスポーツドリンクを飲んで、開始時の血糖値が140 mg/dl以上になるようにします。

　持続型インスリン使用者がレクリエーションでサッカーをする場合は、運動中にスポーツドリンクを飲んで血糖値を維持します。その後、夜の速効型インスリンと持続型インスリン投与量をそれぞれ2単位ほど減少させます。

● 強度、継続時間および他の影響

　運動強度の効果：ポンプ使用者がそれほど高くない強度でサッカーをする場合は、インスリン投与量を調整しないことが多い。サイドラインの外で果物（オレンジやバナナ）を摂取します。激しくプレーをする状況においては、基礎注入量を33％（毎時0.6単位から0.4単位へ）ほど減少させることもあります。グランドが濡れていたり、滑りやすい状況では、ポンプを外すようにします。ポンプを外した後1時間程すると、血糖値が上昇し始めます。

　シーズンの影響：持続型インスリン使用者が練習やゲームに参加する場合は、運動前の超速効型インスリンを数単位減らすこともあります。シーズン中は、持続型インスリン投与量を朝（21単位から14単位へ）、夜（10単位から7単位へ）ともに少なくします。

クロスカントリースキー

　クロスカントリースキーは、最も良い総合的な有酸素運動の1つです。定期的にこの運動を行う運動選手は有酸素能力に優れた身体になるでしょう。ノルディックトラック（第9章参照）での"スキー"も同様の効果がありますが、やっている人は少なく、野外でスキーをする人がほとんどです。食事とインスリンの調整は、主に運動の継続時間と天候（気温や寒風など）に応じて行います。

　クロスカントリースキーの継続時間は、処方の変更に影響を及ぼす最も重要な要素といえます。長時間にわたるスキーは、筋グリコーゲンの枯渇をもたらし、遅発性低血糖発作の危険性を増大させます。長時間のスキーには、大幅な処方変更（インスリンを減少させて、炭水化物摂取を増加させる）を必要とするでしょう。影響を及ぼす他の要因として、気温の低さが挙げられます。運動することによって熱産生が増加しますが、寒冷環境下ではより多くの炭水化物が利用されます。気温が低くなればなるほど、処方の大幅な変更が必要となります。

クロスカントリースキー

	インスリン	食事
中間型インスリン	・(1時間あるいはそれ以下の) 短時間のスキーであれば、運動前の食事の速効型インスリン投与量を10～25％ほど減らします。 ・(2時間あるいはそれ以上の) 長時間にわたる場合は、速効型インスリンを25～50％ほど減らします。 ・長時間にわたるスキーであれば、(投与している場合は) 朝の中間型インスリン投与量を20～30％減らします。	・継続時間が短い場合は、1時間毎に炭水化物を15～20g補食します。 ・継続時間が長めの場合は、インスリン削減量に応じて、1時間毎に炭水化物摂取を15～30gほど増やします。
インスリンポンプ	・1時間あるいはそれより短時間であれば、運動中のインスリン基礎注入量を50～100％ほど減らして、運動前の食前の追加注入量も25～40％削減します。 ・2時間あるいはそれより長い時間の場合は、インスリン基礎注入量および追加注入量の双方を減らす必要があるでしょう。	・短めの時間のスキーで、インスリン基礎注入量や追加注入量を減らさない場合は、1時間毎に炭水化物摂取を15～20gほど増やします。 ・長時間にわたる場合は、インスリン削減量に応じて、炭水化物の摂取（1時間毎に15～30gほど）が必要となることもあります。

|持続型インスリン| ・1時間あるいはそれより短時間の場合は、運動前の食事の速効型インスリン投与量を10～25％ほど減らします。
・(2時間あるいはそれ以上の)長時間にわたる場合は、運動中の血中インスリン濃度に応じて、速効型インスリン投与量を25～50％ほど減らします。
・終日にわたるスキーの場合は、朝の持続型インスリン投与量を20～30％ほど減らします。 | ・短時間のスキーであれば、速効型インスリン投与量を減らす代わりに炭水化物摂取を15～20ｇ増やしてもかまいません。
・長時間の場合は、インスリン投与量を削減し、1時間毎の炭水化物摂取を15～30ｇほど増やします。 |
|---|---|---|

● 競技者の例

　運動の長さや血中インスリン濃度に応じた、クロスカントリースキーにおける実際に行われた様々な処方の変更例を示します。

● インスリンのみの変更

　中間型インスリン使用者がクロスカントリースキーを行う場合は、速効型インスリンを15～20％ほど減少させます。運動中よりも運動後に血糖が低下する傾向がありますので、運動後にたくさん食べる必要があります。ポンプ使用者は運動前の食前の追加注入量を50％減少させ、運動中の基礎注入量を50～75％ほど減らします。持続型インスリン使用者が冬の週末にクロスカントリースキーをする場合、持続型インスリン投与量は変えず、スキー中の昼食時の超速効型インスリン投与量を6単位から1単位へ減らします。

● インスリンおよび食事の変更

　中間型インスリン使用者が一日中にわたってクロスカントリースキーをする場合は、朝の中間型インスリンを3～5単位(23単位を20～18単位へ)、速効型インスリンを2単位ほどそれぞれ減らします。また、夜の中間型インスリンを1～2単位、速効型インスリンを1単位ずつ、それぞれ減らします。そして、スキー中、特に朝食、昼食、および間食の際に多くの食物を摂ります。

　中間型インスリン使用者が、夜はキャンプをして昼間クロスカントリースキーで旅行をする場合、テントで眠るとき、特に寒い天候ではあまりインス

リンを必要としないので、初日の就寝時の中間型インスリン投与量を 30 ％ほど減らします。バックパックを背負ってスキーをする日中は、超速効型インスリン投与量を 20 ～ 30 ％ほど減らし、運動中はスナックを食べて炭水化物摂取 50 ％ほど増やします。

ポンプ使用者が 1 ～ 3 時間のクロスカントリースキーをする場合は、基礎注入量を 50 ％ほど減らします。スキー中にしばしば補食をして、食事や間食の際の追加注入量をいつもの 3 分の 1 にします。

持続型インスリン使用者が激しい終日のクロスカントリースキーを行う場合は、超速効型インスリン（50 ％）および朝の持続型インスリン（15 単位から 2 ～ 3 単位）の双方を減らします。また、日中の血糖値に応じて、固体や液体の炭水化物を補食するようにします。

● 強度、持続時間および他の影響

継続時間の影響：持続型インスリン使用者が 50 km、あるいはそれ以上の距離のクロスカントリースキーレースに参加する場合は、トレーニングでは、1 日当たり平均 20 ～ 25 km を滑ります。レースの際には、朝の持続型インスリンを 50 ％ほど（通常の 4 単位を 2 単位へ）減少させ、レース前とレース中に炭水化物を補食します。通常のトレーニングの際には、炭水化物を補食しますが、インスリン量の調整はしません。

血中インスリン濃度の影響：就寝時にのみ中間型インスリンを注射し、インスリンを投与してから 4 時間以内にクロスカントリースキーを始める場合は、速効型インスリンを 50 ％ほど減少させます。また、インスリンを注射して 4 時間以降に行う場合は、速効型インスリン量は変えません。

ボート

ボートを 2 分以上継続して漕ぐ場合は、本来有酸素運動です。クルーレガッタ（戸外レース）は強度の高い短時間の運動であり、他のボート競技に比べて無酸素性の要素（乳酸システムやその他の無酸素システムからのエネルギー供給）が大きく、風の状態はボートを漕ぐのに影響を及ぼします。ボー

ト競技は、身体のあらゆる部位の筋肉、特に上半身の筋肉を使う激しい運動です。運動の強度と継続時間に応じて、処方（インスリンおよび食事）を変更します。

　ボートを漕ぐ強度と継続時間は、血糖値に最も大きな影響を与えます。クルーレガッタのような、戸外の大会では、運動強度が高く、継続時間は短いため、無酸素性のエネルギー（乳酸システム）の利用が多くなり、血糖上昇ホルモンの放出も多くなります。このような運動の間は、血糖を維持するのは比較的容易で、運動終了後に血糖が上昇することもあります。一方、低い強度で長い時間漕ぐ場合（練習のときなど）は、血糖値を維持するために大幅な処方変更が必要になります。また、風の状態もボートを漕ぐ強度に影響します（風が強くなればなるほど、抵抗が大きくなります）。

● 競技者の例

　実際の例から、運動の時間帯と運動開始時の血糖値が処方変更の必要性に影響を及ぼしていることがわかります。

ボート

	インスリン	食事
中間型インスリン	・高い強度で短時間ボートを漕ぐ場合は、速効型インスリン投与量を10〜20％ほど減らします。 ・午後に練習がある場合は、朝の中間型インスリン投与量を（注射している場合は）10〜20％ほど減らします。 ・インスリンを注射して3〜4時間後に運動する場合、特に一日を通して速効型インスリンしか使用していないならば、インスリン投与量の変更は最小限にします。 ・（30分あるいはそれ以上の）長時間、低い強度でボートを漕ぐ場合は、継続時間や炭水化物摂取量に応じてインスリンを20〜30％ほど減らします。	・短時間ボートを漕ぐ場合は、インスリン削減量や運動の継続時間に応じて、炭水化物を10〜20gほど補食します。 ・長時間ボートを漕ぐ場合は、最大30gあるいはそれ以上の炭水化物の補食が必要でしょう。
	・短時間、高い強度でボートを漕ぐ場合は、運動中のインスリン基礎注入量を	・インスリン削減量や運動の継続時間に応じて、1時間毎に炭水化物を15〜

インスリンポンプ	・25〜50％ほど低下させます。 ・ポンプを完全に取り外すか、または停止させた状態で高い強度で運動した場合、血糖上昇ホルモンの分泌により血糖が高くなることがあります。その場合は、ポンプを作動させてインスリンを少量追加注入します。 ・運動前の食事の追加注入量を若干（10〜20％）減らします。 ・30分あるいはそれ以上の長い時間、低い強度でボートを漕ぐ場合は、インスリン基礎注入量を25〜100％、追加注入量を20〜30％、それぞれ減らす必要があるでしょう。	30 g 補食します。 ・高い強度の場合は、インスリン削減量にかかわらず、最小限の炭水化物の補食が必要でしょう。
持続型インスリン	・短時間、高い強度でボートを漕ぐ場合は、事前の速効型インスリン投与量を10〜20％減らします。 ・30分あるいはそれ以上継続して、低い強度でボートを漕ぐ場合は、予定した継続時間に応じて速効型インスリン投与量を20〜30％ほど減らします。	・ボートを漕ぐ時間やインスリン削減量に応じて、炭水化物を最大15〜30 g 補食します。 ・インスリンを投与3〜4時間後に高い強度で運動する場合は、そのインスリン投与量を減らさなくても、最小限の補食（0〜15 g）が必要となるでしょう。 ・持続型インスリン投与量の変更は必要がない場合が多い。

● 強度、持続時間、および他の効果

　時間帯の影響：中間型インスリン使用者が、朝食前に戸外で週2回ボートを漕ぐ場合は、朝の速効型インスリンおよび中間型インスリン投与量の変更はせず、運動後にインスリンを注射します。空腹時の血糖が60〜70 mg/dl ならば、運動前に果物を少し食べます。

　空腹時血糖の影響：中間型インスリン使用者が週末に2〜3時間ボートを漕ぐ場合は、中間型インスリン投与量は変えません。朝早くボートを漕ぐ際に、朝の速効型インスリンと超速効型インスリンを注射せず、運動を始める直前にいつもの朝食を食べ、運動の終わる頃に少量必要となる場合に備えて超速効型インスリンを携帯します。運動開始時の血糖値が補食の必要性を左右します。血糖値が200 mg/dl 前後であれば何も食べません。200 mg/dl 以上であれば、運動前に超速効型インスリンを1〜3単位注射します。140 mg/dl よりもはるかに低い場合は練習をとりやめます。

水泳

　水泳は、本来、特に短距離の競泳ではなく、長距離を泳ぐ場合、主に有酸素運動となります。長時間耐久の水泳は、脂肪と炭水化物を利用する有酸素運動です。高い強度での水泳では、炭水化物（血中のブドウ糖と筋グリコーゲン）の利用が増加します。短距離の水泳や競泳（200ヤード：200m以下の距離）であれば、主に無酸素性のシステム（リン酸および乳酸システム）が利用されるでしょう。運動強度や継続時間、泳ぐ時間帯、運動開始時の血糖値に応じて、インスリンの量、食事の量あるいはこの双方を調整するようにします。

　すべての処方において、水泳の強度、継続時間、時間帯および開始時の血糖値は、血糖コントロールに大きな影響を与えます。水泳の強度は、血糖上昇ホルモンの放出に影響を与えます。水泳大会や競泳のような短距離で強度の高い水泳では、血糖値は下がるよりむしろ上がる傾向にあります。長距離の水泳は、筋肉および肝臓内のグリコーゲンを多く利用しますので、運動によりインスリン感受性が増大し、夜間の低血糖発作の危険性も高くなります。また、血中インスリン濃度も、炭水化物の補食の必要性を左右します。速効型インスリンの濃度が最低限のとき（速効型インスリンを注射して3～4時間経過後や、インスリンポンプ使用者が基礎注入量を低くした状態など）に泳ぐと、血糖値はそんなに低下しないでしょう。インスリン濃度が低いと、血糖に対して体は正常に反応します。血中インスリン濃度が低い時間帯に運動する場合でも、長時間（1時間以上）泳いでいるうちに、筋肉や肝臓に蓄えられていたグリコーゲンが減ってくるため、炭水化物の補食が必要となるでしょう。朝食の前に泳ぐ場合は、あまり炭水化物の補食をしなくても血糖値は安定しているでしょう。朝の血糖値が高めならば、泳いだ後の血糖上昇を防ぐために速効型インスリンは少量注射でかまいません。遅い時間帯で血糖値が高めの場合では、水泳によって低下するので、調整は必要ないでしょう。

水泳

	インスリン	食事
中間型インスリン	・（大会のような）短距離の水泳では通常、インスリン量や食事量の変更はあまり必要ないでしょう。 ・30分あるいはそれ以上継続して泳ぐ場合は、継続時間と炭水化物の摂取量に応じて、速効型インスリン量を25～50％ほど減らします。 ・午後に泳いだ場合は、朝の中間型インスリンの投与量を（使用しているならば）10～30％減らします。 ・長時間泳いだ後、食事の速効型インスリン投与量を10～30％減らします。特に長時間泳いだ場合は、就寝時の中間型インスリン投与量を10～20％減らすこともあります。	・長く泳ぐ場合は、インスリンの削減量に応じて、1時間毎に炭水化物を15～30 g摂取します。 ・長く泳いだ場合は、就寝時に多めにスナックを摂って夜間の低血糖発作を防ぎます。 ・血中インスリン濃度が低い時（朝早い時間帯や速効型インスリンを注射してから3～4時間経過後など）に泳ぐ場合は、食物の摂取はあまり必要ありません。
インスリンポンプ	・ポンプを身に着けずに水泳をする場合は（こうすることで、運動に対するインスリンの正常な反応が得られる）、長時間（1時間以上）にわたるものでなければ、炭水化物の摂取はほとんどあるいはまったく必要ないでしょう。 ・（大会のような）短距離の激しい水泳では、血糖値が上昇することもあります。血糖の上昇が起きた場合は、インスリンを追加注入します。 ・防水ポンプを身に着けて水泳をする場合は、運動の強度や継続時間に応じて基礎注入量を25～75％ほど減らします。 ・（運動前3～4時間以内の）食事のインスリン追加注入量を10～30％減らして、水泳中の血中インスリン濃度を最低にします。 ・特に長い練習後は、食事のインスリン追加注入量を10～25％減らします。いつもより長く泳いだ場合は、基礎注入量を10～20％下げた状態を数時間維持して低血糖発作を防ぎます。	・泳ぐ長さや泳ぐ時間帯、開始時の血糖値に応じて、必要となる炭水化物の摂取量が決まってきます。 ・水泳中、1時間毎に炭水化物を15～30 g摂取する場合がほとんどです。朝早い時間帯ではインスリン抵抗性が高いので、炭水化物を0～15 g摂取します。 ・長時間泳いだ後は遅発性の低血糖発作を防ぐため、（特に就寝時に）スナックを食べます。
	・短距離の水泳ならば、インスリンや炭水化物摂取の変更はあまり必要ありません。 ・（インスリンを注射してから3～4時間以内に）長時間泳ぐ場合は、距離に応	・長く泳ぐ場合は、速効型インスリンの削減量に応じて、1時間毎に炭水化物摂取を15～30 gほど増やします。 ・朝早い時間帯（インスリン抵抗性が高いとき）に泳ぐ場合、速効型インスリ

<table>
<tr><td rowspan="2">持続型インスリン</td><td>じて速効型インスリン投与量を10〜30％ほど減らします。
・特に長時間泳いだ場合は、食事のインスリン投与量を10〜25％ほど減らします。
・いつもより長い練習や連続何日も泳ぐ場合は、夜の持続型インスリン投与量を10〜20％減らすこともあります。</td><td>ンの注射後3〜4時間以上経過している場合、または、高い強度で泳ぐ場合は、炭水化物の補食はあまり必要ないでしょう（0〜20g）。
・短距離や高い強度での水泳では、炭水化物の補食は最小限（0〜20g）でかまいません。
・遅発性の低血糖発作を防ぐために、運動後（特に就寝時）にスナックを食べます。</td></tr>
</table>

● 競技者の例

上手に処方を調整するには、運動する時間帯、継続時間や強度が深く関わっていることが分かります。

●インスリンのみの変更

昼食後に20分間泳ぐ場合は、中間型インスリン使用者は通常、昼食前の超速効型インスリンを15％、就寝時の中間型インスリンを15％ほど減少させます。2日間連続して泳がない場合は、昼食時の超速効型インスリンを30％、就寝時の中間型インスリンを20％ほどそれぞれ増やす必要があります。

●食事のみの変更

中間型インスリン使用者が水泳や水球をする場合は、血糖値に応じて、運動を始める前に少なくとも15gの炭水化物を補食しますが、インスリンは調整しません。

海で泳ぐ場合は、泳ぎ始めて30分経った時点で中間型インスリン使用者は血糖値が下がっていないこと、また、血糖値がいくぶん上昇している（150〜200 mg/dl）ことを確認する必要があります。そして、必要に応じて運動の前後に炭水化物の補食を追加します。

持続型インスリン使用者が朝、インスリンを注射する前に泳ぐ場合は、インスリン量の調整はしません。レギュラーサイズのソーダ水を飲みますと運動開始時の血糖は225 mg/dlとなりますが、1マイル（1.6 km）泳いだ後に

は 80 mg/dl になっています。

● インスリンと食事の変更

　中間型インスリン使用者がマスターズの水泳チームの練習に定期的に参加する場合は、1 時間の練習では、食事はいつもと同じでよいが、練習前の速効型インスリンを 1 ～ 2 単位ほど減少させます。泳ぐ前の血糖値が 180 mg/dl 以下ならば補食します。

　ポンプ使用者がそれほど高くない強度で 1 時間 (2300 m) 泳ぐ場合は、ポンプを外します。そうすることによって、炭水化物を補食しなくても血糖値を維持することができます。食前にインスリンを多めに（超速効型インスリン 4 単位かそれ以上）注射し、その後 1 ～ 2 時間以内に泳ぎ始める場合は、泳ぐ前に炭水化物を 15 ～ 20 g 補食しないと、水泳中に血糖が下がってしまいます。泳いだ後にすぐ食事を摂る場合は、食前のインスリン追加注入量を 25 ％ほど減らします。

● 強度、持続時間および他の影響

　強度の影響：中間型インスリン使用者が 1.5 時間の水泳チームの練習に参加する場合は、血糖値が 130 mg/dl まで低下します。したがって、練習を始める前の血糖値は、200 mg/dl くらいは必要です。泳ぐ前に血糖値を上げるために炭水化物（15 g の炭水化物で血糖値は 60 mg/dl 上がります）を摂取し、インスリン投与量は調整しません。水泳大会では血糖値が上昇しますので、補食はしないで超速効型インスリンを注射します。

　トレーニング量の影響：中間型インスリン使用者が、年間を通じて 1 日 4 時間の水泳（1 万 4000 ～ 1 万 8000 ヤード：1 万 3000 ～ 1 万 6000 m）を 2 回に分けてトレーニングを行う場合は、いつものトレーニングなのでインスリンの調整はほとんど行いません。大会に備えてトレーニング量を漸減する場合は、朝の中間型インスリンの投与量を 2 単位ほど増やし、昼食前の超速効型インスリンも増やして（高めの血糖を調整するため、6 単位あるいはそれ以上）、スナックの量を減らします。

　水泳チームに所属する持続型インスリン使用者は、シーズン中は持続型インスリン投与量を朝（21 単位を 14 単位へ）、夕（10 単位を 7 単位へ）とも

に減らします。

自転車競技

　自転車競技は、本来、有酸素運動です。間欠的に短距離を全速力でこぐような種目（たとえば、丘を登る場合）では強度が高くなり、無酸素性のエネルギーシステム、特に乳酸システムを大いに利用するようになります。運動強度が高くなるにしたがって、炭水化物（血糖および筋グリコーゲンの双方を含みます）の利用が増大します。ロードでのサイクリングは、据え付けられた自転車をこぐよりも長時間にわたり、強度も高くなる傾向にありますので、インスリン処方を大きく調整する必要があります。どんな処方においても、運動する時間帯や血糖値、運動の強度や持続時間に応じて、インスリン投与量の削減や食物摂取の増加、あるいはこの双方を行います。

　サイクリングの強度や持続時間、時間帯、開始時の血糖値は、血糖の反応に影響を及ぼします。炭水化物の補食とインスリン投与量の削減を行わないと、長時間（2時間あるいはそれ以上）のサイクリングでは、血糖値を維持するのは困難でしょう。また、長時間自転車をこぐと筋グリコーゲンを多量に使用するため、運動後の低血糖発作の危険性が増大します。（速効型インスリンだけを使用している場合の）朝や食前など、血中インスリン濃度が低い状態で自転車をこぐ場合、血中インスリン濃度は低めで正常に近いので血糖値はそれほど低下しないでしょう。朝の血糖が高い場合は（200 mg/dl 以上）、運動中の血糖上昇を防ぐため、運動前に速効型インスリンを少量注射する必要があるかもしれません。午後遅く血糖が高い場合は、運動によく反応し、血糖はさらに低下するでしょう。

自転車競技

インスリン	食事
・食後の比較的短時間（1時間未満）のサイクリングであれば、速効型インスリン投与量を10～30％ほど減らします。 ・午後、サイクリングの予定がある場合は、朝の中間型インスリン投与量を	・短時間のサイクリングであれば、炭水化物の補食は最大15gまでとします。 ・食後3～4時間経過して血中インスリン濃度が低い場合は、特に中間型インスリンを就寝時にのみ投与しているならば、運動の際の補食はあまり必要な

第 7 章 持久性運動 141

中間型インスリン	・（注射している場合）10 〜 30 ％ほど減らします。 ・1 〜 4 時間あるいはそれ以上継続してサイクリングをする場合は、インスリンを 30 〜 50 ％ほど減らします。 ・運動の継続時間に応じて、サイクリング後の食事の速効型インスリン投与量を 10 〜 30 ％減らします。	いでしょう。 ・比較的長時間にわたるサイクリングの場合は、インスリン削減量に応じて、1 時間毎に炭水化物を 15 〜 30 g 補食します。 ・朝食前に比較的短距離のサイクリングをする場合は、炭水化物の補食は最小限でよく、運動開始 30 〜 45 分後のみでかまいません。 ・低血糖を予防のため、運動後に補食するようにします。 ・長時間サイクリングした夜のインスリン投与量を削減しなかった場合は、就寝時にスナックを食べる必要があるでしょう。
インスリンポンプ	・比較的短距離のサイクリングならば、基礎注入量を 25 〜 50 ％ほど減らすか、そのまま維持すれば、運動に対する生体の生理的な応答が生じます。 ・朝食前のサイクリングの場合は、その時間帯はインスリン抵抗性が高いため、炭水化物の補食はあまり必要ないでしょう。 ・長時間（1 〜 4 時間かそれ以上）のサイクリングの際は、運動中に摂取した炭水化物量とインスリンの削減量に応じて、運動直後および運動前の食事のインスリン追加注入量を 30 〜 50 ％ほど減らします。 ・長時間サイクリングをする場合は、開始する 30 〜 60 分前からサイクリング後数時間、状況によっては夜間まで基礎注入量を減らして、遅発性の低血糖発作を予防します。	・運動強度に応じて、運動中 30 〜 60 分毎に炭水化物を 15 〜 30 g まで補食します。 ・運動後の低血糖発作予防のため、長時間のサイクリングの後に炭水化物を補食します。 ・長時間サイクリングをした夜の基礎注入量を下げない場合は、就寝時の補食を多めにします。
持続型インスリン	・速効型インスリンを注射して 3 〜 4 時間（超速効型インスリンを注射して 2 〜 3 時間）経過後に運動することによって、血中インスリン濃度を最低にします。 ・食後に間をおかずに、短距離や高い強度でのサイクリングを行う場合は、速効型インスリン投与量を 10 〜 30 ％ほど減らします。 ・比較的長時間サイクリングをする場合は、運動前の食前の速効型インスリン	・特に食後に運動する場合は、インスリン削減量に応じて、運動中 30 〜 60 分毎に炭水化物を 15 〜 30 g 摂取します。 ・距離が短めの場合、特に速効型インスリンを投与して 3 〜 4 時間以上経過した場合は、炭水化物の補食はあまり必要ないでしょう。 ・長時間サイクリングをした後は、運動後の低血糖発作を防ぐために炭水化物を補食します。

持続型インスリン	投与量を30〜50％ほど減らします。 ・運動後の食前のインスリン量を10〜30％減らして、後に低血糖発作が起こるのを防ぎます。 ・非常に長い距離のサイクリングの場合は、夜の持続型インスリン投与量を10〜20％減らします。	・長時間サイクリングをした夜のインスリン投与量を削減しなかった場合は、就寝時にスナックを食べます。

● 競技者の例

競技者は、スタート時の血糖と血中インスリン濃度に応じて、インスリン投与量を減らしたり、食物の摂取を増やしたりして、サイクリングを行います。長時間サイクリングを行う場合は、さらに処方を変える必要があります。

● インスリンのみの変更

中間型インスリン使用者が毎日15〜30マイル（24〜48 km）自転車に乗る場合は、それが昼食後であれば、昼食前の超速効型インスリンを5.5単位から1単位に減らして、食事はいつもと同じだけ摂ります。また、数日にわたるサイクリングに参加する場合は、就寝時の中間型インスリンの投与量も少し減らします。

● 食事のみの変更

中間型インスリン使用者が1〜2時間レクリエーションサイクリングをする場合は、超速効型インスリンの作用がピークとなる食後は避け、超速効型インスリンの濃度が低い食前に運動するようにします。自転車をこぐ前に果物を2〜3個食べて、運動中は素早く吸収される炭水化物（スポーツドリンク、パワーバー、およびゲル）を摂ります。運動中に血糖が低下することはめったにないが、運動後に低下することがあるので、パスタのような炭水化物を、運動中に2/3、運動後の食事で1/3を摂るようにします。

ポンプ使用者が午後の遅い時間帯に30 kmあるいはそれ以上こぐ場合は、最初に血糖を数回測定して動向を把握します。血糖が基準範囲内であれば、フルーツやクッキーを補食して、運動中、5〜10分毎にジュースや水を摂取します。インスリンの基礎注入量はそのままで変更しません。

持続型インスリン使用者が平日に30分から2時間自転車をこぐ場合は、炭水化物の補食をしてインスリン投与量は変えません。食前に運動すれば、注射した超速効型インスリンの影響をあまり受けずにすみます。

● インスリンおよび食事の変更
　中間型インスリン使用者が10マイル（16 km）あるいはそれ以下の短距離をこぐ場合は、炭水化物を10 g補食します。長い日数こぐ場合は、超速効型インスリン投与量を20％ほど減らして、炭水化物を補食します。オーストラリアで1ヶ月間、自転車旅行をするならば、インスリン投与量をすべて60％以上ほど減らして、炭水化物摂取を50～75％ほど増やします。
　中間型インスリン使用者が1時間自転車をこぐ場合、125～150 cal分の炭水化物（バナナ半分とベーグル1/4個を含む）を食べて、運動前に水分補給を十分に行います。運動開始時の血糖によって、どのくらいの食物摂取が必要になるかが決まります。血糖が200 mg/dl前後であれば、何も食べなくてもかまいません。200 mg/dlよりも高い場合は、運動前に血糖値に応じて、超速効型インスリンを1～3単位注射します。140 mg/dlよりも大幅に低い場合は練習をとりやめます。また、速効型インスリンの注射や運動を3時間あるいはそれ以上に分割して行います。そして、中間型インスリン投与量の変更はしません。
　インスリンポンプ使用者が平日に90分、週末に4～5時間自転車をこぐ場合は、基礎注入量を1/3ほど（毎時0.3単位から0.2単位へ）減らします。また、45分毎にパワーバーを（追加注入せずに）補食し、必要に応じて30分毎にスポーツドリンクを飲みます。長い（4～5時間）練習の直後、血糖値が正常であるならば、血糖値が上昇するのを防ぐために2単位追加注入します。運動後に起こる遅発性の低血糖発作予防のため、夜の基礎注入量を20％以上減らさなければなりません。
　ポンプ使用者が毎日2～5時間、高い強度でこぐ場合は、食後60～90分以内に運動を始めるならば、運動前の食前の追加注入量を（運動時間に応じて）20～50％減らします。食べた直後に始めるならば、開始1時間前に基礎注入量を50～60％減らして、運動を終える30分前に元に戻します。運動中は2時間毎にスポーツドリンク（35～40 g）を飲んで、パワーバーを

18 g 食べます。

　持続型インスリン使用者が 45 分～2 時間自転車をこぐ場合は、炭水化物（フルーツ、コカコーラ、グラノーラバー、スポーツドリンク）を補食して、運動前の食事のインスリン投与量を 50～60％減らします。また、5 時間こぐ場合は、朝の持続型インスリン投与量を 50％（12 単位から 5～6 単位へ）ほど減らし、夜の投与量を 2 単位（5 単位から 7 単位へ）ほど増加させて、翌朝の大幅な血糖の低下を補うようにします。

　持続型インスリン使用者が激しい自転車トレーニングやレースに参加する場合は、1 日あたり 2～4 時間、1 週間あたり合計 200～250 マイル（320～400 km）乗ります。長時間自転車に乗る場合は、30～45 分毎にパワーバーを半分ずつ食べます。また、運動後に速効型インスリンを 5 単位注射し、多量の炭水化物を食べて筋グリコーゲンを補充します。その日の運動強度と継続時間に応じて、就寝時の補食を増やす場合もあります。就寝時にのみ投与する持続型インスリンを 1～2 単位減らすこともあります。

● 強度、持続時間および他の影響

　強度と持続時間の影響：中間型インスリン使用者が高い強度で長い（60 マイル：96 km 以上）練習を行う際、食前の速効型インスリンを 1～2 単位減らします。楽なペースで 1 時間前後こぐ場合は、インスリンを減らさないで、炭水化物を少しだけ補食します。長距離（100 マイル：160 km）をこぐ場合は、インスリンポンプ使用者はポンプを携帯し、低血糖発作を予防するために頻繁に補食しますが、インスリン追加注入はしません。

　数日にわたるサイクリングの影響：中間型インスリン使用者は、前日の運動量に基づいて処方を変えます。最初の日の朝（1 日あるいはそれ以上の休息日の後に）、30～45 分間自転車をこぐ場合は、直前のインスリン投与量（通常、超速効型インスリン 2 単位と中間型インスリン 10 単位）の変更は行わないが、夕食時の超速効型インスリンを 1 単位、就寝時の中間型インスリンを 1 単位減らします。次の日は、朝の投与量をそれぞれ 1 単位ずつ減らします。第 3 日目は、朝の投与量をそれぞれ 2 単位ずつ減らして、夕食時と就寝時の投与量も 1～2 単位ずつ減らします。また、日中および就寝時の炭水化物の補食を増やすようにします。

トライアスロン

トライアスロンは、ミニ（短距離）、ハーフ（1/2）、そしてフルの3種類あります。本来、これらすべては主に有酸素エネルギーシステムを利用する長時間にわたる運動です。ハーフおよびフルのトライアスロンは持久力を要し、筋グリコーゲンの枯渇を引き起こします。これらの運動の際、主に脂肪と炭水化物が利用され、運動強度が高くなるに従って、炭水化物（血糖と筋グリコーゲンの双方）の利用が増加します。実際の反応は、運動の継続時間や強度に応じて異なってきます。インスリン、食事あるいはこれら双方を調整しますが、トライアスロンの距離が長くなればなるほど、運動中および運動後の低血糖発作予防のため、インスリンの調整が重要になってきます。

トライアスロンにおける距離の長さは運動への反応に大きな影響を与えます。ミニトライアスロンは運動強度が高く、1時間で終了します。ハーフやフルのトライアスロンは3～8時間続き、ほとんどの骨格筋でグリコーゲンの枯渇を引き起こします。高い強度で継続時間が短い運動あるいは低い強度で長時間にわたる運動においても、炭水化物の利用は重要です。しかし、グリコーゲンの枯渇が少なく、血糖上昇ホルモンが上昇する継続時間が短い運動に比較して、長時間にわたる運動においては、運動中および運動後の低血糖発作予防のためにインスリン量の調整が非常に重要です。

● 競技者の例

トライアスロンの距離の長さに応じたインスリン処方の変化の様々な例を挙げています。距離の長いトライアスロンでは、血糖の維持のためにインスリンと食事の変更を必要とします。

● インスリンと食事の変更

中間型インスリン使用者が国際的なレベルのトライアスロンに参加する際、スタート時の血糖値に応じてインスリン処方を変えます。2時間以上かかる場合は、スタート時の血糖値が 180 mg/dl 以上であればインスリン量は変更せず、45分毎に炭水化物を 15 g 補食します。108 mg/dl 未満である

場合は、運動の前後の超速効型インスリン注射を 2 単位ほど減らし、40 分毎に炭水化物を 20 〜 30 g 補食します。距離が長くなるとより頻繁に血糖を測定して、血糖が上昇しているのか低下しているのかを把握します。

インスリンポンプ使用者がトライアスロンの練習やハワイのアイアンマンのような大会に出場する場合は、インスリン基礎注入量をいつもの 1/3（毎時 0.3 単位から 0.2 単位へ）に減らします。そして、45 分毎に（インスリン追加注入はせずに）パワーバーを補食し、必要に応じて 30 分毎にスポーツドリンクや水を飲むようにします。水泳中はたいていポンプを外します。長時間（4 〜 5 時間）にわたるトレーニング直後の血糖値が正常範囲内であるならば、血糖の上昇を防ぐために 2 単位注入します。後になって、運動後の遅発性の低血糖発作が起こることがあるため、夜間の基礎注入量を減らすようにします。

持続型インスリン使用者がトライアスロンに出場する場合は、朝の速効型インスリンを 3 〜 4 単位にして超速効型インスリンは使用しないというように減らします（いつもは、それぞれ 4 単位ずつ注射します）。スタート時の血糖値が 150 〜 200 mg/dl になるようにし、30 分毎にパワーバーを半分ずつ食べます。運動後は、超速効型インスリンの代わりに、もう少しゆっくりと作用する速効型インスリンを使用します。持続型インスリンの投与量は調整しません。

持続型インスリン使用者がフルのアイアンマントライアスロンに出場する場合は、朝の速効型インスリン投与量を 50 〜 60％減らし、炭水化物（フルーツ、ソーダ水、グラノーラバー、炭水化物飲料）を食べます。また、朝の持続型インスリン投与量を最大 50％（12 単位から 5 〜 6 単位へ）ほど減らし、夜の投与量を 2 単位（5 単位から 7 単位へ）ほど増やして、翌朝の大幅な減少に備えます。

トライアスロン

	インスリン	食事
中間型インスリン	・トライアスロンでは距離の長さ応じて、インスリン量の変更法は大きく異なります。 ・大会前夜の中間型インスリン投与量を最大 50％減らします。ただし、そうすることにより、大会当日の朝の血糖は高めになります。 ・短めの距離の場合は、運動前の速効型インスリンを 25～50％減らします。 ・長めの距離の場合は、空腹時血糖の値に応じて、（投与している場合は）朝の中間型インスリンおよび速効型インスリンの双方をそれぞれ 25～75％ずつ減らします。 ・インスリン感受性が高い状態にある運動後の食事では、速効型インスリンを 20～30％（長時間にわたる運動であればそれ以上）減らします。 ・特に長距離のトライアスロンでは筋グリコーゲンの枯渇が著しいため、晩の中間型インスリン投与量を 10～30％減らし、就寝時にスナックを食べ、夜間の低血糖発作を防ぎます。	・短距離の場合は、運動開始時の血糖値に応じて、炭水化物を 15～30 g 補食します。 ・長めの距離の場合は、血糖値とインスリンの削減量に応じて、運動中 30～40 分毎に炭水化物を 15～30 g 補食します。 ・血糖が高めの状態で運動を開始する場合は、少なくとも運動開始 1 時間以内は炭水化物の補食はあまり必要ありません。
インスリンポンプ	・大会当日の朝までインスリン基礎注入量や追加注入量を変えません。 ・トライアスロンの距離に応じて、運動中の基礎注入量を 25～100％低下させます。 ・必要に応じて、運動開始の 1～2 時間前より基礎注入量を低下させ、血中インスリン濃度を最低にします。 ・短距離のトライアスロンの場合は、ポンプは止めるか、または取り外すほうがよいと思います。 ・空腹時血糖や予測されるインスリン基礎注入量の削減やトライアスロンの長さに応じて、運動前の食前のインスリン追加注入を 25～75％減らします。水泳では、ポンプを外すか、基礎注入量を最少にします（この場合、防水ポンプを使用します）。 ・運動後、食事の追加注入は少量（20～30％）にします。長い距離の場合は、	・特に長時間にわたる場合は、血糖値およびインスリン削減量に応じて、運動中 30～45 分毎に炭水化物を 15～30 g 補食します。 ・インスリンの基礎濃度が十分に低ければ、短距離のトライアスロンの場合、補食は必要ないでしょう。 ・長めの距離の場合は、就寝時および運動後（インスリンは最少量でよい）の補食も必要でしょう。

	・さらに減らします。 ・運動後の遅発性低血糖発作の危険性を下げるため、運動後および夜間のインスリンの基礎注入量を 20 〜 25 ％減らします。
持続型インスリン	・空腹時血糖の値に応じて、運動前の朝の速効型インスリン投与量を 25 〜 75 ％減らします。 ・運動の継続時間に応じて、朝の持続型インスリン投与量を 10 〜 50 ％減らします。 ・持続型インスリンを削減する量は、長めの距離に比べて、短めの距離の方が少なくなります。 ・特に朝の投与量を大幅に減らした場合、夜の持続型インスリンを投与する量も減らします。ただし、朝の削減量（10 〜 20 ％）よりも減らさないようにします。 ・運動後の速効型インスリン投与量を少なくとも 20 〜 30 ％減らします。筋グリコーゲンの枯渇が著しいほど削減量を増やします。 / ・血中インスリン濃度が低ければ、短めの距離の大会（短距離トライアスロン）の場合、運動中の補食は必要ないでしょう。 ・長めの距離の場合は、血糖値とインスリン削減量に応じて、運動中 30 〜 45 分間毎に炭水化物を 15 〜 30 ｇ補食します。 ・長めの距離の場合は、遅発性の低血糖発作を防ぐために、運動後および就寝時に補食も必要です。

● 強度、持続時間および他の影響

シーズン中のトレーニングの影響：中間型インスリン使用者で、シーズンオフでは 1 週間あたり平均して 15 時間しか運動しない場合は、長時間の高い強度での運動ではないので、やや少なめの量の食事に 3 〜 4 単位投与します。シーズン中、1 週間当たり 25 〜 30 時間、様々な強度（1 日あたり 1 〜 3 種目）でトレーニングするようになりますと、毎日炭水化物を多めに摂取し、食前と 2 時間の運動中に投与するインスリンを 2 〜 4 単位減らすようにします。そして運動前、運動中、運動後に血糖測定を行います。

超持久性競技とトレーニング

これらのタイプの運動には、ウルトラマラソン、何日間にもわたる運動（たとえば，アドベンチャーレースのように、サイクリング、ランニング、ウォーキング、バックパッキングなどを行います）、その他の非常に長い運

動が含まれます。長時間の運動では、主に有酸素のエネルギーシステムを利用します。エネルギー源には、筋グリコーゲン、血糖、血中や筋肉内の脂質（脂肪）、さらにはタンパク質までもが利用されます。超持久性競技レースやトレーニングは体内のエネルギー源を最大限に利用してかなり枯渇させます。運動終了後24～48時間には、身体は様々なエネルギー源を補充しますが、それと同様に運動中もインスリンと食事の調整を行います。この時間帯は、インスリン感受性が一般に高くなっているため、適切な対応をしないと低血糖発作が起こる危険性が高くなります。

運動の継続時間は血糖の変化に大きな影響を与えます。3～8時間以上続く競技やトレーニングでは、使われる筋肉のほとんどでグリコーゲンの枯渇が起こります。長時間にわたる競技やトレーニングにおいては、炭水化物（血糖と筋グリコーゲンの双方）が主に利用されます。継続時間が長くなるにつれて筋グリコーゲンが著しく減少しますので、運動中および運動後の低血糖発作を防ぐために、インスリン投与量の調整が重要となってきます。

● 競技者の例

超持久性競技とトレーニングの際に必要な大幅なインスリン処方の変更を示します。競技やトレーニングの種類や継続時間に応じて変更法も変わってきますが、変更法はインスリン投与量および食物摂取量の双方を変える必要があります。

● インスリンおよび食事の変更

中間型インスリン使用者が国際的なレベルのトライアスロンに参加して2時間以上継続する場合は、スタート時の血糖が180 mg/dl以上ならばインスリン投与量は変更せず、45分毎に炭水化物を15 g補食します。スタート時の血糖が108 mg/dl未満ならば、運動前と運動後の超速効型インスリン投与量を2単位ほど減らし、40分毎に炭水化物を20～30 g補食します。運動時間が長い場合は血糖値を頻繁に測定して、血糖値の上下の動向を確認します。トレーニングが詰まっていないシーズンオフの期間中は、やや少なめの食事の速効型インスリンを3～4単位多めにします。

ポンプ使用者がダブルセンチュリー自転車レース（200マイル：320 km）

とフルトライアスロンに参加する際には、いつものインスリン基礎注入量を1/3ほど（典型的には、毎時0.3単位から0.2単位へ）減らします。また、45分毎に（追加注入はせずに）パワーバーを食べ、必要に応じて30分毎にスポーツドリンクか水を飲みます。長時間運動した直後の血糖値が正常範囲内であるならば、血糖値の上昇を妨ぐために2単位追加注入します。後になって、運動後の遅発性の低血糖発作が起こる傾向にありますので、夜の基礎注入量を減らす必要があります。

ポンプ使用者で、いつも1日25マイル（40km）歩く競歩者が、3度の夏にわたるアメリカ横断歩行競技に参加しました。長期にわたるこの活動の間、インスリン基礎注入量は50％ほど減らします。超速効型インスリン追加注入量はそのままで、食物の摂取量を増やします。1日中歩いている間に、ゆっくりと吸収されるエネルギーバーを1日に2回食べるようすると良い結果が得られます。また、1時間毎に炭水化物を10～20g摂取したり、血糖を頻繁に測定します。

超持久性運動とトレーニング

	インスリン	食事
中間型インスリン	・必要に応じて、前の夜の中間型インスリン投与量を最大50％ほど減らします。ただし、そうすることで運動前の朝の血糖値は高くなります。 ・空腹時血糖および予測される運動の継続時間に応じて、運動前の中間型インスリン（投与している場合）および速効型インスリンをそれぞれ25～75％減らします。 ・特に長時間にわたるレースや練習後運動は、筋グリコーゲンの著しい枯渇を引き起こしますので、夜間の低血糖発作を防ぐため、夜の中間型インスリン投与量を10～40％減らします。	・血糖値とインスリンの削減量に応じて、運動中30～45分毎に炭水化物を15～45g補食します。 ・血糖が高めの状態で運動を開始する場合は、少なくとも初めの1時間の間は補食は必要ないことが多いでしょう。 ・運動後しばらくの間はインスリン感受性が高いので、速効型インスリンを25～50％減らす必要があります。 ・就寝時にスナックを食べます。
	・大会やトレーニング当日の朝まで、インスリンの基礎注入量を変えません。 ・運動の継続時間に応じて、運動中の基礎注入量を25～100％減らします。	・血糖値とインスリン削減量に応じて、運動中30～45分毎に炭水化物を15～45g補食します。 ・（追加注入量を減らしても）運動後に食物

インスリンポンプ	・必要に応じて、運動開始の1～2時間前よりインスリン注入量を減らして、血中インスリン濃度を最低にします。 ・運動開始時の血糖値および予測される運動の継続時間に応じて、運動前の食前の追加注入量を25～75％減らします。 ・血糖値と運動量に応じて、遅い時間帯に摂る食事の追加注入量を25～50％減らします。 ・運動後の遅発性の低血糖発作についての危険性を低くするため、夜間のインスリン基礎注入量を少なくとも10～25％低下させます。	を摂り、就寝時にスナックを食べます。
持続型インスリン	・空腹時血糖の値と予測される運動の継続時間に応じて、運動前の朝の速効型インスリン投与量を25～75％減らします。 ・予測される運動の継続時間に応じて、朝の持続型インスリン投与量を0～50％減らします。 ・運動後、どんな食物を摂るにしても、速効型インスリン投与量を25～50％減らします。 ・夜の持続型インスリン削減量は、10～20％よりは少なくします。ただし、朝の削減量が多い場合はその必要はありません。	・血糖値とインスリン削減量に応じて、運動中は30～45分毎に炭水化物を15～45g補食します。 ・遅発性の低血糖発作予防のため、運動後に（インスリン量を減らして）炭水化物を補食し、就寝時にもスナックを食べます。

＊超持久性競技レースとトレーニングでは、運動終了後24～48時間には、身体は様々なエネルギー源を補充しますが、それと同様に運動中においても、インスリンおよび食事の調整を必要とします。

　持続型インスリン使用者が一度に30～100マイル（48～160km）走る場合は、朝の持続型インスリン投与量を1単位ほど（2単位から1単位へ）減らします。険しい山道を100マイル（160km）走るレースの場合は、12時間毎に持続型インスリンを0.5～0.75単位注射します。走っている間、コカコーラ、スポーツドリンク、水を同じくらい飲みます。どんな距離のレースの前でも、朝食はいつもどおり（シリアル、トーストおよび牛乳）摂って、超速効型インスリンの量は（通常5単位のところを0～1単位へ）減らします。また、50kmのレースではプレッツェルを食べます。より長いレースの場合には、塩漬けしたマスクメロン、バナナ、ジェリービーンズ、スイカお

よび（山道を走る場合は）塩気のあるスープを補食します。

持続型インスリン使用者で、ダブルセンチュリー自転車競技（1日あるいは12時間以上かけて200マイル（320 km）の自転車をこぐ）に参加する者がいます。このレースでは、朝の持続型インスリンおよび超速効型インスリンはいつもと同量にして、昼食前の超速効型インスリンを5単位（6単位を1単位へ）、夕食前の持続型インスリンを1単位、超速効型インスリンを3単位（0単位へ）、それぞれ減らします。競技中は、いつもよりかなり多く食物を摂取します。1日あたり50～100マイル（80～160 km）（4～7時間）走行する1週間にわたるツアーでは、朝の持続型インスリンと超速効型インスリンの投与量は変えずに、昼食時の超速効型インスリンを5単位ほど減らします。ツアー中のエネルギー摂取量は、1日あたり約2,000 kcalから3,000、さらには3,500 kcalにまで増加します。ツアーを開始して36～48時間経過した頃より、持続型インスリン投与量を少しずつ（朝・夕とも持続型インスリン投与量を0.25～0.5単位ほど）減らし始め、朝の超速効型インスリンも（3単位から）0.5～1単位ほど減らすことがあります。その後、ツアーの残り数日間、持続型インスリン投与量を抑えます。

ブリッジ-トゥ-ブリッジ・サイクリング・センチュリーに参加した持続型インスリン使用者がいます。この大会は、ノースカロライナ州にある標高1万フィートのブルーリッジ山脈を登りました。レース当日、いつもの持続型インスリン投与量を15単位から10単位へ減らしました。朝食の超速効型インスリン投与量（15単位）と食物はいつもどおりにして、90分後のレースに臨みました。自転車に乗って7時間の間、バナナ8本、チョコレートチップクッキー半袋、ブドウ1束、グラノーラバー6本を食べて、水および薄めたスポーツドリンクを飲みましたが、超速効型インスリン追加注射はしませんでした。夕食の際、いつものインスリン投与量（持続型インスリン/超速効型インスリン）を17/7から12/4へ減らして、午前1時にアラームを設定し、真夜中にオレンジジュースを1杯飲みました。そして翌日には、持続型インスリン投与量を普段どおりに戻しました。

持続型インスリン使用者で、カナダで開催された36時間不眠の冒険レースに参加した者もいます。このレースは激しい身体的運動を課すものです。それは、アップダウンの険しい山道で10時間のハイキング、4時間のカヌ

一、雑草が生い茂る伐採林道での 10 時間のバイクに加えて、さらにハイキング、バイク、および数時間の激流いかだ乗りがあり、それを継続してやらなければなりません。このレースの間、食事はしましたが、その際の速効型インスリンの注射は行わず、1 日 2 回の持続型インスリン投与量をそれぞれ 25％ほど減らしました。

　これらのように、糖尿病を有する人でも、様々なレベルの持久性運動（極端に厳しいものさえも）に安全にそして上手に参加できます。ちょっとした練習とこまめな血糖測定を行えば、日頃もう少しゆるやかな運動をしている人であっても、何度も持久性運動に参加しているうちに、糖尿病を自己管理できるようになります。

・・・第8章・・・

パワー系スポーツ

パワー系スポーツの人気のために誰もが Michael Jordan、John Elway、および Mark McGwire の名を聞いたことがあるでしょう。しかし、Chris Dudley、Bobby Clarke、Jason Johnson、Wade Wilson、Jonathan Hayes、Jay Leeuwenberg、および、Gary Mabbutt の名を聞いたことがあるでしょうか。彼らはよく知られていないかもしれないが、全員がフットボール、バスケットボール、アイスホッケー、ベースボール、およびサッカーをする糖尿病に罹ったプロのスポーツ選手です。すべての人々は、糖尿病の有無にかかわらずパワー系スポーツあるいは他の運動を安全に行うことができます。チームスポーツへの若年成人あるいは青年の参加は、最近では次のような傾向がわかってきました。子供では、様々な活動をすることで身体運動の調整能力と巧緻性の習得を早く促すことができ、成人では、参加することで若々しさと活発さを維持することができます。あなたの地域にスポーツジム、レクリエーションセンター、およびスポーツ連盟があるかを確認してみてください。そして、家族全員で運動に参加しましょう。本章では、バスケットボール、バレーボール、野球とソフトボール、ホッケー、ラクロス、アメリカンフットボールとラグビー、体操、陸上競技、アイスホッケー、水球、パワーリフティング、およびレスリングの活動について紹介します。

　一般的に、パワー系スポーツは短い時間でパワフルな活動が要求されます。野球では、ボールを打つまたは一塁ベースへ全力疾走することと関係しているでしょう。バスケットボールでは、ジャンプやダンクシュート。陸上競技では、走り高跳び。これらの激しい運動は血糖値に影響を及ぼさないか、実際に増加するかもしれません。他のケースでは、運動が血糖値に与える影響は小さいでしょう。長時間におよぶ間欠的高強度運動をするときの運動はグリコーゲン消費の増加効果を持っているので、血糖値が低下することへの予防のために大きな治療の変更が要求されるかもしれません。様々なエネルギー系と異なるタイプの運動に使用されるエネルギー源の詳細な説明は、第2章を参照してください。

　本章では、主にパワー系スポーツについての一般的な奨励事項をまとめています。個々の運動の範囲内において、インスリン療法と食事療法における数人の特有の変化の実際例として一般的な奨励事項をインスリン療法別に一覧できるようにまとめました（中間型インスリン、インスリンポンプ、持続

型インスリン)。経口血糖降下剤の服用者は、個々にリストされていません。しかし、食事の変更のみの人の一般的な勧告は(または中間型インスリン使用者のための食事の変更)、正常範囲以内の早朝空腹時血糖値をともなう2型糖尿病のためのおよそのガイドを示します。しかし、血糖が上昇する場合は食事の量を減少させる必要があるでしょう。この場合、医師のアドバイスに従って経口血糖降下剤の量の短期または長期の減少をしなければなりません。インスリンと経口血糖降下剤の多様なタイプの処置の詳細については、第3章を参照してください。

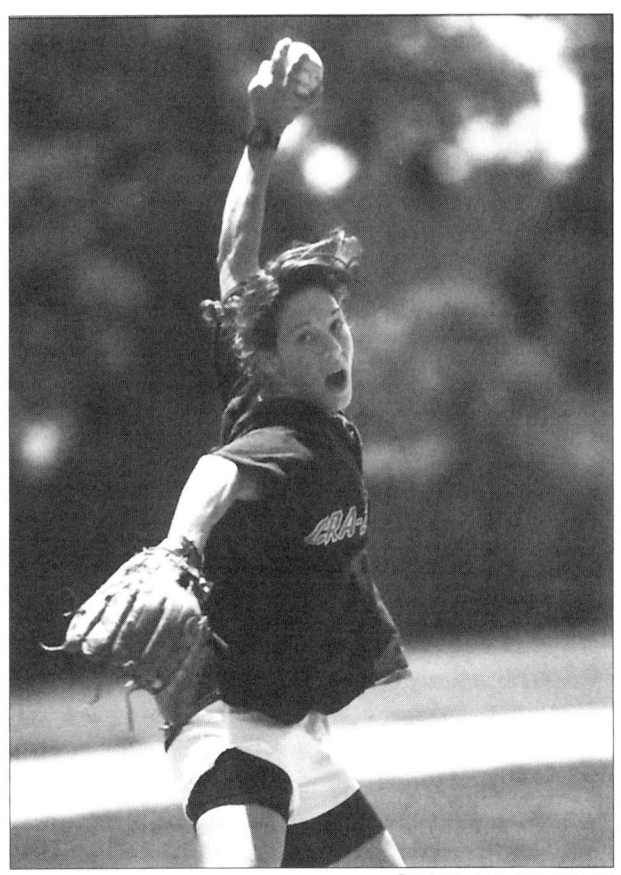

Ⓒ Bob Trigali/SportsChrome USA

ソフトボールのようなレクリエーション的な要素をもつパワー系スポーツは、血糖の上昇を誘導する時もあれば、何の変動ももたらさない時もある。

一般的な奨励事項

　ほとんどのパワー系スポーツは筋活動が強く、短い時間のパフォーマンス—パワー—を必要とします。筋活動が10秒以下であれば筋のエネルギー源としてフォスファーゲン系のみが供給されます。フォスファーゲン系以外の2つのエネルギーシステムは思春期に達するまでほとんど発達しませんので、子供は短期爆発的な活動が適しています。無酸素性運動を最高2分間続けるパワー系スポーツの筋エネルギーを供給するためにフォスファーゲン系に乳酸系が加わります。筋グリコーゲンが主要なエネルギー源になるまでATPとクレアチン燐酸は運動初期のエネルギーを供給します。スポーツそれ自身はインスリンと食事療法の変更の必要性を決定します。なぜなら、激しい運動は、血糖値を低下させたり増加させたり、または変化しないからです。長時間に渡ってバスケットボールのような間欠的な激しいスポーツをするとき、血糖値の変化はグリコーゲン消費に関して累積的影響を有しています。したがって、より大規模な食事療法の変更を必要とするでしょう。

● 中間型インスリン使用者

　レクリエーション活動において、インスリンの調節はスポーツの種類に依存して幅広く変化します。短時間の活動であれば、食事療法の最小限の変更で済むでしょう。より長い時間の活動であれば、即効性のインスリンを10〜50％低下させる必要があるでしょう。長時間の持久性スポーツでは、必要とするインスリン量の減少は一般的なパワー系スポーツにおいて必要ないでしょう。いくつかのケースにおいて、激しい運動中に血糖上昇ホルモンが放出された場合はインスリン量を増加させなければなりません。また、もし朝に中間型インスリンを服用していたら、午後の運動には中間型インスリンを10〜30％低下させる必要があるかもしれません。より長い時間の運動においては、インスリン量の減少度によりますが、毎時10〜30gの炭水化物（糖質）の摂取を必要とするかもしれません。いくつかのスポーツ（たとえば、2時間続く運動強度の高いバスケットボールゲーム）において食後の運動の場合には10〜20％インスリン量を減らす必要があるかもしれません。また、特定の活動において、運動の種類によってその後中間型インスリンの

服用を就寝時刻まで減らしたほうがよいかもしれません。そして、夜食が必要となるかもしれません。

● インスリンポンプ使用者

レクリエーション的なパワー系スポーツにおいて、インスリンの調節はスポーツにより固有の特徴があります。やさしいまたは短時間の運動の場合、インスリンまたは食事療法の変更が必要ないかもしれません。チーム練習のように長時間の運動において、スポーツの時間と強度に応じて運動中に基礎インスリン注入率と同様に運動前の速効型インスリンを 10 〜 50％に低下させるべきです。しかし、インスリンの減少は一般的にパワー系スポーツの本質である強く短い時間の運動の結果としての持久性スポーツのインスリンの必要量より小さくなります。激しい運動の結果として急性的に血糖値が上昇するいくつかのケースでは、インスリンを減少させるよりもむしろ増加させる必要があるかもしれません。より長い時間の運動または強い強度の運動において基礎インスリン率と大量瞬時投与の低下によって毎時 10 〜 30 ｇの炭水化物が必要かもしれません。特定の運動において、運動後にインスリン量を 10 〜 25％減少させる必要があるかもしれません。そして、炭水化物摂取の増加または基礎インスリン注入率の減少が必要かもしれません。さらに、軽食を追加する必要があるかもしれません。

● 持続型インスリン使用者

ほとんどのレクリエーション的なパワー系スポーツにおいてインスリンの調節はスポーツに依存します。やさしいまたは短時間の運動はインスリンまたは食事を変える必要はありません。チーム練習のようなより長い時間の運動では運動前に速効型インスリンを 10 〜 50％低下させる必要があるかもしれません。しかし、インスリンの減少は一般的にパワー系スポーツの本質である強く短い運動の結果としての持久性スポーツのインスリンの必要量より小さくなります。激しい運動の結果として急性的に血糖値が上昇するいくつかのケースでは、インスリンを減少させるよりもむしろ増加させる必要があるかもしれません。より長い時間または強い強度の運動において基礎インスリン率の低下と速効型インスリン量注入時間に応じて毎時 10 〜 30 ｇの炭水

化物が必要かもしれません。特定のスポーツにおいては、さらに就寝時の持続型インスリンの量を10〜15％減少させるかもしれません。また、相当な量の筋グリコーゲンを枯渇させた運動後の夜中の低血糖症を防ぐために就寝時に軽食を必要とするかもしれません。

● 運動強度、持続時間および他の影響

努力度、持続時間、およびパワー系スポーツのタイプ（レクリエーション的か競争的か）は血糖値に大きな影響を与えます。また、試合のポジションは努力の必要性に影響を及ぼします。全体的に激しい運動（筋グリコーゲンを繰り返し枯渇させるような激しい動き）は、より劇的に血糖値を減少させます。レクリエーション的な運動は通常激しくありませんが、競争的なスポーツよりも長く行います。レクリエーション的なソフトボールは血糖値に影響を及ぼしませんが、レスリングのような激しい戦いは活動が激しく、時間が短い結果、血糖値を上昇させる原因となります。2時間におよぶバスケットボールの試合は運動直後そして一晩で相当な血糖値の低下をもたらします。

バスケットボール

バスケットボールは、シュート、パス、ドリブルのようなたくさんのストップとスタートの動き、素早く、力強い動きが必要です。その結果、有酸素性というよりは事実上非常に無酸素性の運動になります。しかし、休まず（連続的）に1時間以上運動するとき、筋グリコーゲンの消耗と血糖値の低下が起こります。また、バスケットボールは選手が適度なペースでコート上を走ったり止まったりするときは、有酸素性の割合も高くなります。試合または練習中および練習後の血糖値の低下を防ぐためにインスリンと食事の変更が必要かもしれません。

バスケットボールの練習または試合の時間と循環インスリンレベルはもっとも血糖値に影響を及ぼす要因です。インスリンの最小レベル（たとえば、最後の速効型インスリン注入後3〜4時間、早朝、またはインスリンポンプなしで）で運動することができるならば、減少した炭水化物摂取でより効果

的に血糖値を維持できます。一方で、より多くの炭水化物が必要かもしれません。もし長時間の運動をするならば、運動後の筋グリコーゲン回復は、血糖値の低下を生じさせるかもしれません。そのような場合は、炭水化物摂取の増加またはインスリンの注入の低下で補償しなければなりません。

● 競技者の例

食事、インスリン、またはその両方について、バスケットボールの試合中または試合後の血糖を維持するための実際例を示します。

● インスリンのみの変更

中間型インスリン使用者は、夕方1時間のバスケットボールのために朝の中間型インスリンを1単位（24～23単位）と夕食前の超速効型インスリンを2単位減らします。バスケットをしているときに血糖値が上昇する場合があります。そのときは低い強度の運動に落とします。長時間運動後は夕方の中間型インスリンを2単位減少させます。

ポンプ使用者はバスケットボールをするためにポンプを外します。朝に運動するようなときはしばしば運動にともない血糖値が上昇します。早朝空腹時の血糖値が100～120 mg/dlの間のときは1単位増やしてください。他のポンプ使用者は最高2時間、運動のためにポンプを外します。夕食前に通常50％インスリン量を減らしてください。また、翌朝の低血糖症を防ぐために25％インスリン量を減らさなければなりません。

● 食事のみの変更

就寝時刻のみに投与する中間型インスリン使用者が、朝に最高90分間バスケットをするとき、超速効型インスリンを追加しないで、余分な炭水化物を摂取することによって血糖値を200 mg/dlにしてから運動を開始するべきです。循環している超速効型インスリンが少ないとき、たとえ昼食の前に運動するとしても低血糖症を防ぐために余分な炭水化物を摂取しなければなりません。

● インスリンおよび食事の変更

2時間のバスケットボールの練習のために、中間型インスリン使用者は早

朝空腹時の血糖値を基に変更します。血糖が高い場合は運動の前に多少の超速効型インスリンをとります。もし低いならば、クラッカーとジュースを摂取します。練習後、血糖値が低い場合は夕食時の超速効型インスリンを1～2単位低下させてもかまいません。就寝時に、その日どれだけの活動をしたかに応じて1～4単位（22単位から）の中間型インスリンを低下させる必要があるかもしれません。

　ポンプ使用者は血糖をチェックして、インスリンを注入せずスナックを食べて、ポンプを外して、バスケットボールをします。もし、運動中血糖値が上昇するようであれば、ポンプを再装着しインスリンを注入します。通常は運動開始30分、またはそれくらいの時間は血糖値が正常値に維持されるはずです。

● 運動強度、持続時間、および他の影響
　循環インスリンレベルの影響：バスケットボールのような高強度な試合において、中間型インスリン使用者は食事前に投与した速効型インスリンのほとんどは運動中に体全体から喪失しているということを知っておくべきです。

バスケットボール

	インスリン	食事
中間型インスリン	・プレー時間の長さ、早朝空腹時血糖値、および指定された炭水化物の増加量に依存して、プレー前に20～50％速効型インスリンを減少させます。 ・早朝のプレーにおいて、その日の高インスリン抵抗性状態の結果として速効型インスリンのみ10～20％減少させます。 ・午後にプレーする予定があれば、朝の中間型インスリン（もし投与していれば）を10～20％減少させます。 ・より強いプレー後は速効型インスリンを10～20％減少させることを考慮に入れます。 ・長時間プレー後は、夜の中間型インスリンを10～25％減少させた方がよいでしょう。	・1時間あたり10～25g炭水化物摂取を増やします。 ・インスリンの低下または早朝空腹時血糖値に応じて、プレー中の炭水化物を15～30gへ増やします。 ・早朝または食事前の運動では、多少炭水化物が必要かもしれません。 ・夜間の低血糖症リスクの軽減のために、より強いプレー後には、就寝時間に軽食を食べることを考慮に入れましょう。
	・運動中は、インスリンポンプを外します。または基礎インスリン注入率を50	・循環インスリンレベルまたは早朝空腹時血糖値に応じて、1時間あたり10

インスリンポンプ	・〜75％減少させます。 ・プレーが数時間におよぶ場合は、運動前の注入量を25〜50％減少させます。 ・激しいプレーまたは長時間におよぶプレー後は、数時間（または一晩中）10〜15％基礎注入量を下げそれを維持します。	・〜30ｇの炭水化物を加える必要があるかもしれません。 ・循環インスリンレベルが低いときの運動は炭水化物を減らします（ポンプを外したとき、早朝、または最後のインスリン注入後3〜4時間）。 ・夜間の低血糖症リスクを防ぐために、長時間運動後には、就寝時間に軽食を食べます。
持続型インスリン	・食後のプレーでは速効型インスリンを25〜50％減少します。 ・早朝の運動または循環インスリンレベルが低い（最後の速効型インスリン注入後3〜4時間以上）ときは、インスリンの低下を少しにします（10〜25％）。 ・プレー後の翌朝の低血糖症を防ぐために、プレー後の夜の持続型インスリンを10〜15％減少します。	・循環インスリンレベルまたは早朝空腹時血糖値に応じて、1時間あたり炭水化物を10〜30ｇ摂取します。 ・夜間の低血糖症防止のために就寝時に軽食を食べます。

バレーボール

　バレーボールは、短く、パワフルな動き（ボールをサーブしたり打ったりすること）を含んでおり、一般的に無酸素性の運動です。全体のエネルギー消費は比較的低く、運動の強度に比例します。バレーボールの練習は、試合よりも大きいエネルギー消費を生じるかもしれません。インスリンと食事の変更点は運動の強度と持続時間によります。しかし、バスケットボールのように強度が強く、そしてコート全体で活動するものに比べると多少の変更がバレーボール際には必要です。

　運動の強度と循環するインスリンのレベルは血糖値に大きな影響を及ぼします。レクリエーション的な運動はプレーヤー全員が激しい運動というわけではないので小さい活動量であり、動いてボールを打ったりする運動は激しい活動です。もしあなたが循環しているインスリンのレベルが少ないときに運動（速効性インスリン注入、早朝、またはインスリンポンプを外してから3〜4時間後）するならば、血糖値を効果的に維持することができるでしょう。もしあるとしても炭水化物の摂取ぐらいでしょう。より活発なまたは長い運動において炭水化物摂取またはインスリン量の変更が必要となります。

●競技者の例

運動の強度および運動時の循環インスリンレベルは、バレーボールをしているときの血糖反応に大きな影響を与えることの実際例を示します。

●インスリンのみの変更

バレーボールにおいて、中間型インスリン使用者は運動前の食事時の超速効型インスリンを通常の50％だけにします。運動中必要に応じてジュースを飲みます。インスリンポンプ使用者は、運動をしている間ポンプを外してから30分ごとに血糖をチェックしてください。

●食事のみの変更

激しいバレーボールを1時間するとき、血糖値に依存して運動前に炭水化物を1～2g食べなければなりません。そして、運動後血糖値に関係なく炭水化物を最低1g摂ってください。

あまり激しくないバレーボールを1時間するとき、ポンプ使用者は基礎インスリン注入量を調節する必要はありません。しかし、炭水化物を約20g摂ってください。

持続型インスリン使用者は、夕食前のレクリエーション的なバレーボールに必要な最低限の炭水化物が必要です。試合日のインスリンは調節する必要はありません。もし、夕食後にバレーボールをするなら、夕食時に10～15gの炭水化物を余分に摂ってください。

●インスリンおよび食事の変更

中間型インスリン使用者は食事時の速効型インスリンを1～3単位減らし、その後、運動を開始する前に8～16オンス(227～454g)のジュースの摂取が必要です。他の中間型インスリン使用者は試合前に速効型インスリンを10％減らし、そしてハーフタイムに炭水化物15gを食べなければなりません。

午後の2時間の練習および週末のトーナメント試合において、他の中間型インスリン使用者は朝の中間型インスリン（30単位から）を50％まで減らします。そして、必要なら運動中にソーダ水を飲んでください。

バレーボール

	インスリン	食事
中間型インスリン	・長時間または激しいプレーをする前は、速効型インスリンを 10 ～ 25 ％減らします。 ・やさしいレクリエーション的な運動においては、多少インスリンを減らします。 ・レクリエーション的な運動において、通常夜の速効型インスリン、中間型インスリンの変更の必要はありません。 ・より激しい運動において、運動後に多少インスリンを 10 ～ 20 ％減らします。	・インスリンの減少と強度に依存して 1 時間あたりの炭水化物を 10 ～ 20 g を付加的に摂取します。 ・早朝運動または食前の運動（循環インスリンレベルが低いとき）においては多少炭水化物を補充します。
インスリンポンプ	・より活動的なプレーではインスリンポンプを外すことを考えます。 ・もしインスリンポンプを装着していれば、より競争的なプレー中は 25 ～ 50 ％基礎注入率を減らします。 ・2 ～ 3 時間のプレーにおいては、運動前のインスリンを 10 ～ 25 ％減らします。 ・レクリエーション的な運動後は正常な基礎インスリン注入率を保ちます。 ・より激しいプレーにおいて、インスリンを多少減少（10 ～ 20 ％低下）させる必要があるかもしれません。	・循環インスリンレベルおよび運動強度に依存して、1 時間あたりの炭水化物を 10 ～ 20 g 付加的に摂取します。 ・循環インスリンレベルが低いときの運動（食前または早朝）は、炭水化物摂取が多少は要求されるかもしれません。
持続型インスリン	・より激しいプレーにおいて速効型インスリンは 10 ～ 25 ％減らします。 ・早朝運動または他の時間帯で循環インスリンレベルが低いとき（速効型インスリンを投与しない状態が 3 ～ 4 時間続いたとき）はインスリンを少し減らす必要があるかもしれません。 ・やさしいレクリエーション的なプレーにおいて、速効型インスリンの減少は最小限にします。	・循環インスリンレベルまたは運動強度に依存して 1 時間あたりの炭水化物を 10 ～ 20 g 余分に摂取します。 ・早朝または速効型インスリン注入後 3 ～ 4 時間に、多少の炭水化物を補充します。レクリエーション的なプレーでは炭水化物摂取を多少増やします。

野球とソフトボール

野球とソフトボールは、通常、全力疾走して、打って、投げるような短く

激しい動作だけを必要とする無酸素性の運動です。その結果、全体のエネルギー消費はほとんどありません。しかし、これらの運動は子供が手と目の調整能や運動技能の習得のための手助けとなり、そして、全体の運動神経の発育を刺激するのに役立ちます。また、これらのスポーツ中の全体的な活動量はプレーするポジションに依存します。キャッチャーとピッチャーは、他の内野手よりも試合のほとんどの場面で動きが要求されますので、全体的に活動量が多いかもしれません。運動を補うために食事とインスリンの変更が必要ですが、これらのスポーツは生理的に非常に無酸素的なので最小限の変更ですむでしょう。運動の努力度（レクリエーション的か競争的か）、持続時間、ポジションが血糖値に影響を及ぼします。キャッチャーとピッチャーは守りの間はより活動量を必要とされますので、全体的なエネルギー消費が多くなります。連続的な運動は血糖値を減少させます。ソフトボールのようなレクリエーション的な運動は半イニングで打者をしているとき以外はすべて座っています。また他の半イニングはすべてのプレーヤーがプレーに参加しているわけではありません。反復練習を含む競争的な運動は、グルコース低下作用を有するので大きな食事の変化が要求されます。

● 競技者の例

レクリエーション的な運動は血糖の変化が小さく、長時間で、強度が高い運動は血糖の低下を引き起こすことの実例を示します。

● 食事のみの変更

中間型インスリン使用者は、血糖値に依存して運動前に炭水化物を少なくても 15 g またはそれ以上余分に摂取しなければなりません。夕食後の 2 時間の試合において、他の中間型インスリン使用者は、夕食に通常、炭水化物 30 g を加えます。そしてその後、運動前、中、および後に血糖を測ってください。

● インスリンおよび食事の変更

週に一度の 90 分間のソフトボールにおいて、中間型インスリン使用者は、インスリンまたは食事を変更する必要はありません。他の中間型インスリン使用者は、必要に応じて速効型インスリンを 1 単位減らすか、200 kcal の軽

食を摂取します。他の中間型インスリン使用者は、午後に野球の練習があるときは運動の前のインスリンの調節をする必要はありません。しかし、練習後の夜、または試合後の夜は超速効型インスリンを1単位減少させます。低血糖を防ぐために運動中、ジュース、ソーダ水、グルコース・タブレット、およびキャンディーを利用して血糖値を保持します。もし、就寝時刻に血糖が 90 mg/dl 以下であったならば、炭水化物とタンパク質を含む軽食を摂取します。

ポンプ使用者は、運動する予定があれば食事時の超速効型インスリンを 2.0 単位〜 1.7 単位まで減少させます。運動開始前の血糖値を 140 mg/dl 以上にし、運動中は 10 〜 20 分でスポーツドリンクを摂取します。

● 運動強度、持続時間、および他の影響

運動強度の影響：夏にソフトボールをするポンプ使用者は、インスリンまたは食事を調節しません。激しい運動のときは、ごく希に血糖値の上昇が実際に生じるかもしれません。

プレーするポジションの影響：野球において、インスリンポンプ使用者はプレーするポジションでの運動の長さおよび強度に応じて、基礎インスリン注入率を 30 〜 35 ％低下させる必要があるかもしれません。キャッチャーはもっと低下させます。血糖値が 120 mg/dl またはそれ以下のときは試合中にスポーツドリンクを飲んでポンプを外します。

野球とソフトボール

	インスリン	食事
中間型インスリン	・チーム練習のようなより激しく長い運動のときは、速効型インスリンを 10 〜 20 ％減らします。 ・循環インスリンレベルが低いとき（最後の速効型インスリン注入の 3 〜 4 時間以上後）多少の変更が運動時に必要かもしれません。	・長時間プレーにおいて、速効型インスリンの低下に依存して炭水化物摂取を 5 〜 15 g 増やします。 ・インターバルランニングや他の活動を含むチーム練習において 10 〜 30 g の炭水化物を摂取します。
インスリンポンプ	・チーム練習のようなより激しく長い運動のときは、運動前のインスリン注入とプレー中の基礎注入量を 10 〜 15 ％減らします。	・より高強度または長時間運動において炭水化物摂取を 5 〜 15 g 増やします。 ・かなりのランニングおよび運動を含むチーム練習において 10 〜 30 g の炭水

	・ほとんどの運動の場合は基礎注入率だけ変更すれば十分です。	化物を補充します。
持続型インスリン	・練習のようなより激しく長い運動のときは、運動前の速効型インスリンを10～15％減らします。 ・循環インスリンレベルが低いとき（最後の速効型インスリン注入後3～4時間以上）運動前の速効型インスリンを減らします。	・高強度または長時間の練習において、炭水化物を5～15ｇ補充します。インターバルランニングまたは他のかなりの運動を含む練習において炭水化物を10～30ｇ補充します。

フィールドホッケー

　フィールドホッケーは、プレーするポジションによって、ストップとスタートといった運動と長時間激しい動作を行うので、無酸素性と有酸素性の両方を含んだ性質をもっています。つまり、フィールドホッケーは、筋グリコーゲンと血糖を消費します。持久性運動と比較するとそれはサッカーに似ています。そして、そのプレーは有酸素性運動の性質を含んでいます。もちろん、プレーするポジションによって全体的な運動強度は大きく異なります（たとえば、ゴールキーパーはフィールドプレーヤーより動きません）。試合のポジションによってインスリンと食事の変更が必要かもしれません。

　フィールドホッケーの持続時間、強度、および循環インスリン濃度が血糖反応に影響を及ぼします。プレーが長引くと筋グリコーゲンと血糖値が低下しますので、炭水化物摂取の増加とプレー前および後のインスリン注入のバランスを取ることが要求されるでしょう。ポジションは主にプレーの強度を決定します。ポジションは連続的な走りも単発的な走りもどちらも含んでおり、ミッドフィルダーはゴールキーパーよりも食事量増加とインスリンの低下が必要とされるでしょう。練習中は、すべてのチームのメンバーが連続的に走ります。または、シュートを練習するならば、ポジション間での運動強度は同一になります。フィールドホッケー中の選手の循環インスリン値は炭水化物の摂取の必要性を決定しています。もし速効型インスリンを練習、または試合1～2時間前に打つと、血糖値を基礎レベルより低下させる傾向があります（たとえば、速効性インスリン注入の3～4時間後または次の食事

のとき)。フィールドホッケーのシーズンでは、オフシーズンより基礎インスリン注入量(中間型と遅効性インスリン、またはインスリンポンプの基礎インスリン注入率)を減らす必要性があるかもしれません。

● 競技者の例

インスリンポンプ使用者は週に一度 1 時間のフィールドホッケーをします。この運動のためにインスリンポンプを外します。それを再装着したときに、インスリンを 2 単位与えます。プレー前に余分な食事を取る必要はありません。しかし、プレー後に炭水化物を 15 g 摂取します。トーナメントのときは、試合と試合の間にインスリンポンプを装着します。

練習および試合において持続型インスリン使用者は 2 〜 3 単位の超速効型インスリンを減らします。シーズン中の持続型インスリン注入量は、朝、夕食時の両方とも減らします。必要に応じて軽食を食べます。

フィールドホッケー

	インスリン	食事
中間型インスリン	・朝の試合または練習において、朝食前の速効型インスリンを 20 〜 30 ％減らします。 ・午後の練習または試合において、朝の中間型インスリンを 10 〜 25 ％減らします。または速効型インスリンを 20 〜 30 ％減らします。 循環インスリンレベルが低い(食事前)ときの練習または試合において、多少治療法を変更します。 ・長時間または高強度運動後において、次の食事の速効型インスリンの 20 〜 30 ％の減少と夜の中間型インスリンを 10 〜 20 ％減少することを考慮します。	・インスリンの低下と運動の強度に応じて、1 時間あたり 15 〜 30 g の炭水化物摂取を追加します。 ・夜間の低血糖症防止のために就寝時に軽食を食べます。
	・フィールドホッケーの練習または試合中において、運動の長さおよび強度に応じて、インスリンポンプの基礎注入率を 25 〜 100 ％減らします。 ・1 時間と長いゲームのためにより継続的にランニングをするミッドフィルダーは、ゴールキーパー(25 ％)より大	・運動のレベルとインスリンの低下に応じて、1 時間あたり 15 〜 30 g の炭水化物摂取を追加します。 ・長時間または高強度の運動後、特に、基礎インスリン注入率を変化させていなければ、夜間の低血糖症防止のために就寝時に軽食を食べます。

インスリンポンプ	・きく減らす（50～75％）必要があるかもしれません。 ・プレー前の速効型インスリンの投与量は、20～40％以上低下させます。 ・多少の変更は、循環インスリンレベルが低いとき（食前）に必要かもしれません。 ・長時間または高強度の運動後、基礎インスリン注入量を10～15％減らすのと同様に、次の食事での速効型インスリンを20～30％減らすことを考慮に入れます。	
持続型インスリン	・フィールドホッケーの練習と試合において、速効型インスリンを20～30％減らします。 ・多少の変更は、循環インスリンレベルが低いとき（食前）に必要かもしれません。 ・長時間または高強度の試合または練習において、次の食事での速効型インスリンを20～30％減らし、夜の持続型インスリンを10～15％減らします。	・運動の活動度およびインスリンの低下に応じて、1時間あたり15～30gの炭水化物摂取を追加します。 ・夜間の低血糖症を防ぐために、特に長時間または高強度運動後において、夜に軽食を食べることを考慮します。

ラクロス

　ラクロスは、プレーするポジションによって、ストップとスタートといった運動と長時間激しい動作を行うので無酸素性と有酸素性の両方を含んだ性質をもっています。つまり、ラクロスは筋グリコーゲンと血糖を消費します。ポジションは体全体の活動に大きな影響を与えます。ゴールプレーヤーは、フィールドプレーヤーよりも走る距離は短い。守備位置は食事やインスリンの変更を決定するでしょう。総合的で具体的な説明は「フィールドホッケー」の項を参照してください。

アメリカンフットボールとラグビー

　アメリカンフットボールとラグビーは、無酸素性です。アメリカンフットボールはほとんど10～20秒間のプレーであり、そして、オフェンスライン

またはデフェンスラインでの押し合い、ボールのスローイング、ポジションへの全力疾走、ボールを取り合うパワフルな動き、またはブロックなどの力強い動きがプレー中生じます。練習は活動の種類によって変わりますが、より長い時間の運動は試合より血糖値の低下を大きく引き起こすかもしれません。特にベンチウォーマーはそうです。プレーするポジションが活動的かどうかに関係なく、練習またはゲームではインスリンまたは食事の変更を決定します。これらの種目をレクリエーションとして行う場合は、走ることを要求されます。しかし、競技として行う場合より激しくないために多少食事の変更が必要かもしれません。

　異なる要因は、スポーツへの血糖反応に影響を及ぼします。あなたがプレーするポジションは活動の種類に大きな影響を及ぼします。より走ることを要求されるポジションのプレーヤー（ワイドレシーバー、ランニングバック、ディフェンシブバック）では、ブロックやトライをする無酸素性の仕事をするプレーヤー（オフェンシブおよびディフェンシブラインマン）よりも筋グリコーゲンを消費します。より長い時間のランニングは、血糖値を低下させるかもしれません。活動後の筋グリコーゲンの消費は、すべてのプレーヤーにおいて運動後のインスリンの低下と炭水化物の摂取が要求されるかもしれません。練習と試合では、エネルギー消費や血糖値が異なります。より長い時間プレーする傾向がある練習では、激しいゲームより血糖値を大きく低下させる原因になります。特にシーズン前の１日２回の練習は、シーズン中、短く簡単な練習によって大きな食事の変化を生じさせます。ランニングが多くなるレクリエーション的なプレーにおいては、通常、強度が低く短いので食事の変化は小さくなります。

●競技者の例

　レクリエーション的なプレーは、大学または競技的レベルのプレーより食事の変化が完全に異なることを示します。

●食事のみの変更

　英国のラグビーの練習と試合において、中間型インスリン使用者は練習および試合後の炭水化物摂取を増やします。練習は午後６時30分〜８時まで

なので、朝の中間型インスリンと速効型インスリンから練習前の循環インスリン値を最小限にします。練習後に夜のインスリンを注入し、夕食を食べます。練習後の食事は、試合後より長時間でしかも強度が高い練習の後でより多く摂ります。

● インスリンおよび食事の変更

　大学のフットボールに参加している中間型インスリン使用者：夏のシーズン前の練習（1回3時間、1日に2回）において、朝の中間型インスリンを5単位（8から3単位）減少し、速効型インスリン（通常は2単位）は必要としません。練習中はスポーツドリンクを飲み、必要に応じてキャンディーを舐めます。一日に20～30回に血糖値を検査します。それをする際に、180 mg/dl 以上に上げておくことが練習中の低血糖症を防ぐこととなるでしょう。また、就寝時刻の中間型インスリンを1単位（8から7単位）減少します。シーズン中の練習（1日3時間、週5回の練習）および週末の試合において、朝の中間型インスリンを3単位減少し、速効型インスリンを1単位与えます。練習前に血糖値を測定し必要に応じて15～30 g の炭水化物を摂ります。シーズン前の強度の低い練習時は、夜と就寝時のインスリンは通常通りにします。

　ラグビーの練習と試合において、他の中間型インスリン使用者はプレー前の速効型インスリン注入を1～2単位減らします。そして必要に応じて炭水化物を摂取します。運動中すぐ食べられるようにジュースとチョコレートバーを準備しておきます。レクリエーションとしてのフットボールの場合、ポンプ使用者はプレー中、ポンプを外し、血糖値を維持するために必要に応じてスポーツドリンクを飲みます。

アメリカンフットボールとラグビー

インスリン	食事
・午後2～3時間の練習において、速効型インスリンを25～50％減らすか、朝の中間型インスリン25～50％減らします。 ・短時間または低強度の練習において、イ	・インスリンの減少と練習の強度に依存して、1時間あたり15～45 g の炭水化物を補充します。 ・遅発性低血糖症を予防するために炭水化物を摂取します。

中間型インスリン	ンスリン量を 10 ～ 30 ％減らします。循環インスリンレベルが低いときの練習（朝に中間型インスリンを投与しなかったときの夕食前）において、食事時のインスリン量は最小限の減少です。 ・長時間または高強度練習または試合後の夕食前（速効型インスリン）と夕刻または就寝時のインスリン（中間型インスリン）を 10 ～ 30 ％減らします。	
インスリンポンプ	・2 ～ 3 時間の午後練習において、基礎インスリン率を 25 ～ 50 ％減らします。 ・長い時間ポンプを外す場合、少なくても 1 時間ごとに血糖値をチェックし、血糖値の顕著な増加のときはポンプの再装着とインスリンの投与が必要とされるでしょう。 ・食後の 2 ～ 3 時間以内の練習または試合において、食前のインスリン量を 25 ～ 50 ％減らします。 ・短時間または低強度運動または最後のインスリン注入後のとき、直前のインスリン注入は最小限の減少です。 ・循環インスリンレベルが低いとき、練習中（最後の投与後 3 ～ 4 時間）のインスリンは最小限の変化です。 ・高強度または長時間の練習または試合後数時間において、基礎注入率は、10 ～ 20 ％の低い状態を維持（一晩中の可能性もある）します。 ・遅発性低血糖症の予防のために激しいプレー後は、夕食前のインスリン量を 10 ～ 30 ％減らします。	・インスリンの減少と練習の強度に応じて、1 時間あたり 15 ～ 45 g の炭水化物を補充します。 ・インスリンの減少に応じ、遅発性低血糖症を予防するためにプレイ後と可能なら就寝時に炭水化物を摂取します。
持続型インスリン	・2 ～ 3 時間の午後練習において、朝の持続型インスリンを 0 ～ 25 ％減らします。 ・炭水化物摂取の変更に応じて、昼食前の速効型インスリン 25 ～ 50 ％減らします。 ・循環インスリンレベルが低いときの練習において（速効型インスリンの最後の注入 3 ～ 4 時間後）、食後のインスリンは最小限の減少です。 ・遅発性低血糖症の予防のために、長時間の練習または高強度の練習や試合後の夕食前のインスリンを 10 ～ 30 ％減らします。	・インスリンの減少と練習の強度に応じて、1 時間あたり 15 ～ 45 g の炭水化物を補充します。 ・短時間または低強度の練習において、インスリンの減少は最小限であり、また、炭水化物摂取は最小限の増加です。 ・低血糖症の予防のために運動中および運動後（可能なら就寝時）に必要に応じて炭水化物を食べます。

体操

　体操は、練習と競技の両方とも短時間に強力な動きを必要とします。この競技の大半は有酸素性ではなく、長時間ではありません。エネルギーは速効性（ATPとCP）のものと他の無酸素性のエネルギー（筋グリコーゲンと乳酸系）から供給されます。長くなる練習は血糖値を低下させますが、ほとんどの体操の活動は、短く強度が高い運動の結果としてインスリンと食事の変更は最小限になります。

　体操をしているときが、血糖値にもっとも大きな影響を及ぼします。体操をしているときのいくつかの短い決まりごとをすることは最小限の影響ですむかもしれません。2～3時間の練習は、総活動量が大きいことと筋グリコーゲンの消耗の結果として血糖値を低下させる効果をもっているでしょう。

● 競技者の例

　中間型インスリン使用者は1週間に8～14時間体操に参加します。練習の前後で炭水化物の摂取を増やしますが、インスリンを調整する必要はありません。朝食と夕食（中間型インスリンと速効型インスリン使用者）の前にインスリンを注入するだけです。

体操

	インスリン	食事
中間型インスリン	・午後練習において、朝の中間型インスリン（もし投与していれば）を10～20％減らします。 ・もし食事に続いて運動するときは速効型インスリンを10～20％減らします。 ・夜の中間型インスリンは同量を維持します。非常に高強度の練習においては、夜の注入量を10～20％減らすことを考えます。	・循環インスリンレベルに応じて長時間の体操練習のために1時間あたり10～25g炭水化物摂取を増やします。 ・最後の食事の後3～4時間以上の運動のために炭水化物は最小限摂取します。 ・高強度の練習後の就寝時に軽食を食べます。
	・運動強度および持続時間に応じて、体操の練習中の基礎インスリン率を10～50％減らします。 ・短い演技中はポンプを外します。	・インスリンの変化に応じて長時間の体操練習のために1時間あたり5～15g炭水化物摂取を増やします。 ・最後のインスリン投与後3～4時間の

インスリンポンプ	・もし長時間ポンプを外すときは、血糖値を厳格にモニターし、血糖値が顕著に増加する場合はインスリンを投与するためにポンプを再装着します。 ・食後の体操運動のためにインスリン量を10～20％減らすことを考慮します。 ・長時間または高強度練習の明朝までの基礎インスリン率を10～15％減らします。	ようなインスリンのレベルが減少しているとき、炭水化物は最小限の増加をします。 ・非常に高強度または長時間の練習後には、就寝時に軽食を食べます（もし基礎インスリン量が減少していなければ）。
持続型インスリン	・もし食後の運動であれば、速効型インスリン量を10～15％減らします。 ・練習が異常に長時間および高強度運動でなければ持続型インスリンを同量に維持します。これらのケースにおいて低血糖症の予防のために夜のインスリン量を10～20％減らすことを考慮します。	・かなり激しい体操練習のためには1時間あたり5～15ｇ炭水化物摂取を増やします。 ・インスリンレベルの低下、または、もし体操の練習中に生じる循環インスリンレベルが低いときは炭水化物を最小限増やします（最後の速効型インスリン投与後、3～4時間）。 ・非常に高強度または長時間練習後の就寝時には、軽食を食べます。

陸上競技

　陸上競技の大半の種目は、短時間に最大に近い筋収縮（砲丸投げのような）または体全体で最大に近い努力（幅跳びまたはスプリントのような）を必要とします。これらの種目は、無酸素性のエネルギー源だけを使います。800ｍ走のような、より長いトラック種目は、乳酸系からより多くのエネルギー生産を必要とする無酸素性の種目です。2分以上走る種目は、有酸素性のエネルギー源がより大きい割合を占めています。トラック練習は、長距離走をまたはインターバル走を含んでいる場合がありますので、トラック短距離種目の競技者より生理的において有酸素的かもしれません。インスリンまたは食事の変更は、有酸素性運動の継続期間で決定されて、無酸素性の種目では変更する必要はありません。

　血糖値は、練習中または競技会中より、筋グリコーゲンが回復する練習後または競技会後で低下する傾向があるかもしれません。競技種目の強度と簡潔さは血糖値の維持に対して考慮しなければなりません。長時間運動（競技会に比較して）の練習中および練習後の両方とも血糖値の維持のために食事

の変化が必要かもしれません。

● 競技者の例
陸上競技の競技会、または練習のために食事の変化が要求されるタイプを以下に示します。

● インスリンのみの変化
持続型インスリン使用者は、通常、陸上競技の練習および競技会のためインスリンを調整しません。しかし、シーズン中は朝と夜の両方とも持続型インスリンを減らします。必要に応じて軽食を食べます。

● 食事のみの変更
持続型インスリン使用者は、血糖値が 120 mg/dl でトラック練習を開始するのがベストです。血糖値がそれより低いならば、グラノーラ・バー、スポーツドリンク、またはジュースを飲みます。午後の遅くに循環インスリンレベルが低いとき、練習の前にインスリンの調節は行いません。

● インスリンおよび食事の変更
中間型インスリン使用者は、午後の 2 時間の練習と競技会において、朝の中間型インスリンを最高 50 %(30 単位から)減らします。必要に応じて練習中にソーダを飲みます。また、1 単位速効型インスリンを減らすかもしれません。

陸上競技

	インスリン	食事
中間型インスリン	・午後の練習において、朝の中間型インスリン（もし投与していれば）を 10 〜 20 %減らします。 ・もし食事に続く運動であれば速効型インスリンを 10 〜 20 %減らします。 ・最後の速効型インスリン注入後 3 〜 4 時間以上のときの血糖値はより安定を維持するでしょう。 ・ほとんどの種目が短時間で高強度の運動の結果として競技会においては最小限の治療の変更です。	・短時間および高強度の運動において、炭水化物摂取は最小限の変更です。 ・長時間の練習において、1 時間あたり 10 〜 15 g 炭水化物摂取を増やします。

インスリンポンプ	・運動強度および持続時間に依存して、練習中の基礎インスリン率を10〜50％減らします。 ・短い種目において、ポンプを完全に外します。 ・もし1時間以上ポンプをオフにしていた後に血糖値が顕著に増加し始めたら、インスリンを投与するためにポンプを再装着します。 ・食事に続く陸上競技の運動においては速効型インスリン量を10〜20％減らします。 ・短時間および高強度の運動としての競技会においては最小限の治療の変更をします。	・短時間および高強度の運動において、炭水化物の増加は最小限です。 ・インスリンの減少に応じて、長時間の練習中は、1時間あたり10〜15g炭水化物摂取を増やします。
持続型インスリン	・もし食後の運動であれば、速効型インスリンを10〜20％減らします。 ・短時間および高強度の運動としての競技会においては最小限の治療の変更をします。	・インスリンレベルの低下または循環インスリンレベルが低いときの練習では、炭水化物の増加は最小限にします。 ・必要に応じて長時間の練習のために、1時間あたり10〜15g炭水化物摂取を増やします。

アイスホッケー

　アイスホッケーは、他のポジションへ素早く移動したり、パックを打ったりするようなほとんどが短く力強い動作を含んでいます。しかし、一回に長い時間プレーすると血糖値と同様に筋グリコーゲンの顕著な消耗が起こります。インスリンと食事の変更はプレーの強度と持続時間に応じて必要です。練習は試合と比較して強度が低いもののプレー時間が長くなるため、インスリンと食事の変化が要求されます。アイスホッケーの練習や試合は普通でない時間（早朝練習や遅い時間に行われる試合）にしばしばあるので、インスリンや食事の変更に困難を生じます。

　試合中または練習中の循環インスリンレベルは、血糖値に影響を及ぼします。もし最小限のインスリンレベル（速効性インスリン注入3〜4時間後、早朝、またはインスリンポンプを外した状態）で運動することができるようなら、最小限の炭水化物摂取で血糖値を維持することができます。さもなければ、もっと炭水化物摂取を必要とするでしょう。長時間プレーするとき、

筋グリコーゲンの消耗に続いて低血糖になるかもしれません。そのときは、炭水化物摂取またはインスリン低下によって回復させなければなりません。

●競技者の例

アイスホッケーに参加するのには、時間帯によって治療法を変更する必要があることの実例を示します。

●インスリンのみの変化

60～90分間のホッケーにおいて、中間型インスリン使用者は運動前の超速効型インスリンを40％低下させます。また、運動前の中間型インスリンを制限して、運動後に中間型インスリンを加えてもかまいません。

●インスリンおよび食事の変更

アイスホッケーの練習と試合両方に参加する中間型インスリン使用者は、通常、インスリン量は低下させ、スポーツドリンクを飲みます。運動後に"Sport Boost"（現在、日本では発売されていない）を1～2缶飲みます。

●運動強度、持続時間、および他の影響

中間型インスリン使用者は、試合または練習にかかわらずその日のプレーする時間によってマネージメントを変えます。特定の時間の激しいプレーは血糖値が上昇します。もし食後すぐに（2時間以内に）運動する場合は、食前の速効型インスリン注入を数単位減らします。もし、午後9時以降の遅い時間に試合があるならば、夕食前のインスリンは同じであるが就寝時の中間型インスリンを7単位かそれ以上減らします。早い時間と遅い時間のゲーム（午後5時と午後9時）において、食前の速効型インスリンと就寝時の中間型インスリンを5単位減らします。夕方のみの練習の場合は、就寝時の中間型インスリンを2～3単位減らします。

練習時間の影響：中間型インスリン使用者は、プレーする時間帯やプレーするときの血糖値によってインスリン量を調節します。75分間以上続く朝のアイスホッケーの練習においては、就寝時の中間型インスリンを3単位（16から13単位）減らします。練習前に血糖値を検査し、血糖値が高けれ

ば超速効型インスリンを1〜5単位投与します。もし血糖値が160 mg/dl以下であれば練習前に軽い朝食を食べ、練習後通常の朝食を食べ、もし必要なら超速効型インスリンで調節します。午前中または午後にプレーするならば、通常インスリンを変更する必要はなく食事のみで調節します。もし夜にプレーするならば、プレー前に軽食を食べ、プレー後夕食を食べ、夕食時に超速効型インスリンを調節します。遅い時間のアイスホッケーにおいて、夕食前の超速効型インスリンを減らし、就寝時に軽食を食べ、就寝時の中間型インスリンを3単位減らします。不規則なスケジュールのトーナメントにおいては、中間型インスリンと超速効型インスリン両方を減らします。そして頻繁に血糖値を計り、より炭水化物を摂取します。

アイスホッケー

	インスリン	食事
中間型インスリン	・午後の練習のために朝の中間型インスリン、または昼食時の速効型インスリンを25〜50％減らします。 ・夜間練習のために夕食前のインスリンを同量減らします。 ・早朝ホッケーのために運動前のインスリンを10〜25％減らします。 ・遅い時間の長時間プレー後は夜の中間型インスリンを10〜25％減らします。	・インスリンの減少に応じて1時間あたり10〜15g炭水化物を消費します。 ・早朝運動または食前の運動において炭水化物をわずかな量食べます。 ・夜間の低血糖症のリスクを軽減するために、特に遅い時間の長時間運動後においては、就寝時に軽食を食べます。
インスリンポンプ	・運動中はインスリンポンプを外すか、または基礎率を50〜75％減らします。 ・もしプレーする時間が2〜3時間以内であれば運動前の投与量を25〜50％減らします。 ・遅い時間の長時間プレー後は、一晩中基礎率を10〜20％減らします。	・循環インスリンレベルおよび運動強度に応じて、1時間あたり15〜30gの炭水化物を消費します。 ・循環インスリンレベルが低いとき（早朝の食事前）の運動は炭水化物摂取を減らします。 ・長時間運動後の就寝時の軽食は夜間の低血糖症のリスクを軽減します。
持続型インスリン	・食後の運動において、速効型インスリンを25〜50％減らします。 ・早朝運動においてはインスリン量の減少はわずかにします。 ・長時間プレー後は夜の持続型インスリンを10〜15％減らすことを考慮します。	・循環インスリンレベルおよび運動強度に応じて、1時間あたり15〜30gの炭水化物を消費します。 ・最後の速効型インスリン投与後の早朝または数時間後の運動のために炭水化物摂取を減らします。 ・夜間の低血糖症を防ぐために就寝時に軽食を食べることを考慮します。

水球

　水球は、通常有酸素性と無酸素性の運動の両方の性質を持っております。特に競技中はそういう特性があらわれます。全体的にこのスポーツは、身体を水上に保持するため、連続した動きを必要とするので有酸素性の要求が高くなります。プールの端から端まで移動するとき、より高いスプリントをするとき、またはボールを投げるときは無酸素性の運動となります。水球のトレーニングは、ショートスプリントと同様に長い距離を泳ぐことを要求されます。インスリンと食事の変更の勧告は第7章の水泳の項を参照してください。そして、より強度の高い水泳の解説と競技者例を確認してください。

パワーリフティング

　パワーリフティングは、10秒以下の最大運動のためにフォスファーゲン系のような短時間のエネルギー源に依存します。パワーリフティングそれ自体は、血糖に与える影響は最小限になります。長時間行うトレーニングは、高負荷ウエイトトレーニングに似ています。このトレーニングの結果として生じる筋量の増加は、体全体のインスリン感受性の増加が起こり、インスリンの減少が要求されるかもしれません。特に、高強度運動後の食事の変化については、第9章のウエイトトレーニングの項を参照にしてください。

レスリング

　レスリングは、短くパワフルな筋収縮を要求するので生理的に非常に無酸素的になります。レスリングの練習は試合よりも血糖値に対して大きな影響を及ぼすかもしれません。レスリングは運動時間が短いものの非常に高強度です。レスリングの試合では、血糖値の維持のために多少食事の変更が必要かもしれません。長くなるレスリングのトレーニングでは、短くて高強度の運動の繰り返しにより、大きな食事の変更が要求されるかもしれません。

●競技者の例

中間型インスリン使用者が大学レスリングの NCAA 一部リーグに参加しています。シーズン中、1日に2〜3時間、週6回練習しますが、運動前の超速効型インスリンと速効型インスリンを組み合わせで2〜3単位減らし、運動開始時の血糖値に応じて炭水化物を摂取します。

レスリングにおいて、ポンプ使用者はポンプを外します。運動前の食事時の超速効型インスリンを2から1.7単位に減らします。そして、運動中は10〜20分間隔でスポーツドリンクを飲みます。血糖が 140 mg/dl 以上で運動を開始するべきです。

レスリング

	インスリン	食事
中間型インスリン	・レスリングの試合への参加において、インスリンの変更は最小限です。 ・長時間練習の前は速効型インスリンを10〜20％減らします。 ・午後の練習において、朝の中間型インスリンを同量減らします。 ・長時間または高強度練習後は就寝時の中間型インスリン量を10〜20％減らす事を考慮します。	・長時間練習のために炭水化物摂取を1時間あたり15g増やします。 ・余分な炭水化物摂取と同様に午後練習の前に軽食（10〜15gの炭水化物を含む）を食べる事を考慮します。 ・より長い運動後は明朝までの低血糖症予防のために就寝時に軽食を食べます。
インスリンポンプ	・レスリング競技中の血糖は、試合中インスリンポンプを取り外すことによって簡単に維持する効果があるでしょう。 ・長時間練習は、インスリン量の10〜20％の減少が要求されるかもしれません。 ・長時間練習中においてポンプは外すか、または練習中と練習後1〜2時間は基礎率を25〜50％減らします。 ・もしポンプを外し血糖値が上昇する場合は、再装着し、そしてインスリンを少量定期的に投与します。 ・激しい運動後に食事を摂取するためにインスリンは少量与えます（10〜20％減らす）。 ・特にグリコーゲンが枯渇するような運動後においては、明朝までの基礎率を少しだけ減らすことを考慮します（10〜15％）。	・運動後は炭水化物摂取を1時間あたり15g増やします。 ・遅発性低血糖症予防のために食事に続いて炭水化物を付加します。 ・より長い運動後は就寝時軽食を余分に食べることを考慮します。

持続型インスリン	・血糖は短時間高強度運動中において程々に維持されるので、レスリングの試合への参加のためにインスリンの変更は最小限にします。 ・長い練習において速効型インスリンは10〜20％減らします。 ・もし練習が長くなれば、食後の速効型インスリンを10〜20％減らします。 ・中等度運動において持続型インスリンの変更は通常必要ありません。特に長時間または高強度運動後は夜の量を10〜15％減らすことを考慮します。	・循環インスリンレベルに応じて運動中1時間あたり15gの炭水化物摂取を増やします。 ・夜間の低血糖症予防のために食後と就寝時において炭水化物を摂取します。

　糖尿病を有する多くの人々が、レクリエーションとしてのソフトボールから、大学のバスケットボール、プロのアメリカンフットボールにいたるまで様々なパワー系スポーツに参加しています。参加するスポーツの強度や持続時間などをいくつかを考慮すれば、パワー系スポーツをする間血糖値を効果的に維持することができます。

第9章

フィットネス運動

本章を読んでいるあなたはフィットネスクレイジーの一員にちがいありません！　エアロビクス・ダンスクラスに参加したり、武術を学んだり、ウエイトトレーニングでポンプアップ（筋肉を盛り上げる）をしたり、ステアマスターで限界に近づこうとするのは、あなただけではありません。私たちは競技に合わせて整えられた身体を求めているし、それを得るためにどれくらい汗をかかなければならないかも知っています。身体上、すべての人々の健康利益と糖尿病の人々の付加利益は同じです。これらの利益は、第１章で記述されています。糖尿病を発症していることはカウチポテトであるあなたの弁解ではなく、定期的に運動するあなたの弁解であるべきです。そこで適当な運動を選んでみます。ヘルスクラブまたはフィットネスクラブでは、本章にリストされたほとんどの運動に参加することができます。これらの運動は、エアロビクス・ダンスとステップ・エアロビクス、アクアビクス等いろいろな有酸素運動マシン（トレッドミル、ステアマスター、エリプティカルストリーダー、ステーショナリーサイクル、ノルディックトラックとローイングマシン）、歩行と競歩、ウエイトとレジスタンスサーキットトレーニング、武術（空手、柔道、テコンドーとカンフー）、ボクシング、キックボクシング、そしてヨガとストレッチを含んでいます。

　フィットネス運動は、消費エネルギーと供給エネルギー系に関して大きく異なります。エアロビクス・ダンスは主に有酸素運動ですが、ストレッチと同様に筋収縮等の強化要素を含んでいます。いくつかの武道は、短時間の激しい運動に含まれるかもしれません。ステーショナリーサイクルまたはローイングマシンのような有酸素運動の器械は、運動の強度と持続時間にともない有酸素運動と無酸素運動をもたらします。様々なエネルギー系の説明と運動のタイプによって使われるエネルギー源等については、第２章を参照してください。

一般的な推奨事項

　本章はフィットネス運動のために一般的な推奨事項を提供します。各々の特定の運動のために、一般的な推奨事項としてインスリンに特定の変化がある人々の実際例と、運動のタイプとインスリン治療に応じた食事についてま

とめました（中間型インスリン、インスリンポンプ、そして、持続型インスリン使用者）。経口血糖降下薬を使用している場合は特にまとめていませんが、食事の変更については本章の一般的な推奨事項を利用することができます（特に中間型インスリン使用者のために）。血糖値が正常範囲のときは、おおよその目標として利用できます。また、血糖が上昇するとき、食事の摂取量を減らす必要があります。一方、フィットネス運動への定期的参加は、体脂肪の減少、筋肥大および血糖コントロールの改善をもたらします。これらの身体変化はインスリン感受性を改善させる可能性を有し、そしてインスリンまた経口薬の必要性を低くするでしょう。かなり容易なガイドラインのいくつかによってインスリンを減らすことができる間は、医師のアドバイスだけに従って薬の投薬量の調整を行わなければなりません。インスリンと経口血糖降下薬の様々なタイプの作用の詳細については、第3章を参照してください。

　運動は、ヨガのような低強度運動から激しいウエイトトレーニングやキックボクシングのような比較的短時間の運動、および競歩やステーショナリーサイクルのような持久的な運動まですべてを含んでいます。これらの大多数はさながら有酸素系を利用している持久性運動です。

●一般的なインスリンと食事の変更
●中間型インスリン使用者
　食後に持久性フィットネス運動をする場合、運動の強度と持続期間に従い、速効型インスリンの投与を10〜50％減らす必要があるでしょう。また、インスリンの減少に従い、毎時10〜30gまで炭水化物（糖質）摂取量を増やす必要があるでしょう。もし朝に中間型インスリンを投与するならば、午後に運動するため、中間型インスリンの投与を10〜30％減らすか、あるいは10〜15gの炭水化物の軽食を食べます。もし循環インスリン値が低い（速効型インスリンの最後の注射後3〜4時間、特に就寝時に中間型インスリンを投与する）ときに運動すると、インスリンの減少がなければ炭水化物の摂取を少し増加させるだけで十分かもしれません。中間型インスリンの就寝時投与量の変更は、通常これらの大部分の運動に対して必要ありません。最小限の変更が、ウエイトトレーニングまたはストレッチに対して必要です。

● インスリンポンプ使用者

　多くの運動で、25 〜 100％の基礎インスリン値の減少は低血糖あるいは炭水化物摂取の追加を防ぎます。食後の運動において、食事の際に10 〜 50％投薬を減らし、運動の強度、持続時間および炭水化物の増加に従い運動中の基礎注入率を減らします。そして、適切にインスリンを減少しなければ、炭水化物消費を毎時10 〜 30 g かそれ以上に増やす必要があるでしょう。フィットネス運動の後では、一晩中、基礎注入率の変更は必要としないでしょう。これらの勧告は、ウエイトトレーニングまたはストレッチ運動の大部分にはあてはまりません。なぜなら、これらには、最小限の治療の変更を必要としているからです。

● 持続型インスリン使用者

　インスリン減少に従い、毎時10 〜 30 g 炭水化物摂取を増やすと同様に食事の管理を十分に行っているとき、運動前に一般的な速効型インスリン投与量を10 〜 50％下げることができます。より遅い運動の場合（最後の速効型インスリン注射の3 〜 4 時間以上後）、より低い循環インスリン値のための炭水化物摂取の少ない増加分だけで（最高15 g の追加）、インスリンの変更をしなくてもよいでしょう。通常これらの運動後に持続型インスリン投与量を変更する必要はありません。ウエイトトレーニングまたはストレッチのための調節は必要としないでしょう。

● 強度、持続時間および他の影響

　運動する時間、運動強度、持続期間と開始時の血糖値が、フィットネス運動における血糖反応に対して最も大きい影響を持ちます。より長い運動は、短い運動より一般的にグルコース還元機能が増します。そして、運動を続けている間や後に低血糖症を防止するために、大きな治療の変更を必要とする可能性があります。高強度運動は、より効果的に初期の血糖値を維持するかもしれませんが、遅発性の低血糖症は運動後の筋グリコーゲン補充のために大きいリスクもたらします。インスリン抵抗性の高いときの早朝の運動は、速効型インスリン注射またはインスリンがピークを迎えた後の食後の運動よ

り血糖を減らすものはありそうにないでしょう（もし、朝に中間型インスリンを投与するなら、午後に運動するように）。速効型インスリンの最後の注射の3～4時間以上後に（超速効型インスリンは2～3時間）するどんな運動でもインスリンがピークに達していないならば、食物摂取やインスリンを最小限変更させることが必要でしょう。ポンプ使用者は、インスリンの基礎注入率を減らすことによって、運動の間の循環インスリン値をより低くするのは容易です。初期血糖値は、インスリンまたは摂食の変化に影響を及ぼします。より高い値は実際にあなたの血糖値を下げるために速効型インスリンの追加の注射を必要とするかもしれません。逆に、低い値は炭水化物の補食の必要が高まる可能性があります。

エアロビクス・ダンスとステップ・エアロビクス

　エアロビクス・ダンスとステップ・エアロビクスは、様々な強度で行われ、主に有酸素的に運動が行われます。軽めの負荷で反復（たとえば、上体起こし運動等）を行い、運動を持続的に行うことで有酸素運動トレーニングを活発化させ、効果的に筋持久力を養成できるでしょう。クラスはその性質（ハイインパクト、ローインパクト、ステップ、ヒップホップ、その他）と同様に各々の努力に基づき強度を変更します。運動強度、運動する時間および血糖値は、エアロビクス・ダンスとステップ・エアロビクスにおける血糖反応に対して最も大きい影響を持ちます。より高強度の練習はより低い運動よりも血糖を下げ、そして低血糖症を防ぐため大きな治療の変更が必要です。

　早朝のエアロビクス（朝食の前に、インスリン抵抗性がより高いとき）は、速効型インスリン注射または中間型インスリンがピークを迎えた後の運動より、血糖を減らすでしょう。エアロビクスを速効型インスリンの最後の注射の3～4時間以上後にするなら、インスリンや食事の最小限の変更が必要でしょう。特に、就寝前だけ中間型インスリンまた持続型インスリンを投与する場合。ポンプ使用者であるならばインスリンの基礎注入率を減らすことによって運動の間は最小の循環インスリン値に簡単に達するでしょう。血糖値はインスリンまたは食事の変化に影響を受けるでしょう。より高い血糖値を下げ

るためには速効型インスリンの注射を追加する必要があります。一方、より低い値では特に食後に注意し、炭水化物の補食を増やす必要があるでしょう。

● 競技者の例

これらの実際例はエアロビクスのクラスに参加する際の治療の変更等の様々なものを示します。クラスのタイプは運動のタイミングと開始時の血糖値、血糖値の調節が大きく影響します。

● インスリンのみの変更

60分間のエアロビクス、柔軟や筋力トレーニングをする場合、ポンプ使用者は運動の1時間前から1時間後までにポンプを下げ、基礎注入率を50％にします。低血糖ならば、余分な軽食を食べるだけです。60分間のエアロビクスする場合、他のポンプ使用者は、運動前の食事の際の投薬を25～50％減らし、そして基礎注入率はクラスの強度に従い運動する間、50～70％減少します。他のポンプ使用者は、ステップ・エアロビクスをする1時間前に基礎注入率を減らし（普段の値から50％減少させ、毎時0.2単位下げる）、そして、運動を終えたあと2時間までその減少を保ちます。低血糖症の場合、運動の間はオレンジジュースとグルコース・タブレットを常備しておきます。

● 食事のみの変更

中間型インスリン使用者は60分間のエアロビクス、またはステップ・エアロビクスを行う前に余分な炭水化物を食べます。使用者はインスリンを調節しないので運動の間、低血糖を避けるためにクラスの前の血糖が200 mg/dlは必要であることを認識しています。ポンプ使用者は通常低インパクトまたはステップ・エアロビクスの60～90分前後に余分な炭水化物を食べます。そして、エアロビクスのクラスは食事時間付近に行わず、食前の超速効型インスリンを調節しません。

● インスリンおよび食事の変更

50分間の高強度のエアロビクス・ダンスの場合、中間型インスリン使用

者（朝と就寝時）は、インスリンが運動を終える時間に活発になることを当てにして20〜30％の超速効型インスリンか中間型インスリンどちらかを減らします。食事直後の運動でない限り、血糖が120 mg/dlより低いなら運動する前に炭水化物を15 g余分に摂る必要があります。ポンプ使用者は食事の後にジャズ体操をして30〜40分の運動の間ポンプを中止するなら、食事の際の超速効型インスリンを50％減らします。食後の運動をしないならば、50％のポンプの基礎注入率を減少させ、もし血糖が120 mg/dlかそれより低いならば運動の各時間に10〜15 gの炭水化物（必要に応じて）を追加します。他のポンプ使用者は、ステップ・エアロビクスをする間、ポンプの接続を断ちます。血糖がはじめに高いならば、接続を断つ前に通常を超えた100 mg/dlごとに1単位の投薬を行います。運動する前のインスリン投与に対する炭水化物は、運動後6時間で1単位20 g、超速効型インスリンでは1単位50 gです。持続型インスリン使用者には、エアロビクスとステップ・エアロビクスを奨めます。高い強度の60分間クラスの場合、運動の前の食事で超速効型インスリンを50％減らして、クラスの間は炭水化物飲料を飲みます。

● 強度、持続時間および他の影響

時間帯の影響（日内リズム）：中間型インスリン使用者は、中間型インスリンと超速効型インスリンの朝の投与と朝食の前にエアロビクスをします。時間帯の関係とインスリンの欠乏状態により、余分な食事を摂取する必要がないことを認識します。その日の遅くに運動するならば、運動する前に若干の飲み物を摂るか軽食を食べます。

初期血糖の影響：中間型インスリン使用者には、ウエイトと共に60分間の高強度ステップインターバルクラスを勧めます。クラスの前で午後遅くに血糖が高くなる傾向にあるなら、時々超速効型インスリンを1〜2単位追加します。もし、血糖が200 mg/dl未満であるならば、通常少しのインスリンも投与しません。血糖が200 mg/dl以上であるならば、血糖がクラスの終わりで正常範囲であるように、始める前に超速効型インスリンを投与します。

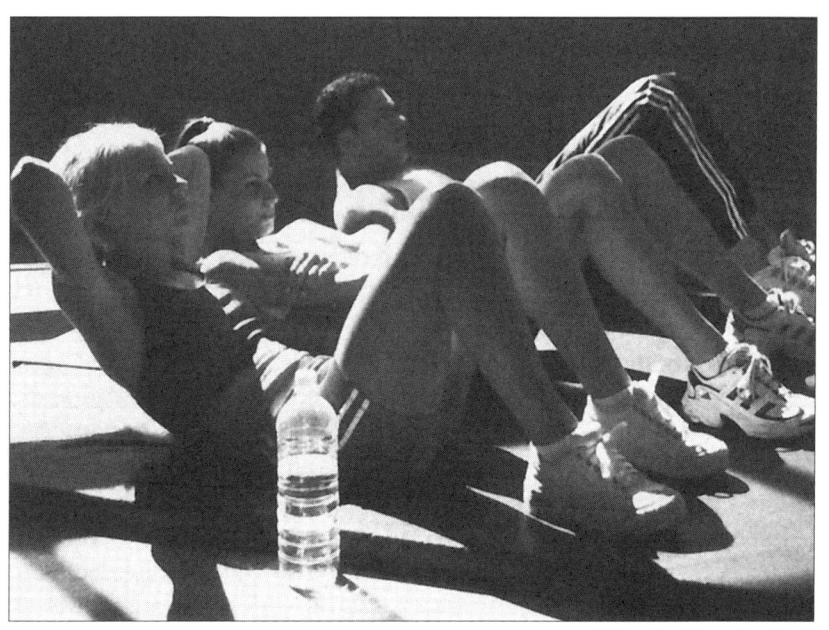

エアロビクスは循環機能と筋持久力を養成します。

© Nova Stock/International Stock

エアロビクス・ダンスとステップ・エアロビクス

	インスリン	食事
中間型インスリン	・食後数時間以内の運動に対して、速効型インスリン投与量を 25 ～ 50 ％減らします。午後の運動（もしできるなら）において、朝の中間型インスリン投与量を 20 ～ 30 ％減らすかまたはより大量の昼食をとり速効型インスリンを減らします。 ・循環インスリン値がより低いときに運動する場合（食事の前または早朝）、インスリンの減少（必要に応じ）をより小さくします。 ・通常中間型インスリンの就寝時投与量を減らす必要はないでしょう。	・インスリンの減少に従い炭水化物摂取量を毎時 10 ～ 25 g 増やします。 ・インスリン値がより低いときの運動の場合（食事の前または早朝）、最小限に炭水化物摂取量を増やします。

インスリンポンプ	・エアロビクス中50〜100％基礎インスリン値を減らします； ・この操作によって炭水化物追加の必要性をなくすことができます。 ・運動の前30〜60分で基礎注入率を減少させることを考慮し、そして、運動後1〜2時間低レベルを維持することで補助的な炭水化物の追加を抑えられるでしょう。 ・食後より運動をする場合、運動の強度に応じて、25〜50％インスリンを減らします。 ・翌朝まで基礎注入率の変更は運動後には通常必要ないでしょう。	・インスリンの減少に従い毎時10〜20ｇまで炭水化物消費を増やします。 ・運動中インスリン値が低い循環インスリン値まで十分に下げられるならば、炭水化物摂取量を最小限増やします。
持続型インスリン	・食事の後で運動するならば、速効型インスリンを25〜50％減らします。 ・循環インスリン値が低いときに運動する場合（食事の前また早朝）、速効型インスリンを少し減少します（もし必要なら）。 ・翌朝までの低血糖症を防ぐために、持続型インスリン投与量を減らす必要はありません。	・実際のインスリン減少に従い、毎時10〜20ｇの炭水化物消費を増やします。 ・最後の速効型インスリン注射の後3〜4時間以上後に運動する場合、運動前の高血糖症を防ぐために事前の食事でインスリンを減少させる代わりとして（必要に応じて）、エアロビクスをする前に炭水化物摂取を増やします。 ・運動の間循環インスリン値がより低くなるなら、最小限に炭水化物摂取量を増やします。

アクアエクササイズ

　アクアエクササイズは、強度を除いてエアロビクス・ダンスに似ていますが、プールでのトレーニングは通常のエアロビクスのように体重が関係しません。通常、あまり激しくありませんし、下肢関節にかかるストレスはわずかです。それは生理的な有酸素運動であるにもかかわらず、より長期により軽い強度で脂質と炭水化物を利用します。トレーニングは、各々の努力に基づいて強度が変化します。運動の1日の時間帯と運動の間の循環インスリンレベルはアクアエクササイズによる血糖反応に対して最も大きい影響を有します。もし、インスリン抵抗性がより高いときの朝早くにアクアエクササイズをするなら、インスリン注射の後またはインスリンがピークを迎えた後に運動するより、血糖を減らせる可能性があるでしょう。最後の速効型インス

リン注射の3～4時間以上後にアクアエクササイズするならば、インスリンまたは食物摂取の最小限の変更をする必要があるでしょう。特に中間型インスリンを就寝前だけ投与している場合、そして持続型インスリンを使っている場合。もし、インスリンポンプを使うならば、インスリンの基礎注入率を減らすか運動中のポンプを断ち切ることによって、あなたは運動の間最も簡単に循環インスリン値を標準に戻すことができます。

● 競技者の例

ポンプ使用者は、昼食の前にする運動とアクアエクササイズの60分間、ポンプの接続を断ちます。そして、どんな補助炭水化物なしででも運動中の血糖を効果的に維持します。

アクアエクササイズ

	インスリン	食事
中間型インスリン	・食後、数時間以内に運動するために速効型インスリン投与量を15～40％減らします。 ・速効型インスリンが昼食時に投与できないならば、午後の運動のために10～30％朝の中間型インスリン投与量を減らします。 ・中間型インスリンの就寝時投与量を減らす必要はないでしょう。	・インスリンの減少に従い、炭水化物摂取量を毎時10～15g増やします。 ・循環インスリン値が低いときの運動の場合、毎時0～10gの炭水化物を消費します。
インスリンポンプ	・完全にインスリンポンプを除去するか、アクアエクササイズによって25～50％の基礎注入率を減らします（ポンプが防水の場合に限り）。 ・食後の運動の場合、運動中インスリンと基礎注入率の両方を15～40％減らします。 ・運動後と同様に一晩中基礎注入率を維持します。	・インスリンと基礎注入率減少に従い炭水化物消費量を毎時10～15g増やします。 ・循環インスリン値がより低い際に運動を終えたときは（食前のような）、少量の炭水化物を摂取し消費する必要があるでしょう。
持続型インスリン	・食後、アクアエクササイズをする場合、運動前に速効型インスリンを15～40％減少させます。 ・持続型インスリン投与量の変更をする必要はないでしょう。	・インスリンがあまり減少していないとき、炭水化物消費を毎時10～15g増やします。 ・最後の速効型インスリン投与3～4時間以上後の運動の場合、アクアエクササイズのために炭水化物摂取量を少量（0～10g）増やします。

マシンでの有酸素運動

　トレッドミル、ステアマスター、エプリティカルストリーダー、ステーショナリーサイクル、ノルディックトラックとローイングマシンでの運動は、2分以上持続することで生理的な有酸素運動となります。これらは、一般に脚または全身の大筋群が動員され高強度な運動です。また、上半身の動作とも連携します(たとえば、ノルディックトラックとローイングマシン)。インスリンと食事の変更は、主に運動のタイミングと同様に調整運動の期間と強度に依存します。トレッドミルのウォーキングまたはランニングは、血糖反応に関して、歩行、競歩および屋外を走ることと同様です。唯一の相違は、環境要因から起こる問題、すなわち、過度に熱い、冷たい、もしくは、風が強い等の状態のときに運動することでエネルギーコストを増やすかもしれないことです(本章の歩行、第7章のランニング、第10章の極端な環境下での運動を参照)。競技場で全力疾走することは、ステアマスターを使ったり階段を昇ったりする以上に無酸素運動です。運動とは本質的に有酸素運動を続けることです。階段登りの強度は選択する(丘、マニュアル、ランダム、その他)プログラムによって変化します。一般に階段登りは高レベルな有酸素運動トレーニングをもたらすので、血糖は主に運動の持続時間に反応します。階段を登っているのが短時間ならば、血糖を維持するのにインスリンと食事の変更は最小限ですむでしょう。運動がより長い時間ならば、より多くの筋グリコーゲンと他のエネルギーが使われ、そして治療の大きな変更を必要とします。エリプティカルストリーダーは、トレッドミルと階段登り運動の融合したトレーニングです。通常、トレッドミル歩行よりもっと激しい歩行の際、大股で歩行すると下腿の関節に負担が少し増えます。大股で歩くことは、縦の分力を減らすのに関係しているので通常ステアマスターより激しくありませんが、体重を持ち上げる動作が必要となります。ステーショナリーサイクリングの強度は、幅広く変更することができます。それは全力疾走することまたは丘を登ること等、強度が漸続的に増加し、無酸素的（特に乳酸系）な運動となります。強度と持続期間に加えてステーショナリーサイクリングのタイミングは、どんなインスリン使用者に対しても血糖反応に影響をもたらします。特にあなたが朝に運動するならば、非常に強いサイクリングは実際に血糖レ

ベルを上げる原因となるかもしれません。ノルディックトラックの屋内「スキー」は、優れた技術を使うならばクロスカントリースキーと同様の利益を受けることができますが、大部分の人々は屋外でクロスカントリースキーをするのでノルディックトラックを使いませんし、寒い環境に対処しません。その結果、この運動は一般的に同じ屋外の運動と比較してグルコース低下効果がより小さいわけです。ローイング強度と持続期間は、血糖コントロールに対して最も大きい影響を持ちます。短く、より激しくローイングすることで、グルコース増加ホルモンの放出により効果的に血糖を維持します。より長く、より軽い強度のローイングは屋外のローイングと比較して血糖レベルを維持するためにより大きな治療の変更が要求される可能性があるでしょう。

●競技者の例

●インスリンのみの変更

昼食後のステアマスター運動を35分する場合、中間型インスリン使用者は通常、昼食前の超速効型インスリンを15％と、就寝時の中間型インスリンを15％減らします。25～30分続けるノルディックトラック運動の場合、インスリンポンプ使用者はポンプの接続を断ちます。血糖が高いならば、接続を断つ前に投薬をするかもしれません（正常値より50 mg/dl以上高い毎に1単位）。インスリンポンプを外すならば、どんな補助炭水化物でもめったに食べる必要はないことを認識しています。ローイングマシンの運動の場合、ポンプ使用者は運動前の食事の際の投薬を30～35％に減らします。運動の間、正常な基礎注入率を維持します。通常、余分に食事を補給する必要はありません。

●食事のみの変更

ポンプ使用者は、階段登りを20～30分間するたびに、炭水化物を30 g追加する必要があると認識しています。食後に運動することの他は少しのインスリンの調節もしません。そのとき、少し食事前の投薬を減らします。朝食の前にステーショナリーサイクリングを30分間する場合、中間型インスリン使用者は後でインスリンをとるので、どんなインスリン調節も必要ありません。そして、血糖レベルに目立つ変化がみられないので食事の調整をしません。ステーショナリーサイクルを30～45分間する場合、ポンプ使用者

は通常この運動のために食事またはインスリンを大きく調整する必要がないとわかります。夕食の後にすぐ行う運動は、時々サイクリング中の低血糖をもたらし、サイクリング後高血糖をもたらす原因となります。夕方遅くのステーショナリーサイクリングは（食後3〜4時間）、血糖が安定したままなので、すぐにインスリンまたは食事の変更を必要としませんが、この運動は夜の間に血糖を減らす傾向があります。

● インスリンおよび食事の変更

朝食後のトレーニングで、80％の強度でステアマスターを35〜40分間続ける場合、中間型インスリン使用者は空腹時血糖値が100 mg/dl 未満であるならば超速効型インスリン投与量を2〜3単位に減らします。午後遅くにする運動の前に、血糖が100 mg/dl より少ないか、または血糖が150 mg/dl 以上を超えていなければ15 gの炭水化物を食べます。インスリンポンプ使用者は、適度なペースで30〜60分間、大股で歩行します。使用者は、運動する前にポンプの接続を断ち、開始時血糖が80〜180 mg/dl の間にあるならば、血糖レベルは運動の間一定であると認識しています。もし開始時の血糖が80 mg/dl 未満であるならば、炭水化物を10〜15 g補い、もし血糖が180 mg/dl 以上あるならば、ポンプの接続を断つ前に超速効型インスリンを1単位とります。他の中間型インスリン使用者は、適度なペースで毎晩60分エクササイズバイクで運動します。就寝時の血糖に応じて、0.5〜2単位就寝時の中間型インスリン投与量を減らします（9〜10でなく8〜8.5単位）。運動の前後、必要に応じてクッキーまたはジュース（炭水化物15 g）を食べます。運動の間よりも運動の後の方で血糖が急降下することがわかります。持続型インスリン使用者は適度なペースで45〜60分間ステーショナリーサイクルで運動します。持続型インスリン投与量を変更しませんが、食後2時間以内に運動するならば、食事前の定期的な1単位を減らしてもかまいません。午後遅くか夕方遅くの運動の場合、変更する必要はありませんが、必要に応じて炭水化物の補給をします。

● 強度、持続時間および他の影響

1日の時間帯の影響：中間型インスリン使用者は夕食の前に15分間のステ

アマスタートレーニングの調節をしなくてよいでしょう。なぜなら、超速効型インスリンの効果は1日の時間帯（日内リズム）において最小であるからです（中間型インスリンを就寝前だけ使う）。ポンプ使用者は、早朝に速い間隔で40分間ステアマスターでトレーニングします。ポンプ使用者は基礎注入率を毎時0.3単位（0.5から）下げることで血糖はその時間帯に決して下がることはありません。

1日の時間帯の影響：朝食前の30～60分間のステーショナリーサイクリングの場合、中間型インスリン使用者はインスリン調整の必要はありません。なぜなら運動の後、中間型インスリンと超速効型インスリンをとるからです。そして、血糖レベルは目立つ変化がみられなければ、食事の調整もしません。

マシンでの有酸素運動

	インスリン	食事
中間型インスリン	・食後の20分かそれ以下のより短いトレーニングの場合、速効型インスリン投与量を0～20％減らします。より長い30～60分間の持久性トレーニングの場合、運動をする時間帯に従いインスリンを20～40％減らします。 ・循環インスリン値が低いときのトレーニングの場合、インスリンを0～20％減らすか炭水化物を増やします。 ・就寝時の中間型インスリンの投与量を減らす必要はありません。	・より短いトレーニングの場合、炭水化物摂取量を5～15g増やします。 ・より長いトレーニングの場合、インスリン減少に従い炭水化物を毎時15～30g増やします。 ・循環インスリン値がより低いときは、少量の炭水化物増加をします。
インスリンポンプ	・20分かそれ以下のより短いトレーニングの場合、インスリンを0～20％減らします。 ・運動の間は、基礎インスリン値を25～50％に減らすか、ポンプを取りはずします。 ・より長いトレーニングの場合、インスリン薬を20～40％に減らすかまたは運動の間、基礎注入率を50～100％減らします。 ・循環インスリン値が低いときのトレーニングの場合、単独で基礎注入率を減らすか何も変えません。 ・1～2時間のより持続された運動を続けると25～50％の基礎注入率の減少	・より短いトレーニングの場合、運動のために炭水化物摂取量を5～15g増やします。 ・より長いトレーニングの場合、毎時炭水化物を15～25g補給します。 ・運動の間、循環インスリン値が低いとき、少量の炭水化物を付加します。

持続型インスリン	・20分かそれ以下のより短いトレーニングの場合、0〜20％速効型インスリン投与量を減らします。 ・より長いトレーニングの場合、運動をする時間帯に従い20〜40％インスリン投与量を減らします。 ・循環インスリン値が低いときのトレーニングの場合、最小限のインスリンの変更をします。 ・これらの運動では持続型インスリン投与量を変更しません。	・より短いトレーニングの場合、炭水化物摂取量を5〜25g増やします。 ・より長いトレーニングの場合、毎時15g炭水化物摂取量を増やします。 ・循環インスリン値がより低いとき、少量の炭水化物（もしあれば）を付加します。

を維持します。

歩行と競歩

　歩行と競歩は、持久性が重要な、生理的な有酸素的運動です。身体は、脂質と炭水化物を主なエネルギー源として使います。炭水化物の利用（血糖と筋グリコーゲン）は歩く強度により増加します。血糖反応は、強度と同様に歩く持続時間によって変化します。たとえどんな治療の後でも、インスリン、食事またはその組み合わせで変化をもたらすことができます。それは、運動中の循環インスリン値や血糖、歩行の時間帯のような他の因子に依存しています。

● 中間型インスリンの使用者

　中間型インスリン使用者の場合、歩くことの最も大きい効能は、まず運動の時点で循環インスリン値にあらわれます。朝早く、インスリン注射の前に適度なペースで歩く場合に、運動を60分間かそれ以下の間持続するならば、変更を必要としなくてよいかもしれません。速効型インスリン投与後の運動ならば、投与量は減らす事ができるでしょう。中間型インスリンのピークを迎えた後で、より遅い時間帯に計画された運動をする場合、最も有効な方法として、朝の中間型インスリン投与量を10〜30％減らします。どのような時間帯でも、より長く、より速い歩行（4 mphのペース以上か60分間）をするときには、インスリンあるいは炭水化物摂取量のより大きい変更を必要とするでしょう。

●インスリンポンプの使用者

ポンプ使用者は 歩くために最も多くの適応性を持ち運動の間、強度と持続期間に従い中止するか基礎インスリン値を減らすか選ぶことができます。基礎注入率の減少は、運動による正常な生理反応として循環インスリン値を減らします。歩くのが適度にゆっくりしたペースであるならば、基礎注入率を25％減少させれば十分でしょう。より強いか長時間の歩行の場合、運動中と後、そして軽食と食事に対して投薬を減らすと同様に基礎注入率の50％の減少を必要とする可能性があります。

●持続型インスリン使用者

循環インスリン値が最小のときに歩く場合（食後3〜4時間以上）、速効型インスリン値がより高いときの食事の後に運動するならば、わずかな修正を必要とするかもしれません。食事の後すぐにゆっくりまたは短い歩行をするならば少しの調整も必要としません。より長いかより速い歩行は、運動刺激に伴う筋肉でのグルコースの取り込み増加により、若干の炭水化物補給（毎時15〜30g）を必要とするかもしれません。

●競技者の例

ゆっくり歩くことから競歩、クロスカントリーウォーキング等の歩くことについてインスリンと食事の変更を説明します。

●インスリンのみの変更

4 mphのペースで40分間歩く場合、中間型インスリン使用者は、30〜40％（4単位）の運動前の食事の際の超速効型インスリン投与量を減らします。低血糖症を避けるために、運動直後の食事で25％の超速効型インスリンを減らします（通常2単位）。また、それと同様に就寝時中間型インスリンを25％減らします。朝食後2.5〜3マイル（4〜4.8km）「活発に歩行する場合、インスリンポンプ使用者は、運動中や運動後30分までの間、毎時0.1単位までポンプの基礎注入率を下げます。適正な歩行の場合、歩行中、毎時0.2〜0.4単位の基礎注入率を減少させられるでしょう（通常は、毎時0.6〜0.8の単位である）。60〜90分間の競歩において、他のポンプ使用者

は、血糖が少なくとも110 mg/dl、また220 mg/dl以下ならば、ポンプの接続を断ちます。そして終了後1時間以内に炭水化物を補食する必要があります。30〜35分の軽い歩行において、持続型インスリン使用者は、直前の食事で1〜2単位（通常、4〜5単位）の超速効型インスリン投与量を減少します。そして、もし必要なら余分なジュースを飲みます。

● 食事のみの変更

　中間型インスリン使用者は、午後の遅い時間に競歩をします。歩行を開始するとき血糖値が200 mg/dl付近であれば、通常、昼食時に少し多めに食べます。歩行前に追加的な軽食を食べませんが、通常、歩き終わるときの血糖は低いようです。朝の7〜14マイル（11.2〜22.4 km）の歩行において、他の中間型インスリン使用者は、通常、歩行前に1単位の炭水化物と1単位のタンパク質（約15 gの炭水化物と7 gのタンパク質に相当）を食べますが、インスリン調整をしません。もし、午後に歩くならば、食事またはインスリンの調整をしません。ポンプ使用者は、歩行が60分未満なら基礎レートを調整しません。しかし、投薬せず歩行の30分毎に30 gの炭水化物の消費を増やします。20〜60分の適切な歩行において、他のポンプ使用者は通常、ポンプの基礎レートを変えません。もし必要ならば、15 gの炭水化物を補います。もし歩行の間、低血糖になるなら歩行の残り部分に対して50％まで基礎レートを減らします。

　持続型インスリン使用者は、1日60分間歩行します。インスリンは調節しませんが、もし血糖が130 mg/dl以下ならば歩行の始めに余分な食事をします。

● インスリンおよび食事の変更

　60分間以上の4 mphで歩行する際に中間型インスリン使用者は、血糖が100 mg/dl以下なら、朝食時2〜3単位の超速効型インスリンを減らします。午後遅くの歩行において、もし血糖が100 mg/dlで未満あるならば、追加的な15 gの炭水化物を食べます。もし血糖が150 mg/dlで以上あるならば、何も食べません。2時間以上長く続く歩行において、他の中間型インスリン使用者は運動前の食事で2単位の速効型インスリンを減らします（超速効型インスリンと速効型インスリンの複合）。また、歩行の4マイル（6.4 km）毎に軽食を食べます。森を歩くときにおいて、ポンプ使用者は、運動前の30

~45分間、ポンプの基礎レートを50％下げます（毎時1.0～0.5単位）。また、歩行の前にバナナもしくは4オンス（113g）のジュースのような速効型の炭水化物を用意します。持続型インスリン使用者は、歩行前に1単位超速効型インスリンを減らします。そして、運動の時間ごとに15gの炭水化物を補います。

● 強度、持続時間および他の影響

　1日の時間帯の影響：中間型インスリン使用者は、朝食と朝の中間型インスリンと超速効型インスリンの投与前の早朝に歩行します。インスリンの欠乏と1日の時間帯によって少しの余分な食事も必要としないことがわかります。1日の遅い時間の歩行の前にわずかなジュースを飲むか軽食をとります。

　持続型インスリン使用者は、少なくとも最後の超速効型インスリンを注射してから3から4時間までの循環インスリン値が最小と同じ期間、少しの調整や補食なしで歩行することができることを認識します。

　長時間運動の影響：あるポンプ使用者は、通常、1日に25マイル（40km）歩行する競歩の選手です。彼は、夏3シーズンでアメリカを歩行で横断しました。この長時間運動において、ほぼ50％の基礎注入率を削減します。彼は、超速効型インスリンを保持しますが、より多くの食事を食べます。一日中歩く間、2度、遅効性作用エネルギーバーを食べ、十分に消費します。また、毎時10～20gの炭水化物を摂取して、たびたび血糖のテストをします。

歩行と競歩

	インスリン	食事
中間型インスリン	・より短いかより遅いペースで歩く場合、最小限インスリン投与量（0～15％）を減らします。 ・より長くまたより速い場合は、運動前の食事での速効型インスリンを20～40％減らします。 ・午後の運動（中間型インスリンを朝にとるならば）の場合、朝の中間型インスリン投与量を10～30％減らします。 より低い循環インスリン値（食前）で運動するならば、少しインスリンを変更します。	・遅いペースまたは短い歩行の場合（血糖が開始時に高血糖状態にない場合だけ）、炭水化物を最小量増加します（0～10g）。 ・より長いかより速い歩行の場合、運動の前または間に10～20gの炭水化物摂取量を増加します。 ・循環インスリン値が低いときの運動の場合、炭水化物摂取量は増加しません。

インスリンポンプ	・活発で長時間の歩行の後と同様に、夕方の中間型インスリン投与量を 10 〜 20 ％減らすことを考慮します。	
	・より遅いかより短い歩行の場合、運動の間、最小限に基礎インスリン投与量（0 〜 20 ％）を減らします。 ・より長時間の努力をした場合、基礎注入率や運動の前の投薬を 20 〜 40 ％減らします。 ・循環インスリン値がより低いときの歩行は（速効型インスリンの最後の投薬の後 3 〜 4 時間以上）、最小のインスリン変更を必要とするでしょう。	・遅いペースまたは短い歩行の場合、初期の血糖レベルに従い炭水化物を（0 〜 10 g）最小量増加（もしあれば）します。 ・より長くより強い歩行の場合、インスリンの減少に従い炭水化物摂取量を毎時 10 〜 15 g 増加します。
持続型インスリン	・より遅くより短い歩行において、0 〜 20 ％の速効型インスリンを修正します。 ・より長くより速い歩行中の血糖を維持するためには、運動前の食事において 20 〜 40 ％の速効型のインスリン投与を減らします。 ・循環インスリン値がより低い間の歩行において、最小のインスリンの変更を行います（早朝もしくは速効型のインスリン投与の 3 〜 4 時間以上後）。 ・歩行が非常に長くなければ、この身体運動に対して持続型インスリンの投与量を下げません。	・より短いかよりゆっくりとした歩行の場合、開始時の血糖値に応じ、炭水化物の摂取（0 〜 10 g）を最小にします。 ・血糖値を維持するために、より長いより強い歩行では、炭水化物摂取量を毎時 10 〜 15 g 増やします。 ・循環インスリン値が最小のときの歩行には炭水化物の摂取を最小限行います（速効型インスリンの最後の注射の 3 〜 4 時間以上後）。

ウエイトトレーニングとレジスタンスサーキットトレーニング

　ウエイトトレーニングは、主に無酸素性エネルギー源を利用し、特異的な動作をパワフルに繰り返し、短期に実施します（貯蔵したフォスファーゲンと筋グリコーゲンは嫌気的解糖系により使われる）。サーキットトレーニングは、通常のレジスタンスよりも軽く、繰り返しの回数が強調され主に無酸素的ですが、わずかに有酸素的要素を含みます。この運動の強い生理現象のために、血糖レベルを維持することに対して、インスリンまたはダイエットの最小の変更を必要とするかもしれません。しかしながら、パワーリフティングのような持続性のウエイトトレーニング・セッションは顕著なグリコーゲン消耗をもたらす可能性があることからも、遅発性低血糖症のリスクを増

やします。
　ウエイトトレーニングの強度は血糖値に影響を及ぼします。1日の時間帯と循環インスリン値も血糖維持に影響します。個々のウエイトリフティングのセットの強度はグルコース上昇ホルモンの放出に影響を及ぼします。その結果、多くの人々は、糖尿病治療上のわずかな変更で、この運動の間の血糖値を維持することができることを認識するでしょう。血糖は、循環インスリン値がより低いかインスリン抵抗性が高いときの早朝に行うウエイトトレーニング中において、より安定しているか、あるいは上昇します（最後の速効型のインスリン注入より3〜4時間以上後）。

　これらの際、血糖値の上昇の結果として生じるカウンターのインスリン追加を実際に必要とする可能性があるでしょう。しかしながら、持続性のウエイトトレーニング・セッションの場合、遅発性の低血糖症によるリスクの増加は明らかなグリコーゲンの消失が原因となっているでしょう。
　多くの人々は、ステーショナリーサイクル、エルゴメータ、ローイング運動、ステアマスター、トレッドミルもしくは他のタイプの運動器具で、有酸素トレーニングとのコンビネーションのウエイトトレーニングをします。これらの場合、より大きい治療変更を必要とするかもしれませんが、有酸素運動単独では多くの変化がみられず、ウエイトトレーニングの効果を必要とするでしょう。ウエイトトレーニング・セッションの後では遅い時間帯に厳密に血糖をモニターする必要があります。そして、遅発性の低血糖症を防ぐために、インスリンまたは食事の補正を行います。

● 競技者の例
　ウエイトトレーニングのために必要な治療の変更例を示します。強度、持続期間とウエイトトレーニングの1日の時間帯は、すべて血糖に対して異なる影響をもたらします。

● インスリンのみの変更
　自宅のフリーウエイトとウエイトマシンによるトレーニングの場合、食後に、中間型インスリン使用者は、2単位夕食前の超速効型インスリンを減ら

します。朝の3時間のウエイトトレーニングの場合、他の中間型インスリン使用者はおよそ1単位の食前の超速効型インスリンを減らしますが、朝食の摂取量のいかなる変更も行いません。遅い時間の1～2時間のトレーニングに対して、他の中間型インスリン使用者は、もし、血糖が低いなら運動の前後の軽食や朝食の中間型インスリン投与量を1単位（6～5単位）減らします。ポンプ使用者は、サーキットトレーニング練習中のインスリンポンプをオフにしますが、食事は大きく変更しません。ウエイトトレーニング単独の場合、他のポンプ使用者は、基礎注入率を調節しません。有酸素トレーニングマシンで一般の循環器系の練習と組み合わせるウエイトトレーニングの際、トレーニング中の3時間、50％基礎注入率を下げ、スポーツドリンクを補給します。他のポンプ使用者は、通常、ステアマスターもしくはランニングの30～45分後にウエイトトレーニングを20～25分します。有酸素運動のためにポンプの接続を断ち、ウエイトトレーニングの間、離しておきます。そして、昼食の前にこれらの運動に対して食事の調整をしません。適度なウエイトトレーニングの場合、他のポンプ使用者はトレーニングの前に基礎注入率または投薬を調節しません。しかし、血糖がおよそ4時間後に下降するので、次の食事の薬または基礎レートを減らすかもしれません。他の持続型インスリン使用者は、血糖値180 mg/dlかそれ以上でない限りウエイトトレーニングの2時間以内は超速効型インスリンも摂らず、血糖が100 mg/dl未満であるならウエイトリフティングの前に軽食を摂ります。

● 食事のみの変更

　中間型インスリン使用者はウエイトトレーニングのためにインスリンを調節しませんが、夜間の低血糖を防止するためにより高脂肪な就寝時の軽食を食べます。他の中間型インスリン使用者は通常90分間のウエイトトレーニングをします。そして、もし、開始時の血糖が85 mg/dlかそれ以下であるならば15 gの炭水化物を食べるだけです。その他では、練習に対して食事またはインスリンの変更をしません。ポンプ使用者は、ウエイトトレーニング中、基礎注入率の変更をする必要がないことを認識します。練習の前におよそ45 gの炭水化物を食べ、60分間のトレーニングの後、血糖をチェックします。

持続型インスリン使用者は、ランニングかエアロビクスのどちらか後に、45分間のウエイトトレーニングをします。この運動に対して、少しのインスリンも摂りません。そして、通常、運動の間、血糖値が低下する傾向があるのでスポーツドリンクを用意します。

● インスリンおよび食事の変更
　ウエイトとステーショナリーサイクルの複合トレーニングの90分間において、中間型インスリン使用者は、運動前に超速効型インスリンを1単位減らします。練習後、通常投与20gで1単位であるのに代えて炭水化物30gあたりで超速効型インスリンを1単位だけ取ることが必要になるとわかります。持続型インスリン使用者が、ボディビルコンテストに参加するには、少なくとも週に3日間、30から60分間のウエイトトレーニングを必要とします。少しの超速効型インスリンの注入でも運動が終了するまで待ち、比較的少なければ、炭水化物の消費に応じて投与量を調節します。他の持続型インスリン使用者は適度なウエイトトレーニングの1～2時間、インスリンまたは食事の調節をしません。

● 強度、持続時間および他の影響
　強度の影響：中間型インスリン使用者は、ウエイトトレーニングの際に少しの修正も必要としませんが、時々、血糖が数時間後にわずかに下降する引き金となることを認識しています。強いウエイトトレーニングにおいて、ポンプ使用者は、開始時の血糖値が145と180 mg/dlの間にあるならば、インスリンまたは食事摂取の調整をしません。他のポンプ使用者は、夕食後に40分間のウエイトトレーニングサーキットをすることで、セッションの終末に実際に血糖の上昇を引き起こすことを認識しています。血糖の増加をカバーする追加的0.5単位の薬剤をしばしば用意します。ポンプ使用者は、もし、ウエイトトレーニングだけするならば、それによってたびたび血糖レベルの増加を引き起こしますが、通常の有酸素系との複合練習においては調整しなくてよいことがわかります。持続型インスリン使用者は、ウエイトリフティングによる血糖の上昇傾向をクロストレーニングで防止できることを認識しています。ウエイトリフティングは、それぞれのウエイトリフティング

運動の合間にノルディックトラックやトレッドミル、もしくはステーショナリーサイクルの有酸素性運動を5〜10分間組み込んだ構成で行っています。

1日の時間帯の影響：中間型インスリン使用者は、夕食前に45分間ウエイトトレーニングをします。そして、インスリンまたは食事の調整をしません。他の中間型インスリン使用者は、昼食前のウエイトトレーニングにおいて、インスリンもしくは食事の調整をしません。通常、午前半ばに軽食を食べ、それから血糖が顕著に下降しないように60分間のウエイトトレーニングをします。ウエイトによる75分間の練習の場合、他の中間型インスリン使用者は、中間型インスリンと超速効型インスリンのインスリン注射と朝食の前にトレーニングするので、少しのインスリン調整もせず、食事の変更もしません。持続型インスリン使用者は、最後の超速効型インスリンの注入をしてからの3〜4時間と同じくらい、サーキットトレーニング中の血糖は静かに安定していることがわかります。

ウエイトとレジスタンスサーキットトレーニング

	インスリン	食事
中間型インスリン	・タイミング、強度、期間によって、ウエイトトレーニング中の血糖値を維持するためにインスリンの最小の減少もしくは最小の増加、どちらの変更もしません。 ・食後のウエイトトレーニングにおいて、2時間以上の持続性のトレーニングまたは有酸素との併用トレーニングの実施は、10〜20％の速効型インスリンを減らします。 ・速効型のインスリンの最後の注入の3〜4時間以上後に行うウエイトトレーニングの場合、治療の変更もしくは血糖の増加の修正後にインスリンのわずかな補給的（1〜2単位）投与か、どちらかを行います。	・運動強度と持続期間に従い炭水化物摂取量を毎時0〜20g増やします。
インスリンポンプ	・この運動の間、正常な基礎注入率を維持するか、激しい長時間のリフティングに応じインスリンポンプの接続を断ちます。 ・どんなコンディショニングのトレーニングをしなくとも、ウエイトリフティングの際には、血糖の増加を予防するためにインス	・2時間以上の持続性のトレーニング・セッションの場合、毎時0〜20gの補給的な炭水化物を消費します。

	リンの基礎注入率を維持します。 ・有酸素トレーニングとの複合トレーニングの際、血糖を維持するために運動中のポンプの接続を断ちます。 ・食後ただちにおこなうウエイトリフティングで、10〜20％の食前の投薬を減らします。	
持続型インスリン	・この運動の間、血糖レベルを維持するために速効型インスリンの最小の変更を行います。 ・食後、ウエイトトレーニングにおいて、2時間以上の持続性のトレーニングまたは有酸素トレーニングとの複合系トレーニングでは、10〜20％速効型インスリンを減らします。 ・速効型のインスリンの最後の投与3〜4時間以上後にウエイトトレーニングをする場合、もし血糖値の増加を修正する必要がある場合、運動後に少量のインスリン投与（1、2単位）をするか、変更しないか、どちらかを実施します。 ・ウエイトトレーニングのために持続型インスリン投与量を変更します。	・持続性のトレーニングにおいて、運動強度に従い毎時0〜20gの炭水化物摂取量の増加を考慮します。持続性のトレーニングにおいて、運動強度に従い毎時0〜20gの炭水化物摂取量の増加を考慮します。

武術

　武術は空手、柔道、テコンドーと太極拳が含まれます。そして、運動の強度に依存し、無酸素と有酸素がともに関与します。最も関係するのは、キックやチョップの訓練のように力強く動き、太極拳のようなゆっくりとしたコントロールされた動作、すなわち有酸素性の動きで強度が軽く持続性のものです。練習の強度と持続期間は、必要な治療の変更を決定します。どんな武術運動の強度においても、主に血糖レベルに影響します。非常に強い練習は、生理的に無酸素的であり、運動中の血糖値の大きな減少を引き起こさないでしょう。若干の症例で、武術によって、グルコース抵抗性ホルモンの放出と強い生理的な性質による血糖の増加を引き起こすことがあります。筋グリコーゲンの顕著な消耗を引き起こす強く持続的な練習の後には、血糖値の後発性減少を予期しなければいけません。太極拳のようなより強くない運動は、その低いレベルの有酸素的性質のため、最小の治療の変更を必要とするかも

●競技者の例

武術の練習のタイミングと期間、強度、タイプによって各々の治療の修正を必要とすることを示します。

●インスリンのみの変更

60分間の強い空手の場合、中間型インスリン使用者は練習の前に通常の食事の半分を食べます。しかし、通常、食事をカバーする超速効型インスリンの3番目を摂取するだけです（12ではなくて4単位）。時々、夜間の低血糖症を防ぐために、就寝時刻の中間型インスリンを減少させます。

●食事のみの変更

テコンドーにおいて、就寝時だけの中間型インスリン使用者は練習前60分間にキャンディーを食べます。そして、インスリン投与量を調節しません。他の中間型インスリン使用者とポンプ使用者は空手の60～90分間のセッションの前に食事の摂取を増やしますが、インスリンの投与量は調整をしません。

●インスリンおよび食事の変更

1～2時間の空手の稽古において、中間型インスリン使用者は、食前の超速効型インスリン投与量（3～5単位）を無視して、血糖値に基づいて運動の前と運動中に追加の炭水化物を食べます。テコンドーにおいて、ポンプ使用者は、3単位の夕食前の超速効型インスリンを減らしますが、ポンプの基礎注入率は調節しません。もし、血糖値が運動中低すぎれば、オレンジジュースを6～8オンス（170～227g）飲みます。

●強度、持続時間および他の影響

強度の影響：60分間の高い強度のテコンドーにおいて、持続型インスリン使用者は、インスリンまたは食事を調整しません。血糖は、この運動の間安定したままです。

武術

	インスリン	食事
中間型インスリン	・トレーニングの期間や強度、タイプに応じて、武術の実施前に 0 〜 30 ％の速効型のインスリンを減少します。 ・明け方の中間型インスリンは、午後の参加に関係する類似した量を投与します（もし取るならば）。 ・空手や柔道のようなより活発な運動は、太極拳のような低い武術の運動と比較してより大きなインスリンの減少をします。 ・もし、血糖が上昇するのなら、強い強度の武術競技会の後に、速効型のインスリン（1、2単位）の追加的な投与を考慮します。	・運動の強度に従い毎時 0 〜 15 g の炭水化物の追加をします。 ・高強度の練習または武術の競技会では、余分な炭水化物を必要とすべきではありません。遅発性の低血糖症に気をつけます。
インスリンポンプ	・運動中の 0 〜 30 ％の基礎インスリン値を減らします。 ・より長いトレーニング（1 〜 2 時間）の場合、練習の前に 10 〜 25 ％のインスリンを減らします。 ・柔道もしくは空手のようなより活発な運動は、太極拳のようなより低い運動である武術よりも大きな減少が要求されるかもしれません。 ・血糖の上昇をもたらすような激しい武術競技会の後には、速効型インスリン（1 〜 2 単位）の追加を考慮します。	・血糖の維持が必要な場合、毎時 0 〜 15 g の炭水化物を補給します。 ・高強度トレーニングまたは武術競技会において、運動中の余分な炭水化物の消費を必要とすべきではありません。
持続型インスリン	・0 〜 30 ％の運動前の速効型インスリン投与量を減らします。 ・より長い練習（1 〜 2 時間）では、練習前に 10 〜 25 ％インスリン投与量を減らします。 ・太極拳のような低い強度の運動と比べて、柔道や空手のようなより活発な運動は大きな変化をもたらします。 ・もし、血糖が上昇するなら激しい武術の競技会後に速効型のインスリンの追加投与を考慮します。 ・ウエイトトレーニングにおいて持続型インスリンの投与は変更しません。	・血糖維持の必要に応じて、毎時 0 〜 15 g の炭水化物の追加をします。 ・高強度練習または武術競合において、運動中、余分な炭水化物を必要とすべきではありません。

ボクシング

　ボクシングは、短期で、与えられたラウンド間、脚のより定常的な運動と同様に、力強いジャブや素早い動作（無酸素性）を行います。ボクシングのためのトレーニングは、通常、パワーと持久性運動の組み合わせです。治療の変更の可能性は、次の章のキックボクシングの奨めを参考にして下さい。

● 競技者の例

　通常のボクシングの60分間のトレーニングビデオにおいて、中間型インスリン使用者はインスリンを変更しません。しかし、開始前に必要に応じて、血糖のテストと軽食をとります。持続型インスリン使用者は、少ない循環インスリン値でボクササイズをするのでわずかな治療の調節をします。（最近の超速効型インスリン注射ではない）また、血糖が急速に落ちることを引き起こすことがあり得ると認識しています。

キックボクシング

　キックボクシングは、短期で力強い動作を発揮する運動で、大部分が無酸素性です。それは、また、与えられたラウンドの間、脚のより継続的な運動を行います。キックボクシングに対するトレーニングは、通常、筋持久力と同様に筋力の増加に対してデザインされ、パワーと持久性の動作の複合的なものです。治療の変更は、運動をする時間帯と同様にこの運動の強度と持続期間に依存します。ボクシングの強度と練習または試合の間の循環インスリン値は、血糖値に対して最も大きい影響を持ちます。高強度で、より無酸素性の練習では、グルコース抵抗性ホルモンのより大きい放出のために、わずかな治療の変更をする必要が時々おこります。この場合、もし、開始の血糖値が通常より高いならば、速効型インスリンの追加的な投与を必要とします。また、運動は血糖の増加をもたらす可能性があります。もし、そのような高強度の運動中、循環インスリン値が低いなら、血糖の維時に対して、よりわずかな治療の変更を必要とする可能性があるでしょう。

●競技者の例
ほかの人々における様々な変更例を示します。

●インスリンのみの変更
有酸素性のキックボクシングクラスでは、中間型インスリン使用者は、開始時の血糖によって治療を変更します。もし、血糖がおよそ 120 mg/dl であるならば、食事またはインスリンの変更をしません。もし、より高いならば、クラスの前に少し超速効型インスリンの投与をする可能性があります。

●食事のみの変更
60 分間のカルディオキックボクシング(キックボクシングとエアロビクスの複合運動)において、中間型インスリン使用者は、インスリンを調整しませんが練習前にオレンジジュースと甘いアイスティーを飲みます。ポンプ使用者は、練習の前に追加の炭水化物を食べますがインスリン投与量は調節しません。

●インスリンおよび食事の変更
キックボクシングの競技会のトレーニングに対して、中間型インスリン使用者は、午後のトレーニングセッションの前にランチの際の超速効型インスリン 3 単位と朝の中間型インスリン 2 単位を減らします。また、練習の前によりシンプルな砂糖を食べます。他の中間型インスリン使用者は、夜の 1 〜 3 時間のキックボクシングのトレーニング前に、夕食前の超速効型インスリン 3 単位と夕食の中間型インスリン 2 単位の投与を減らします。また、砂糖を食べて、練習後、血糖をモニターします。

●強度、持続時間および他の影響
循環インスリン値の影響：夕食前の 75 分間のクラスにおいて、中間型インスリン使用者は、血糖に基づき開始前に軽食を食べます。もし、血糖がおよそ 80 mg/dl であるならば、30 g の炭水化物を食べますが、もし、血糖が 130 mg/dl であるならば、15 g だけ食べます。練習日においては、午後に超速効型インスリンをとりません。またクラス中は、低い循環インスリン値のために低血糖症がめったに起こりません。他の中間型インスリン使用者は、

70 分間の高い強度でのキックボクシングクラスに参加します。午後の遅くに血糖が高くなる傾向があるので、時々 1 〜 2 単位の超速効型インスリンを追加します。もし、血糖が 200 mg/dl 未満あるならば、通常、少しのインスリンもとりません。もし、それが 200 mg/dl 以上であるならば、クラスの前までに 1 〜 2 単位とります。

キックボクシング

	インスリン	食事
中間型インスリン	・予測される強度や期間に従い 10 〜 30 ％の速効型のインスリンを減らします。 ・午後のトレーニングに対して、中間型インスリン（とれるならば）の朝の投与量を 0 〜 25 ％減らします。 ・より長いトレーニング（1 〜 3 時間）において、練習前の速効型のインスリンを 20 〜 30 ％減らします。 ・循環インスリン値が低いときの高強度練習時においては、インスリンのわずかな減少を行い、もし開始時の血糖が平常時以上なら場合によっては速効型のインスリンを投与します（1 〜 2 単位）。	・トレーニング強度に従い、炭水化物摂取量を毎時 5 〜 15 g 増やします。 ・より短いより軽い強度のトレーニングに対して、最小の炭水化物の増加をします。 ・インスリンの変更に従い、より長い持続期間（1 〜 3 時間）の練習の場合、15 g の炭水化物もしくは毎時それ以上の補給をします。 ・もし、運動するとき循環インスリン値が低ければ（最後の速効型インスリン投与の 3 〜 4 時間以上後で）、最小の炭水化物の増加をします。
インスリンポンプ	・トレーニングの強度と持続期間に従い 10 〜 30 ％の運動前の速効型インスリンを減らします。 ・より低い 10 〜 40 ％のインスリン基礎注入率だけの減少か、投薬の減少を伴います。 ・高強度のトレーニングにおいては、正常な開始時の血糖を超えることに対して、インスリンを 1 〜 2 単位補給することを考慮します。 ・より長い練習（1 〜 3 時間）において、練習の時間もしくは、練習の前にインスリンのより大きな減少をします。 ・循環インスリン値がより低いときに運動をする場合、補償するインスリンの変更はより少なくします（早朝または最後のインスリン投薬から 3 〜 4 時間以上後）。	・練習の強度に従い、炭水化物摂取量を毎時 5 〜 15 g 増やします。 ・より短いより穏やかな強度の練習において、より少ない炭水化物の変更をします。 ・より長い練習期間（1 〜 3 時間）の場合、インスリン減少に依存して 10 〜 15 g の補給または毎時それ以上の炭水化物を補給します。 ・もし、循環インスリン値が低いときに運動するならば、炭水化物の最小量の増加を行います。
	・トレーニングの強度と期間に応じて、10 〜 30 ％の速効型インスリンを減ら	・練習の強度に従い、毎時 5 〜 15 g の炭水化物を増やします。

<table>
<tr><td rowspan="2">持続型インスリン</td><td>します。
・高強度練習においては、開始時の血糖の評価にもとづき、運動の前に速効型のインスリンの最小（1～2単位）の投与で補うことを考慮します。
・より長い練習（1～3）においては、練習の前に速効型インスリンを減らします。
・循環インスリン値が低いときの運動に対しては、最小のインスリンの減少を行います。</td><td>・より短い、より軽い強度の練習において、より少ない増加を行います。
・より長い練習（1～3時間）の場合、循環インスリン値と運動強度に依存して、10～15ｇもしくは毎時それ以上の炭水化物の補給をします。
・もし、インスリン値が低いときに運動するならば、最小の炭水化物の増加をします。</td></tr>
</table>

ヨガとストレッチ

　ヨガとストレッチは、生理的に非常に低いレベルで、最小の筋の活動を必要とします。ストレッチの大部分、特にヨガでは、静的（動きのない）で、身体を一定時間固定します。このように、最小のエネルギーが使われます。関節と筋の柔軟性は、長期の糖尿によってたびたび制限されているので、これらの運動を通して改善することができます。そして、インスリン治療に関係なく食事やインスリンどちらの変更も必要とするべきではありません。1時間もしくはそれ以上継続するヨガクラスさえ、最小量のエネルギーで行われます。

　フィットネス運動は、ヨガのような極度に軽い運動から、エアロビクス・ダンスまたはウエイトトレーニングのような活発なものまで全域にわたります。これらの様々な運動へ反応する血糖反応すべてを効果的に管理することができるようになります。

第10章

レクリエーションスポーツ

合衆国を徒歩で横断することやシエラネバダ山脈をバックパッキングすること、カリブ海でのダイビング、あるいは危険な川での急流下りを夢見たことがありますか？　冬季オリンピックを観て、信じられないスピードで斜面を滑り降りてくる選手、あるいは最も遅いペースであってもあなたよりは速いクロスカントリースキーの競技風景を目にして、わたしも同じようにできたらと望んだことでしょう。いずれの場合においても、糖尿病を患った人々は常に血糖値を維持しながら、種々の活動を行わなければなりません。

本章では、様々なレクリエーション活動での治療方法の変更と実際の推奨例を示します。たとえば、ハイキングやバックパッキング、ロッククライミング、マウンテンバイク、乗馬、スカイダイビング、カヌーとカヤック、ウインドサーフィン、サーフィンとブギーボード、スキューバダイビング、シュノーケリング（スキンダイビング）、水上スキー、ジェットスキー、スノーモービル、セーリング、ビーチバレー、スキーとスノーボード（ダウンヒル）、スノーシュー（雪上ハイキング）、アイススケートとインラインスケート、スケートボード、ゴルフ、テニス、室内のラケットスポーツ（ラケットボール、ハンドボール、スカッシュおよびバドミントン）、ダンス（バレエ、モダンダンス、社交ダンス、舞踏室でのダンス）、ボウリング、庭仕事、さらには厳しい環境下での運動等についてもまとめています。

これらのレクリエーションスポーツと身体活動は、エネルギー消費量が様々です。ゴルフスイング等のいくつかの活動は、激しくて短時間であり、主に筋内に貯蔵されている高エネルギー燐酸化合物（ATPとCP）が燃料として利用されます。同じ強度に到達するが、長い時間継続されるもの（たとえば、ロッククライミング）は、乳酸系（解糖系）を必然的にともないます。これらの活動の多く、特にバックパッキングのように長時間継続する活動は、主に炭水化物（糖質）と脂質等からの有酸素エネルギー源に依存します。これらの活動には一時的な強度の増加があり、これを補うために無酸素エネルギー源にも断続的に依存します。第2章では、異なる運動様式に対して使用される種々のエネルギー系とエネルギー源についてまとめています。

ボウリング等の非常に低強度の活動から、高い強度で長時間におよぶバックパッキングやマウンテンバイク等の活動まで、すべてのレクリエーション活動のための治療法変更に対して普遍的な指示を与えることは困難です。こ

れらの活動のうちのいくつか、たとえば、ダウンヒルスキーは、強度および持続時間が活動中にさえ極端に変わります。したがって、これらの活動全体を通して総合的な指示を与えることはできません。

　しかし、各スポーツあるいは各活動において、インスリン治療法（中間型インスリン、インスリンポンプ、および持続型インスリン使用者）に従って、インスリンと食事における特別な変更内容は、ある運動選手に関する実際の変更例と同時に一般的な指示も記載しています。

　あなたが経口の血糖降下薬を使用しているだけであるならば、その治療方法の変更は個別に記載されていません。しかし、運動開始前あるいは運動中のあなたの血糖値が、正常な範囲にある場合、ほぼ同様のガイドラインとして中間型インスリンの使用者のための一般的な食事内容の変更を参考にすることができます。あなたの血糖値が高いときには、運動のためのわずかな食事の増量しかする必要はないでしょう。低血糖症の危険は、使用する薬物治療のタイプにより強くなっているかもしれません。これらの活動のために経口薬物の使用量を減少する前に、医師に相談するべきです。様々なタイプのインスリンと経口血糖降下薬の作用に関する詳しい情報については第3章を参照してください。

©Kevin Vandivier

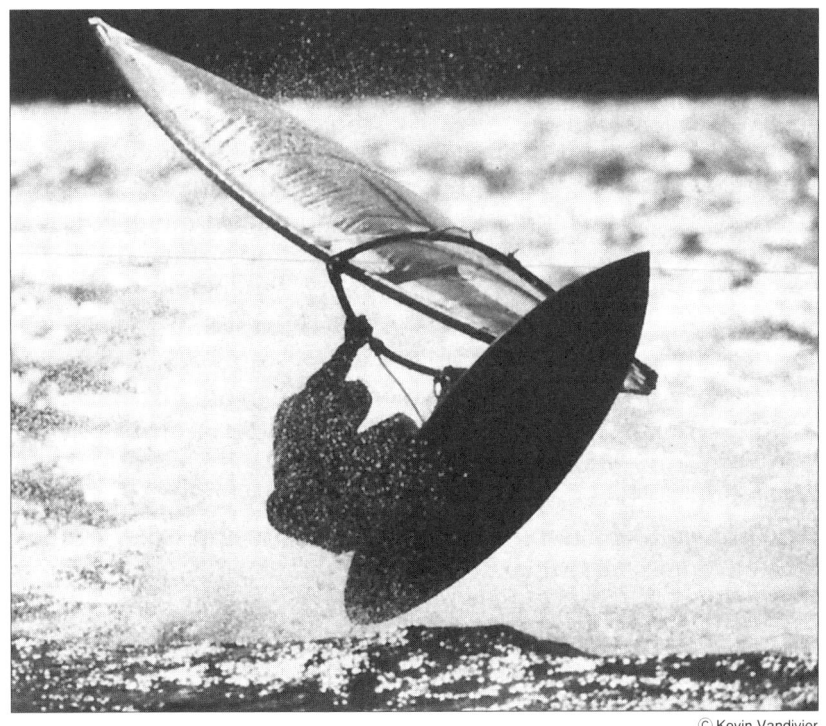

ウインドサーフィンは、大きな治療方法の変更を必要とする激しいレクリエーション活動になります。

一般的な推奨事項

　総合的な推奨事項は、すべての糖尿病の薬物療法（インスリンと経口薬）に適用されるインスリンと食事内容の変更のために与えられています。特定の活動については、スポーツの種類に応じた指示を参考にしてください。

● インスリンおよび食事の変更

　レクリエーションのアイススケート等の短時間、あるいは低強度の活動については、通常、インスリン投与量の減量あるいは炭水化物摂取量の増加を必要としないでしょう。ビーチバレーボールのような、より高強度の活動については、あなたがどれくらいの時間活動を行うかにしたがって、いくらか

の余分な炭水化物摂取、あるいはインスリン投与量の減量との組み合わせで適切になります。

● 強度、持続時間、およびその他の影響

　様々なレクリエーション活動では、強度、持続時間、および環境条件による多くの異なった血糖反応が引き起こされるでしょう。シュノーケリングやボウリング等の低い強度の活動は、血糖値に及ぼす影響は少ないかもしれません。テニス、ラケットボールあるいはロッククライミングのような、より激しくて長時間にわたる活動は、血糖値レベルを維持するために、はるかに大きなインスリン投与量および食物摂取量の変更を要求するかもしれません。また、暑さ、寒さ、または高度条件の影響もかなり大きい場合があり、これらは通常を上回る筋グリコーゲンおよび血糖の消費を引き起こすため、それに対応した治療法の変更を必要とします。

ハイキングとバックパッキング

　ハイキングとバックパッキングは、どちらもゆっくりと、より長い距離を歩くため、また、特にバックパッキングはより重い物を運ばなければならないため、とても有酸素的な活動です。身体の主要な燃料は脂肪と炭水化物であり、両者とも、このような長時間の活動において重要です。より多くの炭水化物（血糖と筋グリコーゲン）が強度の増加と共に消費されます。ハイキングの場合、活動中にあなたが摂りたい食物に応じて、インスリン投与量あるいは食物摂取単独の変更か、これら両方を変更することができます。しかし、バックパッキングの際には通常長時間にわたって行う性質のため、インスリンおよび食事の両方の変更を必要とするでしょう。これらの活動をするために過ごす時間の長さ（時間、日数）、あなたが運ぶ荷物の重さ、および環境条件はすべて、血糖値応答と必要な治療法の変更に影響を及ぼします。高度、寒さ、暑さおよび湿度等の環境条件は、ハイキングを行う人とバックパッキングを行う人に影響を与えます。高度と寒さは、特に血糖利用を増加させるでしょう。このような条件下では、低血糖症の危険がより高くなります。熱く湿度の高い条件はハイキングを行う人を脱水症（主として発汗の増

加によって)に陥らせやすくします。したがって、多くの水分を摂るように特に注意するべきです。身体を冷やそうとすると、身体はさらにより多くのエネルギーを消費し、それにより低血糖症の危険を増加させることになります。

移動する地形もまた、血糖値に影響があります。坂道を上ることは下りより多くのエネルギーを要求するでしょう。また、特に血中インスリンレベルが低いときは、非常にきつい上り坂ではグルコース放出ホルモンの過剰な分泌のため、血糖値の一時的な上昇を引き起こすかもしれません。実際にこれらの条件の下では、一時的にインスリン必要量は増加するかもしれません。このような激しい活動に続いて（特に夜間に）起こる低血糖症の発生のリスクは、より重要な事柄です。そして、夜間に起こる低血糖症を予防するためには、夜のインスリンレベルを減少させる必要があるでしょう。

ハイキング

	インスリン	食事
中間型インスリン	・3時間以内の短いハイキングの際は、運動前の食事の速効型インスリンを10～30％減らします。 ・4～6時間のより長いハイキングの際は、朝の中間型インスリンの投与量を速効型インスリンの減少に加え、15～40％減らします。 ・加えて、夜の低血糖症を予防するために、特にまれに運動する際、あるいは長時間にわたり運動する際は、運動後の就寝時、中間型インスリンの投与量を10～30％減らします。	・短時間のハイキング中、血糖値の低下を補うために軽食（10～25g）をとります。 ・より長いハイキングでは、インスリンの減量に加え、ハイキング1時間あたり10～30gの炭水化物を摂取します。
インスリンポンプ	・3時間以内の短いハイキングの際は、血糖値レベルに応じて、インスリンの基礎注入量を25～50％減らします。 ・運動前の食事時の投与を10～30％減らします。 ・5～6時間以上の長時間のハイキングの際は、インスリンの基礎注入量を50～75％減らします。 ・ハイキング中に他のインスリン投与なしで、軽食を取りながら基礎注入量を維持することも可能です。 ・非常に激しいハイキングや継続的に軽食をとったあと、血糖値は活動後に確実に	・短時間のハイキングでは、炭水化物の摂取を10～25g増やします。 ・長時間のハイクで血糖値が上昇し始めたら、インスリンを追加しない、あるいは投与量を減らすことで炭水化物を消費します。

持続型インスリン	上昇します。血糖値をモニターをすることにより、活動終了後、追加のインスリン投与が必要かを決定します。 ・夜の低血糖症を防止するために、特に普段しない運動をしたときや数日間にわたるハイキング旅行をしたときは、夜間の基礎注入量を10～25％減らします。	
持続型インスリン	・1～3時間のより短いハイキングでは、速効型インスリンの投与量を10～30％減らします。 ・5～6時間以上のより長いハイクでは、食事の際の速効型インスリンを25～50％減らす必要があるでしょう。 ・非常に激しいハイキングや継続的に軽食をとったあと、血糖値は活動後に確実に上昇します。血糖値をモニターすることにより、活動終了後、追加のインスリン投与が必要かを決定します。 ・夜の低血糖症を防止するために、特に普段しない運動をしたときや数日間にわたるハイキング旅行をしたとき、夜間の持続型インスリンを10～25％減らします。	・短時間のハイキングでは、ハイキング中の炭水化物の摂取を1時間あたり10～25g増やすこと考慮します。 ・より長いハイキングでは、血糖値が増加しない場合、インスリンを利用せず、追加の炭水化物の軽食を食べます。

バックパッキング *

	インスリン	食事
中間型インスリン	・数日間にわたるバックパッキング旅行では、中間型および速効型インスリンの投与量を減らします。 ・朝の中間型インスリンの投与量を30～60％減らし、速効型インスリンの投与量を25～50％減らします。 ・就寝時の中間型インスリン投与量を10～40％減らすまで、正確に夜間の血糖値をモニターします。	・15～30gの炭水化物と、可能であればタンパク質と脂肪を含んだ夜食を食べます ・さらに、バックパッキングの間はインスリンを減らしていても、食物摂取量を20％増やします。
インスリンポンプ	・活動の間、通常の血糖値を維持するために、インスリンの基礎注入量を50％減らします（基礎注入量を減らしていない場合、1時間あたり10～30g以上の炭水化物を摂ります。） ・活動中および活動後の食事の時、インスリン投与量を25～50％減らします。	・就寝前に、15～30gの炭水化物に加えて、タンパク質と脂肪を含む軽食を食べます。 ・活動中は、インスリンの投与なしで追加の炭水化物を食べます。

持続型インスリン	・夜間の基礎注入量を 10 〜 30 ％減らします。	
	・活動前に、持続型インスリンの投与量を 50 ％ほど減らします。 ・活動中および活動後の食事の時、インスリン投与量を 25 〜 50 ％減らします。 ・持続型インスリンの投与量を顕著に変更していない場合、食事時の投与を大きく減らします。 ・活動の後は、夜間の持続型インスリンの投与量を 10 〜 30 ％減らします。	・就寝前に、15 〜 30 g の炭水化物に加えて、タンパク質と脂肪を含む軽食を食べます。 ・活動中は、インスリンの投与なしで追加の炭水化物を食べます。

＊もともと長時間にわたる激しい活動であるバックパッキングでは、その対応のためにインスリンを減らし食物摂取を増やす両者の組み合わせが、通常、必要になります。数日間のバックパッキングは、血糖値に対して累積して影響を及ぼすため、筋グリコーゲンレベルの再補充が十分行われなくなり、夜間の低血糖症の危険が高まります。

● **競技者の例**

より極端な環境条件下でのハイキング、バックパッキングをするための食事とインスリンにおける極端な変更を示します。ハイキングを行う場合は、食事の変更により調整することができますが、バックパッキングを行う場合は、食事変更のみでは対応できません。

●ハイキングのためのインスリンのみの変更

ある中間型インスリン使用者は、終日かかるハイキングのために、その日を通じての食事用の超速効型インスリンを著しく減少します（グルコース指数に依存して 2 〜 4 単位）。さらに、活動中に続いて、就寝時中間型インスリンを 20 ％減少してもよいでしょう。ハイキング中には、持続型インスリン使用者は通常の超速効型インスリンの 0 〜 50 ％を食事時に摂ります。また、1 日以上のハイキングならば、持続型インスリン投与量を 25 ％減少させます。

●ハイキングのための食事のみの変更

ハイキングの際、ある中間型インスリン使用者は、インスリン投与量の調節を併用せず、通常の食事回数より高い頻度で軽食を摂ります。

2 時間のハイキングをする場合は、ポンプ使用者は活動開始の前に血糖値

をチェックし、145 〜 180 mg/dl になるように調節します。血糖値がそれより低い場合、Z バーかパワーバー（栄養補給食品）の半分を食べ、血糖値を一時間ごとにチェックします。

● ハイキングのためのインスリンおよび食事の変更

　岩場、山脈、海岸線を 5 〜 6 時間ハイキングする場合は、ある中間型インスリン使用者は多量の就寝時投与と少しの起床時投与からなる中間型インスリン投与量を維持したままで、超速効型インスリンの投与量を、朝食時 4 〜 5 単位、昼食時 0 〜 4 単位、夕食時 4 〜 5 単位、夜食時 2 〜 3 単位（0 まで）投与量を減少させます。1 時間毎に血糖値をモニターし、多くの軽食を食べ、スポーツ飲料およびソーダで水分量を維持します。

　あるポンプ使用者は、食前の超速効型インスリンを 2 単位分減らし、3 〜 4 時間のハイキングをする間は、一時的に基礎注入量を 80％減少させます（毎時 0.5 単位を 0.1 単位まで減少させる）。また、必要に応じてオレンジジュースかレーズンを補います。最近のハイキング旅行中での 3 日目には、48 時間の間、毎時 0.1 単位まで減らし、さらに基礎投与量を減少させました。

　起伏の多い地形をハイキングするために、他のポンプ使用者は投与量を毎時（0.3 か 0.2 単位から）0.1 単位まで減少させます。上り坂の部分で少なくとも 1 時間ごとにインスリンなしで軽食を摂ります。ハイキングの最中での昼食時の投与は通常の量にしますが、これは減少させた基礎注入量と投与量を減らして摂った軽食に対応する量です。下り坂では、軽食とともにインスリンを投与します。ハイキングのあと、しばしば血糖値が上昇し始めるのに気づきますが、その際、追加のインスリン投与が必要になるかもしれません。

● バックパッキングのためのインスリンおよび食事の変更

　2 〜 3 日のバックパッキングの場合には、ある中間型インスリン使用者には日常より少し緩やかな炭水化物摂取が許されます。食物摂取を増加させて、ハイキング中に薄めたスポーツ飲料を飲み、夜食を常に食べます。3 〜 10 日の旅行については、中間型インスリンを約 40％削減し、一日の食事のための超速効型インスリンを 25 〜 50％減じます。

　数日間にわたって山岳部のバックパッキングをする旅行では、ポンプ使用

者は最初の90分間が重要であることに気づきます。運動が始まる30～45分前に、ポンプの基礎注入量を、50％（毎時1.0～0.5単位）に低下させます。また、動き始めでは、バナナ等の作用の早い炭水化物を食べます。その時間で血糖値を安定させることができれば、毎時0.7単位に基礎注入量を減らしておき、超速効型インスリンなしで少量の食事を食べます。夜は基礎注入量を1時間あたり0.1単位に減じ、多めの夜食を取ります。

　20マイル（32 km）より長距離のハイキングあるいはバックパッキングをする場合、ある持続型インスリン使用者は活動の朝と同様に前夜の投与量を50％減らします。活動の開始直前に、超速効型インスリンなしで20 gの炭水化物を食べます。ハイキング中は、薄めたスポーツ飲料を飲み、グルコース・タブレットを携行します。血糖値に従って、活動と超速効型インスリン投与の後に少量の炭水化物を食べます。活動終了後は、標準の持続型インスリン投与量を再開します。

　1日から1週間の登山ハイキングの場合、持続型インスリン使用者は、インスリンの合計を少なくとも50％に減少させます。時には、全く持続型インスリンを使用せず、代わりに頻繁な軽食と（たとえ通常、超速効型インスリンを使用していても）速効型インスリンの頻回少量投与をハイキング中に行います。

●ハイキングの強度、持続時間、およびその他の効果

　強度の影響：あるポンプ使用者は毎年グランドキャニオンの周囲（22.3マイル：36 km）を歩きます。この活動の場合、基礎注入量を、（通常の1：10の代わりに1：20のインスリン：炭水化物比を使用して）50％減少させます。ハイキング終了後に上昇する血糖値を抑えるため、13マイル（21 km）の上りの部分の最後に、5単位の超速効型インスリンを投与します。

　数日間にわたる激しい活動の影響：終日におよぶ登山について、ポンプ使用者は、運動している間基礎注入量を1時間あたり0.2単位減少させます。血糖値が150 mg/dl以上になるようにしてハイキングを始めます。30分間の活動の後に血糖値をチェックし、血糖値が100 mg/dl以下に落ちる場合、8オンス(237 g)のスポーツ飲料を飲みます。日中、より多くの軽食(ベーグル)を食べ、100～150 mg/dl範囲の中で血糖値を維持します。登山の後、

数日間は絶えず基礎注入量を毎時 0.1 〜 0.3 単位減少させる必要があります。

暑さと湿度の影響：夏にハイキングする場合、ある中間型インスリン使用者は、高い強度で日なたを湿度が高いなかで歩くならば、インスリンを 30 〜 40 ％減少させるか、または毎時 15 g の炭水化物を摂取します。

高度の影響：スイス・アルプスの高所でハイキングする場合、ある持続型インスリン使用者は超速効型インスリンインスリンを最大 75 ％減少させて、スイスチョコレート（2 時間ごとに 1 つの大きなブロック）、ドライフルーツ、バナナ、リンゴおよびスポーツ飲料を絶えず摂取します。また、高所では、一般的に運動中に効果の早い炭水化物を普通の 2 倍の量を取らなければなりません。

● バックパッキングの強度、持続時間、およびその他の影響

強度の影響：あるポンプ使用者は、1 〜 7 日間のバックパッキング旅行をします。より高い高度においてバックパックを担いで 1 日あたり 20 マイル（32 km）以下のハイキングをする場合、0.5 から毎時 0.2 単位に基礎注入量を減らします。インスリンと炭水化物の比を 1：14 から、30 〜 40 g の炭水化物に対して 1 単位の超速効型インスリンに変更します。きつい上り坂を歩く時は、基礎注入量を毎時 0.1 単位にさらに減らします。

暑さと湿度の影響：シェナンドア山脈の中でバックパッキングをする日のために、ある中間型インスリン使用者は、活動の前、中、後、と、一日を通して超速効型インスリンを 20 〜 30 ％減少させます。夏期のハイキング中には、9 ％未満のブドウ糖を含む冷たいスポーツ飲料を摂ります。また、出発前と同様に活動終了後の 3 時間は、運動後の低血糖症を予防するため、食事で炭水化物を補充します。

高度の影響：1 日あたり 6 〜 8 時間、高所を 3 週間歩いたバックパッキング旅行では、ある中間型インスリン使用者は総インスリン投与量を 60 ％（1 日の速効型インスリンと就寝時中間型インスリンの両方の減少）減少させ、食事摂取量を通常の倍にしました。

低い温度の影響：ある中間型インスリン使用者は 2 〜 5 日間のバックパッキング旅行をします。特に寒い日に、テントで寝ることは家で寝るときよりインスリンの需要量が少ないことに気づきます。このため、旅行の初日に中

間型インスリン投与量を30％減少しています。バックパックでハイキングしている間、通常すべての超速効型インスリン投与量を20～30％縮小します。ほとんどを軽食によって、通常の炭水化物摂取量を50％増加させます。

ロッククライミング

ロッククライミングは、無酸素運動と有酸素運動の組み合わせです。一定の時間にわたって継続する運動のため、やや有酸素的ですが、休息をはさんで多くの動作は素早く激しく（つかまったり引きあげたりする動作）、より強い活動になっています。インスリンまたは食事の変更は、ロッククライミング活動の強度および持続時間によるでしょう。

クライミングの強度と持続時間の両方が血糖反応に影響を与えるでしょう。より激しいクライミングでは、血糖値は（さかんなホルモンの分泌により）当初は維持されるかもしれません。しかし、より大きな筋グリコーゲンの消耗や、より大きな低血糖の危険を招く結果となります。長時間にわたるクライミングは、筋グリコーゲン消費を増加させ、同様に大きな治療法の変更を必要とします。より強く、長い時間にわたるクライミングでは、活動後期および終了後の低血糖症のリスクが大きくなります。

ロッククライミング

	インスリン	食事
中間型インスリン	・血糖値を維持するために、クライミング前に速効型インスリンを25～50％減らします。 ・より強い強度の終日におよぶクライミングの場合、もし朝の中間型インスリンを利用していれば、投与量を10～30％減らします。	・クライミング前の炭水化物摂取を15gまで増やします。 ・活動の強度が強い場合や長時間にわたるときは、1時間あたり10～30gの炭水化物を摂取します。
インスリンポンプ	・クライミング前に、速効型インスリンを25～50％減らします。 ・短時間の活発なクライミングの活動中、インスリンの基礎注入量を0～50％減らします。 ・一日中のクライミングの際、活動中は、もう少し基礎注入量を減らします（10	・血糖値を維持するために、クライミングの前に15g以下の炭水化物を摂取します。 ・インスリンの基礎注入量の低下に応じて、より長時間の活動に対しては、1時間あたり最高30gの追加の炭水化物を摂取します。

持続型インスリン	・クライミングの前に、速効型インスリンを 25 〜 50 ％減らします。 ・一日中のクライミングの場合、朝の持続型インスリンの投与量を 10 〜 20 ％減らします。	・血糖値を維持するために、クライミングの前に 15 g 以下の炭水化物を摂取します。 ・一日中のクライミングに対しては、1 時間あたり最高 30 g の追加の炭水化物を食べます。

〜 60 ％）。

● 競技者の例

　これらの実際の治療法の変更は、あなたがこの活動を補うのにインスリン、食事、または通常両者の変更を利用することができることを示します。より長い期間より激しくロッククライミングをする場合は、処方の変更は異なります。

● インスリンのみの変更

　ある中間型インスリン使用者は、この活動のために通常の食事をとりますが、登る前に速効型インスリンを 20 ％、中間型インスリン投与量を 50 ％減少させます。持続型インスリン使用者は、低血糖症を回避するために、運動前の食事には超速効型インスリンを 50 ％減少させ、通常の量の食事をとります。

● 食事のみの変更

　ある中間型インスリン使用者は登る前にあらゆるピッチでロッククライミングしている間の血糖値をテストします。低血糖症を修正するのが必要なときには軽食を食べますが、インスリン投与量は調節しません。

● インスリンおよび食事の変更

　ある中間型インスリン使用者は、インスリンを減少させる、または炭水化物摂取量を増加させることなしでロッククライミングすることができることに気づきます。しかしながら、別の中間型インスリン使用者は、速効型インスリンを 1 〜 2 単位減少させて、始める前に必要に応じてより多くのジュースと板チョコを食べます。別の中間型インスリン使用者は、食事の 1 時間後

以内に登り始めるときは、通常のインスリン量を50％以内に減少し、炭水化物の摂取を増加させるでしょう。

　ポンプ使用者は、8時間以内のロッククライミングの際、基礎注入量を同じにしておかなければなりません。さもないと、血糖値が上昇します。しかし、インスリン：炭水化物比を1：14から1：45に調整します（炭水化物1gあたり超速効型インスリン1単位）。血糖値は登った後の夜に低下する傾向があります。体育館での屋内のクライミングの際、ポンプ使用者は基礎注入量を25％以下に減らしてもよいでしょう。しかし、本来、間欠的で高い強度であるこの活動では、通常よりもたくさん食事をする必要がないことがわかります。

　持続型インスリン使用者は、終日におよぶ高強度のロッククライミングの場合、インスリンを顕著に減少させます。持続型インスリンの通常の基礎投与量をとりません。代わりに、頻繁な血糖値モニタリングに従って（通常、超速効型インスリンをとりますが）速効型インスリンを多数回投与します。そして、活動の間、少なくとも通常より50％多くの炭水化物を食べます。

● 強度、持続時間、およびその他の影響

　強度の影響：中間型インスリン使用者は、ロッククライミングがウエイトトレーニングにむしろ似ていること、そして、血糖値を他の活動ほど速く減少させないことに気づきます。朝食の2～3時間後に登る場合、朝食時に2～3単位少ない超速効型インスリンと1単位少ない中間型インスリンをとります。

　持続時間の影響：ロッククライミングについては、ほとんどは屋内で行う場合ですが、中間型インスリン使用者は食事摂取量を調節（必要に応じた炭水化物の追加）するだけです。しかし、一日中続くアウトドアでのクライミングでは、速効型インスリンと中間型インスリンの両方を減少させる必要があるかもしれません。

マウンテンバイク

　マウンテンバイクは、丘や傾斜を登る際に時々無酸素的エネルギーを要求しますが、ほとんどが長時間にわたる持久性スポーツです。主要なエネルギーは有酸素的エネルギー源（脂肪と炭水化物）から供給されており、運動の強度が一時的に増加する場合、間欠的に無酸素系（主として乳酸系）から供給されます。変化を補うための調節は、バイクに乗る強度に影響を及ぼす地形と、活動の持続時間に依存するでしょう。

　すべてのインスリン療法に対する最も大きな影響は、マウンテンバイクに乗る時刻と同様に、強度と持続時間になるでしょう。活動中、無酸素的エネルギー系が動員されることやグルコース放出ホルモンが分泌されることから、高強度でのマウンテンバイクはそれほど血糖値を低下させないかもしれません。循環インスリンレベルが低いときにマウンテンバイクに乗っているときよりも、強度の高い活動の後に低血糖症のリスクは現実的にはより大きいかもしれません。より長い時間マウンテンバイクに乗ることは、より多くの筋グリコーゲンを利用することになり、活動後に低血糖症に陥る可能性が大きくなります。グリコーゲンの再補充の間、低血糖症を防ぐために、より多くの炭水化物摂取とインスリン投与量の削減が必要になるでしょう。また、朝の運動は、一日の中で身体のインスリン抵抗性が高い時期なので、治療法の変更は小さくしなければならないでしょう。循環インスリンレベルがより高いときに運動する場合（超速効型インスリン投与後2～3時間以内と速効型インスリン投与後3～4時間以内）は、低血糖症を予防するために、通常より多量の炭水化物摂取を必要とするでしょう。

マウンテンバイク

	インスリン	食事
中間型インスリン	・速効型インスリン投与後に乗車する場合、運動強度に応じて、インスリンの投与量を10～30％減らします。 ・1時間以上継続する乗車に対しては、食事時の速効型インスリンを大量に（30～50％）減らします。 ・特に、長時間、あるいは激しい乗車の後は、食後の速効型インスリンと夜の	・1時間未満の短時間の走行では、特に早朝の活動あるいは速効型インスリンを投与3～4時間後であれば、食事の増加を最小限にします。（もし就寝時にのみ中間型インスリンを投与していたとしても） ・活動の強度とインスリンの削減に応じて、15～30ｇ以下の炭水化物を補い

	中間型インスリンの投与量を 10 〜 30 ％減らします。	ます。1 時間以上乗車する場合、1 時間あたり 15 〜 30 g の追加の炭水化物を食べます。 ・激しい走行の後は、夜の低血糖症を予防するために夜食を食べます。
インスリンポンプ	・運動中のインスリンの基礎注入量を 15 〜 40 ％減らし、運動前の食事時のインスリン投与を 10 〜 30 ％減らします。 ・1 時間にわたる乗車に対して、活動中、または必要であれば走行の 1 〜 2 時間前から、インスリンの基礎注入量を 25 〜 50 ％減らします。 ・活動中は、食事をとっても、インスリン投与を 25 〜 50 ％減らすか、あるいは一切投与しません。 ・特に、長時間にわたる場合や激しい走行の後、運動後の食事に対して、インスリンの投与を 10 〜 30 ％減らします。 ・激しい活動の後は、夜間のインスリン基礎注入量を 10 〜 20 ％減らすことを考える必要があります。	・1 時間以下の走行の際、特に早朝の活動や食前の場合（最後のインスリン投与後 3 〜 4 時間以降）、炭水化物の摂取量を増加させます。 ・走行の強度やインスリンの減少に応じて、15 〜 30 g の追加の炭水化物をとれば、通常、十分対応できます。 ・長時間の乗車の際は、1 時間あたり 15 〜 30 g 炭水化物摂取量を増やします。 ・長時間の走行の後は、夜間の低血糖症を予防するために、夜食を食べます。
持続型インスリン	・マウンテンバイクを行う前の食事の際、速効型インスリンを 10 〜 30 ％減らします。 ・朝の持続型インスリン投与量を、2 時間以上続く走行を見越して、10 〜 20 ％減らし、運動前の食事時のインスリンを 25 〜 50 ％減らします。 ・長時間あるいは激しい走行の後、次の食事の時まで速効型インスリン投与量を 10 〜 30 ％減らします。 ・激しい、あるいは長時間にわたる場合、夜間の持続型インスリンの投与量を 10 〜 20 ％減らすことを考える必要があります。	・1 時間未満の短時間の走行では、特に早朝の活動あるいは循環インスリンレベルが低い場合、食事の増加を最小限にします。 ・走行の強度に応じて、15 〜 30 g の追加の炭水化物をとれば、通常、十分対応できます。 ・1 時間以上の乗車の際は、1 時間あたり 15 〜 30 g 以上に炭水化物摂取量を増やします。 ・激しい、あるいは長時間の走行の場合、夜間の低血糖症を予防するために、夜食を食べます。

● 競技者の例

　通常、マウンテンバイクに乗る際には、この活動を補うためにインスリンと食事の変更の併用を必要とします。

● 食事のみの変更

ある中間型インスリン使用者はふつう30分から1時間マウンテンバイクに乗ります。血糖値が100〜200 mg/dlの範囲にある場合、通常、インスリンの調節や軽食を摂らなくても乗ることができます。マウンテンバイクに乗る間、必要に応じて追加の炭水化物を摂ります。

● インスリンおよび食事の変更

　ある中間型インスリン使用者は、マウンテンバイクレースに備えて練習します。この激しい活動のために、食前の超速効型インスリン投与量を33〜50％（6単位を3〜4に）減らし、夜の中間型インスリン（投与する唯一の中間型インスリン）を25％減少させます。さらに、自転車に乗る間、炭水化物摂取を増加させ、運動後には夜間の低血糖症を予防するために夜食を食べます。

　60分間以上マウンテンバイクに乗る場合、中間型インスリン使用者は、運動強度に基づき、活動中に炭水化物および果物摂取を増加させます。運動後、超速効型インスリンを1〜2単位減少させ、就寝時の中間型インスリン投与量を18単位から2〜4単位減少させます。

　他のポンプ使用者はバイクに乗る前2〜3時間、ポンプの基礎注入量を1時間あたり0.7単位から0.4単位に減じることで、マウンテンバイクに乗っている間の速効型インスリンの循環量を減少させようとします。活動開始前に食事をするならば、少なくとも2時間前に食べるべきであり、1.5単位未満の超速効型インスリンを（速効型インスリンなしで）を投与します。食べた直後に運動する場合は、食事時の投与はせずに、運動後に少ない量を投与します。早朝に運動する場合は、基礎注入量をわずかに（0.5に）減ずるか、あるいはまったく減少させません。

　ポンプ使用者は、90分から5時間にわたってマウンテンバイクに乗る際、通常、ポンプの基礎注入量を1時間あたり0.5単位から0.3単位に減じ、上り坂を登る場合は0.2単位まで減少させます。同じ量の超速効型インスリンに対して、より多くの炭水化物を食べることができます（通常1単位あたり14gの代わりに、1単位あたり30〜45gの炭水化物）。4時間以上運動するならば、夜の基礎注入量を1時間あたり0.1単位低下させ、寝る前にたくさんの軽食を食べます。

　持続型インスリン使用者は、朝の持続型インスリン投与量をマウンテンバイ

クに乗る1時間につき1単位減じ、運動前の超速効型インスリンを2単位減じ、運動強度に基づき、20〜30分間ごとに15ｇの炭水化物を補充します。

- ● 強度、持続時間、およびその他の影響

　持続時間と強度の影響：中間型インスリン使用者は、スタート時の血糖値が100〜200 mg/dlの範囲にある場合、いかなるインスリン調節も行わず、軽食もとらずに、30〜60分間バイクに乗ります。ポンプ使用者は、舗装された道を走行することに比べ、マウンテンバイクは、本質的に高強度のため、いくらかの食物が必要なことに気づきます。

時刻の影響：就寝時のみの中間型インスリン使用者は、早朝に15〜20マイル（24〜32 km：軽い活動の日）あるいは20〜30マイル（32〜48 km：きつい活動の日）乗る場合、いずれの日もインスリンを投与する前にマウンテンバイクに乗ります。血糖値が70〜130 mg/dlである場合、いかなる食事の調節も行いません。血糖値が140 mg/dl以上の場合、少量の超速効型インスリンをとり、それが自転車に乗る前に効果を現わすのを待ちます。

乗馬

　乗馬は、通常低強度であって有酸素的です。乗馬中は姿勢を維持する筋が使用されます。より速く馬を走らせるときには、馬に乗り続けるためにより多くのエネルギーが必要とされます。レクリエーションの乗馬は、一般的に血糖値レベルに影響しないでしょうし、最小限の療法の変更しか必要ないでしょう。長時間の乗馬（一日中のトレイルライド）あるいは高強度の乗馬は血糖値により大きい影響を与えるかもしれません。また、低血糖症を予防するために、インスリン投与量の少しの減少、あるいは炭水化物摂取の増加が必要かもしれません。

- ● 競技者の例

　この活動は低強度のため、ほとんどの人々が食事単独か、あるいは非常に小さいインスリン投与量の変更の併用で調節します。

● 食事のみの変更

　ある中間型インスリン使用者は、通常 1 ～ 2 時間の激しい乗馬の際にはインスリン調節を行いません。しかし、終日におよぶ乗馬競技会に対しては、わずかにインスリンを減少させるでしょう。60 分間の乗馬の場合、低血糖症を予防するために、血糖値を 170 mg/dl まで上げるよう軽食を補います。時々行うレクリエーションの乗馬の場合、ポンプ使用者は基礎注入量やその他の投与の調節は行いません。乗馬の最中、時折血糖値をチェックし、もし必要ならば軽食をとります。

● インスリンおよび食事の変更

　90 分間の乗馬の際、ある中間型インスリン使用者は、インスリンや食事のいかなる調節も行いません。また、必要ならば、中間型インスリン使用者は、この活動のために速効型インスリンを 1 単位減らすか、あるいは 200 kcal 以内の軽食を食べます。

スカイダイビング

　スカイダイビングは、エネルギーをほとんど要求しません。主となる筋収縮は着地の衝撃に対するものです。しかしながら、この活動は不安が増大することにより、血糖値のレベルを上げるエピネフリン（アドレナリン）の放出を引き起こすでしょう。スカイダイバーは、ダイビングの前後に血糖値をモニターする必要があるでしょう。血糖値が増加する場合、この上昇を補うために、速効性のインスリンを追加投与する必要があるかもしれません（50 mg/dl の増加ごとに約 1 単位）。一般に、この活動のためのインスリンの減少も食事摂取量の増加も勧められていません。

カヌーとカヤック

　カヌーとカヤックは、特に低い強度で、長時間にわたる有酸素的な活動です。身体は脂肪と炭水化物を主に使用します。そして、運動強度に従って、

炭水化物の使用が増加します。急流下りは、より高い強度になり、乳酸系等の無酸素的エネルギー源の利用を増大させるかもしれません。活動が長引けば、血糖値を維持するためのより大きな治療法の調節が必要になるでしょう。運動の強度と持続時間に応じて、インスリン投与量、食物摂取量、あるいは、両方の変更ができます。カヌーとカヤックの強度と持続時間は、血糖値に最も大きい影響を与えます。低い強度で漕ぐ場合、最小の変更しか必要としないでしょう。より長く、あるいは強く漕ぐ場合は、低血糖症を予防するためにより多くの食物とインスリンの変更を必要とするかもしれません。数日間の旅行の場合、上半身の筋においてより多くのグリコーゲン消耗が起こるため、持続性あるいは基礎インスリン投与量を減らす必要があるかもしれません（10～20％）。

カヌーとカヤック

	インスリン*	食事
中間型インスリン	・1時間にわたるカヌーの場合、速効型インスリンの投与量を10～20％減らし、一日中あるいは午後の活動に対しては、朝の中間型インスリンを同量減らします。 ・シーカヤックや急流下りのような、より高強度あるいは長時間の活動では、インスリンを20～40％減らし、ひかえめに炭水化物の摂取を増やします。 ・特に長時間の活動あるいは数日間の旅行を除き、中間型インスリンの就寝時の投与量の変更は通常必要ありません。	・低強度のカヌーの場合は1時間あたり0～10gの炭水化物を食べます。 ・より高い強度でカヌーを漕ぐ場合、実際のインスリンの減少に応じて1時間あたり10～20gの炭水化物を摂取します。
インスリンポンプ	・運動中のインスリン基礎注入量を、運動強度に応じて25～50％減らします。 ・運動前の食事時のインスリン投与を、低い強度の時は10～20％減らし、より高い強度あるいは長時間漕ぐ場合は20～40％減らします。 ・短い時間漕ぐ場合は、完全にポンプをはずして活動できるでしょうが、2時間以上はずしていると高血糖を呈するでしょう。 ・長時間の活動や数日間の旅行の後は、一時的に、インスリンの基礎注入量を一晩中10～20％減らします。	・基礎注入量と食事時のインスリン投与の減量に応じて、炭水化物の摂取量を増やします。 ・低強度のカヌーでは、インスリンを減らした状態で、炭水化物を1時間あたり0～10g程度の最小限だけ増やします。 ・より高い強度で漕ぐときは、1時間あたり10～20g炭水化物を食べます。
	・短い時間あるいは低い強度での活動の際は、速効型インスリンの投与量を10	・速効型インスリンの減量とカヌーを漕ぐ場合の強度と時間に応じて、少しも

| 持続型インスリン | ～20％減らします。
・より長い時間あるいは強い強度の活動の際は、速効型インスリンの投与量を20～40％減らします。
・特にカヌーの活動が長時間あるいは数日間におよぶ可能性がある場合を除き、持続型インスリンの変更は行いません。 | しくは控えめに炭水化物の摂取量を増加させます。
・低強度でカヌーを漕ぐ場合は1時間あたり0～10gの炭水化物を食べます。
・より高い強度で漕ぐ場合は、1時間あたり10～20g炭水化物を食べます。 |

*活動時間と強度が必要な変更内容を決定するでしょう。短時間で低い強度の活動では、（もし変更するならば）インスリン投与量を少しだけ調節します。

● 競技者の例

カヌーあるいはカヤックにおける強度、時間およびタイミングに応じた、食事、インスリン、および両者の変更を示します。

● インスリンのみの変更

一日にわたる低強度のカヌーでの旅行では、ある中間型インスリン使用者は、その日一日、超速効型インスリン投与量をわずかに1単位減少させます。就寝時にのみ、中間型インスリンを使用し、そして、この投与量は変更しません。60分間のカヌーの場合、通常、ポンプ使用者は基礎注入量を（0.7から0.5に）0.2単位低下させます。朝食直後に活動をするならば、さらに、朝食前の投与量をわずかに減らしてもよいでしょう。4時間のカヌーの際には、ポンプ使用者はポンプを外しますが、血糖値は通常200 mg/dlまで増加します。そして、再びポンプをつなぐとき、1～2単位の超速効型インスリンを投与します。

● 食事のみの変更

子供たちとの穏やかなカヌーを行う際、ある中間型インスリン使用者は、活動の間、必要に応じて、追加の炭水化物を食べます。一度に1～2時間カヌーを漕ぐ場合、持続型インスリン使用者は必要に応じて追加の炭水化物と水を補います。激流でのカヌーやカヤックでは、中間型インスリン使用者は、軽食、ドライフルーツ、チーズ、およびクラッカーの摂取量を単純に増やします。シーカヤックの際、中間型インスリン使用者は、血糖値が低下中でないことを確認し、活動を始める前にある程度（150～200 mg/dl）上昇させます。そのために、活動前と活動中に、必要に応じて余分に炭水化物を補充します。

● インスリンおよび食事の変更

　カヌーをする前に、中間型インスリン使用者は速効型インスリンを1～2単位減少させるか、または200～300 kcalもしくはそれ以上を摂取します。早朝にカヌーをする場合、中間型インスリン使用者は、朝食前の超速効型インスリン（通常2単位）を減ずるか全くなしにしますが、通常の朝の中間型インスリンは投与します。漕ぐ時間が長くなる場合、必要に応じて追加の食べ物を補充します。ある中間型インスリン使用者は二人乗りのカヌーで1～2日の急流下りを行いますが、その日の超速効型インスリン投与量は最小限だけ減らし（1食事あたり10～15％）、数回、追加の炭水化物を食べても良いでしょう。

　ポンプ使用者は、カヌーの約30分前に基礎注入量を50％減少させる必要があり、運動の間も減少しておく必要があることに気づきます（毎時1.1単位から下げる）。血糖値が100 mg/dl以下である場合、カヌーを漕ぐ前に4オンス（118 g）のジュースを飲みます。別のポンプ使用者は、通常、カヌーやカヤックの際、基礎注入量を維持し、追加の炭水化物で血糖値のバランスをとります。カヌーの前に食事をした場合、食事をカバーするためのわずかな超速効型インスリンを投与し、超速効型インスリンの影響が最小限になる食事2時間後に運動を始めるようにします。

　持続型インスリン使用者は、この活動のために超速効型インスリンの投与量を50％減少させます。カヌーを漕いでいる間、血糖値をモニターし、頻繁に軽食をとります。

● 強度、持続時間、およびその他の影響

　強度の影響：ある持続型インスリン使用者は、2～6時間のカヌーや、急流でのいかだ下りをします。朝食の後に活動を始める場合、昼食時の投与量と同様に、朝食前の超速効型インスリン投与量を20％減少させます。上半身の運動は血糖値を非常に急速に減少させるので、朝食時にたくさんの食事を食べます。ジッパー付きのポリ袋の中に入れて運んでいるグラノーラバーを食べます。血糖値が120 mg/dlより低いことに対しては、12オンス（355 g）のソーダ水あるいは6オンス（177 g）のジュースを飲むでしょう。

　時刻の影響：中間型インスリン使用者は、インスリン抵抗性が高い朝とい

う不利な状況下で水路を横断する際、活動の前にインスリンや朝食を摂らなくても血糖値が正常なままであることを知りました。

　数日間の活動の影響：3日間におよぶカヌーでの旅行について、中間型インスリン使用者は、朝のインスリンを23：6（中間型インスリン：速効型インスリン）から中間型インスリンを18〜20単位に、速効型インスリンを4単位に減らします。夜は、中間型インスリンを1〜2単位と速効型インスリンを1（3から2へ）単位減らします。さらに、漕いでいる間、特に朝食と昼食と軽食時に、より多くの食物を摂ります。

ウインドサーフィン

　ウインドサーフィンは、通常、帆を保持し、ボード上の身体を安定させるための長時間にわたる筋収縮を含んでいます。ウインドサーフィンは、静的筋収縮であるアイソメトリック・レジスタンストレーニングに非常に似ています。主に無酸素的エネルギー源を利用するでしょう。しかし、炭水化物と脂肪から得られる有酸素的エネルギーも姿勢を維持する筋収縮のための燃料となるでしょう。この活動の強度および持続時間は風の条件および技術レベルによるでしょう。活動時間、風の条件、および両方が運動に影響を及ぼすため、これによって変動する血糖値は、インスリン投与量、食事摂取量、または両方の変更で維持することができます。

　ウインドサーフィン時の血糖値レベルに最も大きく影響するのは風の条件です。より強い風は活動中の運動強度および炭水化物利用を増加させるでしょう（血糖と筋グリコーゲン両方のエネルギー源から）。一度に30分間以上のウインドサーフィンをするような状況では、インスリンおよび食物摂取の両方の調節を必要とするかもしれない。弱い風の中では、活動中により多くの脂肪を利用し、血糖と貯蔵筋グリコーゲンの利用は減少するでしょう。

ウインドサーフィン

	インスリン	食事
	・弱い風や短時間のウインドサーフィンでは、運動前の食事時の速効型インス	・インスリンを減らしていない場合、活動中1時間あたり10〜15gの追加の

中間型インスリン	・リンを10～25％減らします。 ・より強い風あるいは長時間の場合、速効型インスリンの投与量を15～40％減らします。 ・午後にウインドサーフィンをする場合、（もし投与していれば）朝の中間型インスリンの投与量を10～25％減らします。	・炭水化物を食べます。 ・インスリンが高いあるいは強い風や長時間にわたる場合、ウインドサーフィンの1時間あたり最高30gの炭水化物を補います。
インスリンポンプ	・短時間あるいは弱い風でのサーフィンでは、基礎注入量を25～50％減らすか、完全にインスリンポンプを外します。 ・再接続する際に血糖値が上昇していれば、追加のインスリンを投与します。 ・活動前の食事時のインスリン投与量を10～25％減らします。 ・より長い時間あるいは強い風の間は、低血糖症を予防するために1時間あたり15～30g以下の炭水化物を補います。	・インスリンの基礎注入量を減らしたら、ウインドサーフィン中の炭水化物の増加を最小限にします。 ・より長い時間や強い風の場合、活動中はポンプを外し、活動前のインスリン投与を15～40％減らします。
持続型インスリン	・短い時間あるいは弱い風の際は、インスリンを10～25％減らします。 ・より長い時間あるいは強い風の際は、インスリンを15～40％減らします。	・循環インスリンレベルが低いときにウインドサーフィンをする場合、最小限の炭水化物の補食が必要になります。 ・活動時間や優勢な風の状況に応じて、1時間あたり15～30g炭水化物の摂取量を増加させます。

●競技者の例

治療法の変更が風の状況と活動時間に強く依存していることを示します。

●インスリンのみの変更

あるポンプ使用者は、通常30～45分間、湖でのウインドサーフィンをします。外出する前に血糖値をチェックし、血糖値が低めか、または低下し始めている場合、血糖値が安定するまで、湖に出かけません。風が弱いか穏やかな場合、スポーツ用のケースに入れたポンプを着用して、インスリンの基礎注入量を維持します。風が強い場合、ポンプは外し、投与できなかったインスリンを補うために再接続する際にインスリンの投与をします。

●食事のみの変更

ウインドサーフィンをする場合、ある中間型インスリン使用者は、2～4

時間の活動を開始する際に、血糖値が低下しはじめていないことを確認し、多少上げておきます (150 〜 200 mg/dl)。必要に応じて、活動の前および活動中に、追加の炭水化物を補います。

● インスリンおよび食事の変更

　ある中間型インスリン使用者は、水上に出かける前に風の状態を予測するのが難しいことに気づきました。したがって、通常、超速効型インスリンを減らしません。しかし、その代わりに、風の状況によって、サーフィン中に余分な炭水化物を食べるでしょう。事前にインスリンを減らせる場合、食事時の超速効型インスリンを 25 〜 30 ％減らし、強い風の難しいセーリングの前の血糖値レベルが 140 mg/dl 以上の状態で開始するようにします。

サーフィンとボディーボード

　サーフィンとボディーボードは、無酸素的および有酸素的の両方を含む運動です。これら両者は一般的に姿勢を保つ筋肉を使うことを要求しますが、もともとより有酸素的なものであり、波に乗るときにバランスを取るためのものです。特にサーフィンをしている間、無酸素的要素は、バランスを維持し、かつ波の変化に合わせて調節するためのさらなる筋肉の急速な動員に対して利用されます。それぞれの波乗りの持続時間はやや短く、この活動は、持続したものというより、より間欠的なものになります。波をつかむために漕ぎ出す際は、短時間の活動のため、無酸素的エネルギー源により強く依存する傾向があります。それぞれ個人のインスリン療法、活動時間、および波の大きさや荒さに依存して、これらの活動が血糖値に及ぼす影響を、食事、インスリン、および両方の変更で調節することができます。

　海の状態によって大部分は決定されるであろうサーフィンとボディーボードの強度は、血糖値に対して大きな影響力を持っています。より高い強度でより長い期間、波に乗ることは、より穏やかな条件の下でこの活動をするときに比べ、一般的に、より大きく血糖値を低下させるでしょう。これらのより厳しい条件に対しては、より大きな治療法の変更を必要とするでしょう。

サーフィンとボディーボード

	インスリン	食事
中間型インスリン	・食後すぐにサーフィンをする場合、予定しているサーフィンの時間と強度に応じて、速効型インスリンの投与量を20〜50％減らします。 ・午後あるいは長時間にわたって運動する際は、（もし利用していれば）朝の中間型インスリンの投与量を10〜30％減らします。 ・このような状況下でインスリンの投与量の減少を小さくした場合、追加の炭水化物を食べます。 ・循環インスリンレベルが低い場合、長時間あるいは波が高いときの活動を除き、炭水化物摂取の増加を最小限にします。	・インスリン濃度がピークを迎えつつあるときにサーフィンをする場合、1時間あたり15〜30gの追加の炭水化物を食べます。（食後あるいは朝に中間型インスリンを投与した日の午後） ・循環インスリンが低い場合、長時間あるいは波が高いときの活動を除き、インスリンの変更を最小限にします。
インスリンポンプ	・この活動では、インスリンポンプを外すか、インスリンの基礎投与量を25〜50％減らします。 ・1時間以上外していた場合、あるいは血糖値が上昇し始めていれば、再接続する際に追加のインスリンを投与します。 ・食後すぐにサーフィンをする場合、予定しているサーフィンの時間と強度に応じて、インスリンの投与量を20〜50％減らします。	・インスリンの減少量や海の波の状況に応じて、1時間あたり15〜30gの追加の炭水化物を食べます。
持続型インスリン	・食後すぐにサーフィンをする場合、波の大きさに応じて、速効型インスリンの投与量を20〜50％減らします。 ・最後に速効型インスリンを投与してから3〜4時間後に活動する場合、インスリンに変更は加えません。	・速効型インスリンを投与してから3〜4時間以内、あるいは海が荒れている場合、1時間あたり15〜30gの追加の炭水化物を食べます。 ・循環インスリンレベルが低い場合、サーフィンの時間が長いあるいは強度が高い場合を除き、炭水化物摂取の増加を最小限にします。

● 競技者の例

　どのタイプの治療法の変更（インスリン、食事、あるいは両方）ででも、この活動に対応することができることを示します。

● インスリンのみの変更

ある中間型インスリン使用者は、サーフィンのために中間型インスリンと超速効型インスリンの投与量を 30％減らします。必要な場合のみ、炭水化物を補います。他の中間型インスリン使用者は、通常、運動前の食事時には通常の超速効型インスリンの 50％だけしか投与せず、運動中、必要に応じてジュースを飲みます。

● 食事のみの変更

この活動について、ある持続型インスリン使用者は、通常、インスリン投与量を調節しません。必要なときに食べられるように、ウエットスーツに入れてパワーバーを携行します。

● インスリンおよび食事の変更

あるポンプ使用者は、基礎注入量を 20 〜 25％低下させ、必要に応じて追加の炭水化物を補ってよいでしょう。さらに、投与部位を腹部側から離すか、活動をする間、1 時間未満に限りポンプを外し、再接続の際、血糖値に応じて、追加のインスリンを投与します。

スキューバダイビング

スキューバダイビングは、キックといくらかの腕の動きを含む低強度の有酸素的活動です。最も重要なのは、水面下でさらされる高い圧力の影響です。高圧環境は、皮下注入部位からのインスリンの吸収率を増加させ、水面下での低血糖症を引き起こします。このことは十分認識されていないか、もしくは対処することが困難です。

歴史的に、1 型糖尿病を罹った人々および他のインスリン使用者は、潜水時に起こる対処が難しい低血糖症の恐れから、合法的にスキューバダイビングに参加するための国立潜水インストラクター協会（NAUI）の資格を得ることが許されていません（プロフェッショナルダイビングインストラクター協会（PADI）は許すかもしれませんが）。また、眼内（目）圧力の増加は、さらに糖尿病性の眼病を悪化させるか、あるいは網膜の出血を引き起こすか

もしれません。しかし、それにもかかわらず多くの人々が安全に潜水しています。これらの人々の行動に反応して、ダイバーの警鐘ネットワーク（DNA）は、糖尿病を持った人々のためにダイビングの安全性に関するいくつかの研究を行ないました。その結果、1型糖尿病を持った人々のためのより広く利用可能な潜水許可を認める動きは進行中です。また、安全なダイビングのためのガイドラインが確立されつつあります。

　1型糖尿病を持った競技者であるスティーブ・ポスターマンは、米国ヴァージン諸島で糖尿病の人たちを対象としたスキューバダイビングキャンプ（キャンプDAVI）を含んだアウトドア活動キャンプを行っています（第4章を参照）。彼は、潜水の前にグルコースレベルが安定しているのか、上昇中か、あるいは低下途中であるのかを決定するために、グルコースのモニタリングの重要性を強調しています。彼は、60分前、30分前、そして潜水直前にテストを行います。血糖値のレベルが安定している場合、潜水の前に正常なレベルよりわずかに高いレベル（150〜180 mg/dl）を目標とします。血糖値が上昇している場合、望ましい最低水準の140〜150 mg/dlにセットします。彼は、血糖値が低下している場合は、どのような状況でも潜水しないように指示しています。血糖値が安定するか上昇するまで、ダイバーは炭水化物を摂取するべきです。また、彼のガイドラインは、水面で摂取できるグルコースゲル、はちみつ、またはケーキフロスティングのような防水型グルコースを携行すること、低血糖症を認知し対処できること、2型糖尿病の合併症（特に進行中の眼病）を有していないこと、そして、糖尿病の知識がある仲間と潜ることにも言及しています。低血糖症が起きたら、親指および人指し指で仲間に「L」合図で知らせ、そして双方のダイバーは浮上します。90フィート（27 m）を限度とする潜水は窒素酔いおよび低血糖症による混乱を予防するために推奨されています。非常に深い潜水や、非常にゆっくりとした浮上を必要とする長時間の潜水である減圧潜水は、低血糖症が起こる可能性がある場合には決して許されず、浮上を要求されます。さらに、糖尿病の人々は潜水時に脱水症（減圧症に関係した「潜水病」）になりやすい傾向があるという証拠が示されていることもあり、潜水計画は控えめであることを推奨します。

　水面下環境における圧力の増加と水温は、スキューバダイビングが血糖値

に与える最も大きい潜在的影響です。増加した圧力は、皮下に注入するインスリンの吸収を促進させます。その結果、特に潜水を行う3〜4時間以内に速効型インスリンを注入した場合、循環インスリンレベルの大きな増加が起こります。また、中間型インスリンおよび持続型インスリンの吸収率の増加も起こります。潜水前のインスリンの投与量を下げるか、あるいは投与しないことにより影響を最小限にすることが出来ます。また、水温もエネルギーの消費に影響します。暖かい海洋条件に比べ冷たい水ではウエットスーツを着ていたとしても、潜水時の代謝率を増加させるため、潜水前のインスリン、あるいは食事に関して大きな変更が要求されるでしょう。

● 競技者の例

ほとんどの人々が、活動の前に速効型インスリン投与量を減らすことによって、潜水時の循環インスリンレベルを減少させることを試みています。また、環境条件による大きな影響に関する例もあります。

● インスリンのみの変更

ある中間型インスリン使用者は、スキューバダイビングの前に予防的に中間型インスリン、および超速効型インスリンを30％減少させます。持続型インスリン使用者は、朝の持続型インスリン投与量を1〜2単位減少させて、潜水前には、わずかな超速効型インスリンを投与するか、あるいはとらず、スポーツ飲料を、低血糖症への対応に利用できるようにしておきます。

● 食事のみの変更

ある中間型インスリン使用者は、血糖値が上昇しているか低下しているかをモニターするために、潜水する90分前に血糖値をテストします。血糖値の上昇を確実にするために、通常、潜水前に軽食をとります。そして、潜水直前に再び血糖値をテストし、潜水の持続時間に十分な血糖レベルであることを確実にします。

● インスリンおよび食事の変更

夜の中間型インスリン使用者は、血糖値が300 mg/dl以上でなければ、

午前の潜水の前に速効型インスリンを投与しません。そして、潜水と潜水の間に、ソーダ水を飲みます。別の中間型インスリン使用者は、朝、50％少ない速効型インスリン（9単位を4.5単位に）を投与し、潜水の日の中間型インスリンを20％減らします（通常の朝の投与量である11単位から減らす）。潜水の前後に、血糖値に従って食事をします。

午前中の潜水については、持続型インスリン使用者は、多量の朝食を摂り、食事前の超速効型インスリンを20％減少させます。潜水用のボートにのるための外出前、および潜水の10～20分前に血糖値をチェックします。もし二度潜水するのであれば、再びチェックを行い、血糖値が150 mg/dl未満である場合、二度目の潜水の前に、ピーナッツバターとゼリージャムのサンドイッチを半分食べます。持続型インスリン使用者は、低血糖症を防ぐために、潜水前の食前の超速効型インスリンを50％減少し、各潜水の前にキャンディーバーを食べます。

ポンプ使用者は潜水の最初にポンプを外します。血糖値が150～180 mg/dlの範囲で活動を始めます。血糖値をチェックし、潜水後の30～45分ごとに必要に応じて追加の炭水化物を食べます。45分間以上の長い潜水は、それ以上長い潜水が血糖値を低下させることを経験しているため、決して行いません。

● 強度、持続時間、およびその他の影響

環境の影響：中間型インスリン使用者は、どこで潜るかによって療法を変更します。寒い大西洋を潜るときは、ウエットスーツを着ます。これらの条件の下では、血糖値が150 mg/dl以上でなければ水に入らないでしょう。潜水の前にグラノーラバーを食べて、血糖値を180 mg/dl以上に維持しようとします。朝食時の超速効型インスリンを50％減らし、昼食時の投与量を80％減らします。午後の二度目の潜水後、いくらかの追加超速効型インスリンを投与しなければ、血糖値は上昇し始めるでしょう。対照的に、カリブ海の暖かい水域を潜る際、ウエットスーツを着る必要はなく、浅いところを潜ります。しばしば血糖値が80～100 mg/dlの範囲の状態でも、血糖値の上昇が確実な場合、水に入ることがあります。これらの条件の下ではインスリン投与量を最小に減らします。

シュノーケリング

シュノーケリングは、低強度の有酸素運動です。上半身をそれほど使わないため、水泳に比べ強度は低くなりますが、フィンを使ってのキックは脚への抵抗をより大きくします。運動強度はキックのスピードやほとんどキックをしないで浮いている時間がところどころにあるため大きく変化します。その低い強度により、効果的に血糖値を維持するためには最小限の療法変更しか必要ないでしょう。

シュノーケリングの持続時間は血糖値コントロールに最も大きい影響を与えます。短い持続時間の際は、最小限の変更を必要とするでしょう。より長い持続時間では、低血糖症を予防するために、食事摂取量を増加させ、インスリン量を低下させる必要があるでしょう。シュノーケリングの強度は、まさにキックのスピードで上がります。高い強度では、血糖値が大きく低下することが予想されるため、適切な治療法の調節を行ってください。

シュノーケリング

	インスリン	食事
中間型インスリン	・1時間以内のシュノーケリングの際は、インスリンの変更を最小限にします（0〜10％）。 ・1時間程度のシュノーケリングでは速効型インスリンの投与量を0〜20％減らし、（もし使用していれば）一日中あるいは午後の活動のために朝の中間型インスリンを同量減らします。 ・より長い時間シュノーケリングをする際は、インスリンを十分に減らしていなくても、1時間あたり10〜30gの炭水化物を食べます。 ・就寝時の中間型インスリンの量はそのままにしておきます。	・1時間以上のシュノーケリングのためにインスリンを減らした場合、1時間あたり最高15g炭水化物摂取を増やします。 ・より長時間の活動のためには、速効型インスリンを10〜30％減らします。
	・この活動の際、強度に応じて、インスリンの基礎注入量を0〜100％減らします。 ・もしポンプが防水でなければシュノーケリング中は外します。 ・強度が低い場合、運動前の食事時のイ	・基礎注入量と食事時のインスリン投与量の減少に応じて、炭水化物摂取量を増やします。 ・短時間の場合は1時間あたり0〜10g炭水化物摂取量を増やし、長時間にわたるときは1時間あたり10〜20g増

インスリンポンプ	ンスリン投与を 0 〜 20 ％減らし、強度が高いときは 10 〜 30 ％減らします。ただし、シュノーケリングの間ポンプを外す場合、減少させる量をへらす必要があります。 ・短時間の場合、完全にポンプを外しても対応できますが、2 〜 3 時間後には高血糖を呈するでしょう。 ・ポンプを外していたのが 1 時間以上の場合や血糖値が上昇し始めている場合は、ポンプを再接続する際に追加のインスリン投与を行います。	やします。
持続型インスリン	・短時間のシュノーケリングの際は、速効型インスリンの投与量を 0 〜 20 ％減らします。 ・長時間のシュノーケリングでは、速効型インスリンの投与量をさらに大きく減らします（10 〜 30 ％）。 ・一般的には、持続型インスリンの投与量の変更は必要ありません。	・この活動の強度と持続時間に応じて、炭水化物摂取量は少しもしくは控えめに増やします。 ・短い活動時間の場合は、1 時間あたり 0 〜 15 g 食べ、より長い時間の場合は 1 時間あたり 10 〜 30 g の追加の炭水化物を食べます。

● 競技者の例

　シュノーケリングの影響を補うために、インスリンまたは食事単独の小さな調節を行うことができることを示します。

● インスリンのみの変更

　あるポンプ使用者は、シュノーケリングがインスリン投与量あるいは炭水化物摂取の大きな調節を要求しないことに気づきます。1 時間未満の活動ならば、ポンプを取り外します。より長い時間シュノーケリングをする場合、ポンプはつけたままにしますが、基礎注入量を 10 〜 20 ％減少させます。また、ポンプ使用者はシュノーケリング強度によって治療法を変えます。強度が低い場合、インスリンあるいは食物摂取の調節をほとんど必要としません。シュノーケリングの間、激しく泳ぐ場合、運動前の食事時のインスリンと運動時の基礎注入量をそれぞれ 50 ％減らします。持続型インスリン使用者は、シュノーケリングが長時間にわたる場合、超速効型インスリン投与量を減少させます。

● 食事のみの変更

　穏やかな強度でのシュノーケリングの場合、中間型インスリン使用者は、インスリンに変更を加えません。活動の間はしばしば血糖値をチェックし軽食をとります。

水上スキー、ジェットスキー、スノーボード

　これらの運動は無酸素運動に分類されます。たとえば、水上スキーにおいてはロープにつかまりスキーに体を安定させるため持続的な筋収縮を行うからです。これらの運動において運動強度や運動時間は血糖値に大きな影響を与えますが、特に運動時間が増加し、より有酸素的な運動になるとその影響はさらに顕著となります。食事量やインスリンを変化させる場合もありますが、この短く強い運動の性質上、通常はわずかに変更させるだけで対応が可能です。もしこれらの運動を食後に行うのであれば、速効型インスリンを10〜20％少なくするか、もしくは全く変更しなくてもよいでしょう。もしインスリンを減らすのであれば炭水化物の摂取を変える必要はありません。もしポンプ使用者なら運動中はポンプをはずし、ポンプをはずしている時間が1時間かそれ以上になるのであれば後でインスリン投与を追加します。

　水上スキー、ジェットスキー、スノーボードの運動強度の違いは血糖値に大きな影響を与える可能性がありますが、通常、短時間、高強度の運動では血糖値は、血糖を増加させるホルモン分泌の増加によって効果的に維持されるでしょう。長時間の有酸素運動に比べ無酸素運動では低血糖の心配はより少ないと思われます。したがって、わずかな治療法の変更で対応できるでしょう。

● 競技者の例

　ある中間型インスリン使用者は、水上スキーのときのみ運動前の血糖値に基づいた治療法の変更をしています。もし運動前に血糖値が140〜160 mg/dlであれば特に変更をしていません。もしこの範囲より低ければ簡単な軽食をとり、もしこれより高ければ少量の超速効型インスリンを利用しています。あるポンプ使用者は水上スキーのときにはポンプをはずし、低血

糖にならない限り特に食事やインスリンを変更していません。

セーリング

セーリングは、デッキに立っている間姿勢を維持する筋肉を除けばロープを引く動作以外はほとんど動きを伴いませんが、ロープを引くときには瞬間的な動きが要求されるため、主に無酸素運動に分類されます。運動強度はボートのサイズ、クルーの数、風の強さにより変化します。これらの運動強度に影響を及ぼす条件に応じて治療法は変わります。

レクリエーションレベルのセーリングであれば通常インスリンや食事を変更させる必要はありません。より身体的な作業を含む激しいセーリングでは、速効型インスリンを 10 〜 25 ％減らすか、さらに加えて炭水化物の摂取を 1 時間あたり 10 〜 15 g 増加させます。

セーリングの運動強度は血糖値に多大な影響を与えます。強風の条件下において、大きなボートであることは、大きなボートには多くのクルーが乗船していることもあり運動強度に影響を与えませんが、少ないクルーであれば一人のクルーあたりにより多くの仕事を強いられます。強風下ではボートをコントロールするのに方向転換等多くの作業を行う必要があります。

● 競技者の例

競技レベルのセーリングは治療法に大きな影響を与えますが、ほとんどのセーリングにおいては変更の必要はないことを示しています。

● インスリンのみの変更

週末にボートを楽しむくらいであれば、ある持続型インスリン使用者は投与量を 1 〜 2 単位を減らし、運動の前や後には超速効型インスリンをとっていません。また、低血糖に備えてスポーツドリンクを準備しています。

● 食事のみの変更

ある中間型インスリン使用者は、一週間に一度の競技用ボートでのクルー活動であれば運動の負担は大きくないことを知っています。したがって、イ

ンスリンや炭水化物の摂取を変更していませんが、インスリン、血糖測定器、軽食を携帯しています。あるポンプ使用者はセーリングの開始前、運動中1時間ごと、そして運動後に血糖を測定し、グルコース・タブレットを摂取して血糖を調節しています。しかしながら、ある持続型インスリン使用者はセーリングが驚くほど運動量が多いことに気づきました。そのため通常量の超速効型インスリンと持続型インスリンは投与しますが、運動中は通常の炭水化物摂取を50％増加させています。

● インスリンおよび食事の変更

ある中間型インスリン使用者は、セーリングを軽い運動と考えており、運動のために速効型インスリンを1単位まで減らすか、200 kcal余分に食べ物を摂取しています。あるポンプ使用者は沖へのセーリングやレースに参加しており、一日中運動をするときにはリンゴジュース、フルーツ、グラノーラ、フードバー、レーズン、ピーナツバタークラッカーを摂取しています。通常ポンプは基礎注入量のままですが、セーリングの時はその他の投与を少なくし、血糖値を140 mg/dlのあたりに維持するため継続的に軽食を摂取しています。荒れた海ではボートのバランスを維持するためよりエネルギーを使うことに気がつきました。ある持続型インスリン使用者はレクリエーション的に14フィート（4.3 m）のボートを利用しています。レガッタの中で2時間過ごすときは昼食時の超速効型インスリンを20％減らしています。風が強い日だけ、レガッタの中で2時間近く過ごしたのちにスニッカーズのバーを食べています。

● 強度、持続時間、その他の影響

競技の影響：ある中間型インスリン使用者は、4〜6人搭乗するセーリングレースでは、完全に血糖値をコントロールするようにしています。超速効型インスリンを10〜40％減らし、セール交換の合間に血糖値を測定し必要に応じて軽食を摂取しています。もしボートの船長ならば、肉体的な負担は少ないが、緊迫したレースではストレスが血糖値を大きく上昇させることを知っています。

ビーチバレーボール

　ビーチバレーボールは、ボールを拾ったり打ったりするような瞬間的な力強い動作のみが求められる無酸素性運動を含んでいます。通常のバレーボールのコートよりも、砂の上を歩いたり走ったりするためより多くのエネルギーを必要とします。レクリエーションレベルの運動であればすべてのプレーに参加するのではなく、ボールを打つ時にのみ瞬間的に動くためほとんど活動しない時間も含まれます。少ない人数での運動、より競技的に運動をすること、また長い時間運動を行う場合はより血糖値に大きな影響を与えます。同等のスポーツへの具体的な推奨例として、第8章のバレーボールの項を参考にしてください。

ダウンヒルスキーとスノーボード

　ダウンヒルスキーとスノーボードは、有酸素的および無酸素的エネルギー源の両者を利用し、スキーやスノーボードのテクニックによってその利用度が変化します。難しい斜面では上級者はよりスキーのテクニックを駆使するため、スキーの運動強度はより増加します。斜面のコンディション（アイスバーンか新雪か）、温度、冷たい風等もまたエネルギー消費に影響を与えます。スキーヤーのレベルと同様に環境的要素はその日の治療法を変更させます。

　ダウンヒルスキーやスノーボードのための治療法の変更は、スキーの腕前やスキーの運動時間、環境によります。頻繁に移動を繰り返し動いているスキーヤーは、より有酸素運動をしていることになり、筋のグリコーゲンや血糖値をより消費するようになります。直滑降やただ重力にまかせた滑りはエネルギー消費が少なく、血糖値への影響も減少します。また、リフトを待っている時やリフトに乗っているとき、ロッジで暖をとっている時も全体としてのエネルギー消費は少なくなるでしょう。高い技術レベルでの力強いスキーや長時間のスキーはエネルギー消費を増加させます。パウダースノーであればアイスバーンに比べより滑りを難しくさせ、エネルギー消費を増加させます。また、寒い天候やより冷たい風が吹きつければ体温を維持するために消費エネルギーは増加します。

ダウンヒルスキーとスノーボード

	インスリン*	食事
中間型インスリン	・一日中滑る場合、もしくはより運動強度が高いスキーでは、食事前の速効型インスリンを20〜30％減らします。 ・もし朝に中間型インスリンを利用しているのであれば、午後の運動にそなえ朝の中間型インスリンを20〜30％減らします。	・より運動強度が高いスキーでは、1時間あたり15g以下の炭水化物を摂取します。
インスリンポンプ	・一日中滑る場合、もしくはより運動強度が高いスキーやスノーボードでは、食事前の投与を10〜30％減らします。 ・運動中は基礎注入量を25〜50％減らします。	・もし必要であれば、1時間あたり10〜15gの炭水化物を摂取します。
持続型インスリン	・一日中滑る場合、もしくはより運動強度が高い運動では、食事に対する速効型インスリンを10〜30％減らします。	・もし必要であれば、運動中は1時間あたり10〜15gの炭水化物を摂取します。

*1〜2時間以内の短時間のスキーではインスリン投与量は最小限の変更にとどめます。厳しい寒さや風の強い状況ではさらに大きな血糖降下作用が起こることがあります。

● 競技者の例

　報告されている治療法の変更は環境条件のみならず、スキーやスノーボードの強度や運動時間に対応して多岐にわたっている。インスリンや食事のどちらかを変更させる場合、両方とも変更する場合、もしくは両方とも変更しない場合があります。

● インスリンのみの変更

　スキーの場合、ある中間型インスリン使用者は、その日の超速効型インスリンを15〜20％減らすが、食事は変更していません。他の中間型インスリン使用者は一日中積極的に滑るのであれば、朝の中間型インスリンを20％減らし、一日を通して必要に応じて軽食をとっています。ある中間型インスリン使用者は、高強度でスキーをするのであれば、超速効型インスリンと中間型インスリンの両方を50％減らしています。あるポンプ使用者はスキーの間は基礎注入量を25％減らしています。しかしスキーは間欠的な運動で

あるため、血糖変化を予想することは難しいことを知っています。ある持続型インスリン使用者はダウンヒルスキーの合間での通常の食事に対する超速効型インスリンを50％減らしています。

● 食事のみの変更

　ある中間型インスリン使用者（日中は速効型インスリンと超速効型インスリンの両方、就寝時は中間型インスリンのみ）は6時間ダウンヒルスキーを行う場合、インスリンを全く変更せず、運動前と運動中に炭水化物を摂取しています。他の中間型インスリン使用者はインスリンを変更することなく、スキーをリフトの動き始めから一時間程度の昼食休憩をはさむだけでリフトの終了まで滑走しています。その場合、朝の速効型インスリンを1単位減らし、軽食としてM&M'S（チョコレート）を摂っています。午前中の2回の滑降ごとにひとつかみかふたつかみのM&M'Sを、午後にはそれより少ない量を摂り、あわせてひとつかみかふたつかみの量を摂っています。

　あるポンプ使用者は、ダウンヒルスキーの間、基礎注入量を通常のままにしていますが、そうしなければ血糖値が上昇します。活動的にスキーを滑走するならば、いつもの超速効型インスリンに対し2～3倍も炭水化物を摂取することが可能です。

● インスリンおよび食事の変更

　ある中間型インスリン使用者は、エキスパートレベルでスキーを行う場合、通常の投与量を減らしていますが、結果として高血糖になってしまいます。しかしなお、インスリン投与を調節していません。他の中間型インスリン使用者は、ダウンヒルスキーを行う場合、血糖値を測定し、摂食量を25％増やし、朝の中間型インスリンをおよそ30～40％（通常14単位）減らしています。就寝時のみの中間型インスリン使用者は、スノーボードやダウンヒルスキーを行う場合、運動中の超速効型インスリンは減らし、食べ物やキャンディーを必要に応じて摂取して血糖値を維持しています。

　あるポンプ使用者はダウンヒルスキーのとき、運動中はインスリンや軽食を摂る必要がないことを知っています。他のポンプ使用者は、インスリンを10％減らし炭水化物を10％多く摂取しています。また、他のポンプ使用者

は、5〜6時間ダウンヒルスキーが続くのであれば基礎注入量を50〜60％減らしています。2〜3時間ごとに血糖値を測定し、血糖値を130 mg/dl 以上に維持するように必要であれば軽食をとっています。あるポンプ使用者はスノーボードの際には基礎注入量を25％減らし、血糖値を頻繁に測定しています。血糖値を維持するために trail mix（栄養補給食品）やレーズンを軽食として摂っています。

　ある持続型インスリン使用者はダウンヒルスキーを行う場合、インスリンや食事を変更していません。ある別の持続型インスリン使用者は、緩やかな運動強度でダウンヒルスキーを行う場合、運動中に摂取する食事ごとに超速効型インスリンを5〜10％減らし、血糖値にしたがって炭水化物を摂っています。

● 強度、持続時間、その他の影響

　強度の影響：ある就寝時のみの中間型インスリン使用者は、ダウンヒルスキーを競技として真剣に練習しています。トレーニングやレースの場合、食前の超速効型インスリンを33〜50％減らし（6から3か4単位）、就寝時の中間型インスリンも25％減らしています。彼は常に M&M'S を携帯し、毎回か2回に1回ずつリフトに乗る時に5〜6個ずつ食べています。あるポンプ使用者は、緩やかな運動強度のスキーであれば、インスリンや食事を変更していませんが、積極的に滑るのであれば、運動中はポンプをはずしています。ある持続型インスリン使用者は、ダウンヒルスキーのレースのときには血糖値が増加してしまうため、運動後に超速効型インスリンを増加させる必要があることを知っています。

　環境の影響：ある中間型インスリン使用者は、通常血糖値の低下を感じたときだけでなく寒い環境下にいる場合でもよりたくさん食べます。しかしながらインスリンは変更していません。他の中間型インスリン使用者は高地であることが血糖値を大きく乱す要因であることを知っています。朝食前の速効型インスリンを減らし、同じ量の中間型インスリンを朝のスキーの前に利用しています。あるポンプ使用者は、通常のダウンヒルスキーに対しとりわけ食事やインスリンを変更する必要はないが、もし運動負荷を増加させる深く重い雪でスキーをするのであれば余分に炭水化物を摂取する必要があることを知っています。

活動の時間帯による影響：ある就寝時のみの中間型インスリン使用者は、治療方針をスキーの滑る時間帯によって変更しています。午前中のスキーでは朝の速効型インスリンを1単位減らし、運動中の炭水化物摂取を増やしています。午後のスキーではインスリンを増やし炭水化物摂取を減らしています。ある持続型インスリン使用者は、朝3～4時間スキーをするか、もしくは夕食の前に中級や上級コースで2時間滑っています。朝のスキーでは朝の超速効型インスリンを20％減らし、正午の前にスニッカーズ（栄養補給食品）を食べています。夕方スキーを2時間滑るのであれば、運動前に血糖値が120 mg/dlかそれ以下であればチーズを2オンス(59 g)食べて、運動後すぐに夕食を摂取しています。

雪上トレッキング

　雪上トレッキングは、主に有酸素運動です。雪山トレッキングは通常普通に歩くのに比べより遅く歩きますが、特にパウダースノーであるときには、歩くたびにスノーシューを雪から抜く抵抗があるためウォーキングやハイキングより運動強度は高くなります。運動の行程はハイキング、バックパッキング、クロスカントリースキーと似ています。インスリンや食事の変更は環境の影響だけでなく、運動時間を考慮し決定します。詳しい治療法の変更は、この章の前部のハイキングの項目を参照してください。

　この運動に対する治療法の変更については、その大部分が雪上トレッキングの運動時間や環境条件によります。雪上トレッキングの運動強度は、特に歩くのがより難しいパウダースノーではハイキングより高くなります。環境条件としては、主に高度が高いことと低温が血糖値に影響を与えます。これらの条件下では、増加する身体のエネルギー消費や糖利用の亢進が低血糖になる危険性を増加させるため、必要なインスリン量は減少します。

● 競技者の例

　適度な運動強度で雪上トレッキングを行うほとんどの人々にとって、食事とインスリンの変更は血糖値を維持するのにベストに働くでしょう。

● インスリンのみの変更

　あるポンプ使用者は、食後に運動をするときのみインスリンを変更しています。運動前に食前の投与を減らしています。

● 食事のみの変更

　あるポンプ使用者は、雪上トレッキングの間20～30分ごとに炭水化物を30g摂取する必要があることを知っています。時々50％に薄めたジュースやグルコース・タブレットを摂取しています。他のポンプ使用者はインスリンを変更することなく、軽食を食べながら雪上トレッキングをしています。

● インスリンおよび食事の変更

　一日中雪上トレッキングを行うのであれば、ある中間型インスリン使用者は朝食時の超速効型インスリンを2単位減らし、朝の中間型インスリンは通常量を使用しています。運動前にいつも食事をし、雪上トレッキングの間にも必要に応じて炭水化物を摂っています。

　あるポンプ使用者は強い運動強度で雪上トレッキングを行う場合、通常基礎注入量をおよそ75％近くまで減らし、運動中たびたび血糖値を測定し、その結果必要に応じて炭水化物を摂取しています。

　他の持続型インスリン使用者は、運動前に血糖値が100～140mg/dlである場合は運動前に超速効型インスリンを利用せず、Fig Newtons（クッキー）を二つ食べています。もし血糖値が140mg/dl以上であれば、Fig Newtonsを食べる量を減らすか食べた後超速効型インスリンを0.5単位使用しています。

● 強度、持続時間、その他の影響

　ある中間型インスリン使用者は、雪上トレッキングで山を登っていくことは最も長い運動時間になるので、最も運動強度が高いことを知っています。また、寒冷条件下では食物摂取を増加し、運動前は超速効型インスリンを75％減らしています。

アイススケートとインラインスケート

　アイススケートとインラインスケートは、主に有酸素運動であり、大部分はウォーキングの項目と類似しています。スケートにおける滑走効果は距離に対する必要なエネルギーを減少させます。また、もしこれらの運動を力強く、ジャンプやスピン等の俊敏な動作を交えて高度なレベルで行うのであれば、より無酸素運動となります。

　スケートの運動強度や運動時間は運動に対する血糖反応を変化させます。レクリエーションレベルのスケーティングであれば有酸素的な運動強度はかなり低く、ゆっくりとしたウォーキングと同様に血糖や筋グリコーゲンをほとんど利用しません。競技としてスケートを行うのであれば（主にアイススケート）レクリエーションとしてスケートを行うより運動強度は高くなり、より多くのエネルギーの補充が必要となります。似ている治療法の変更例として第8章のアイスホッケーの項目を参照してください。長い時間スケートを行うのであれば、使われる総エネルギーは増加し、特に運動を食後に行うのであればインスリンの少しの減量と食事量の増加が必要になる場合があります。

アイススケートとインラインスケート

	インスリン	食事
中間型インスリン	・短い運動時間でゆっくりしたペースでのスケートであれば、運動前の速効型インスリンを20～40％減らします。 ・より長い時間にわたりより速くスケートを行うのであれば、インスリンをさらに減らすか炭水化物の摂取を増加させます。 ・もし午前中に中間型インスリンを利用しているのであれば、その日の遅くに運動する予定があるのなら朝の中間型インスリンを10～30％減らします。	・運動前の食事において、炭水化物の摂取を10～20g増加させます。 ・もし必要であれば10～15gの炭水化物を運動中に摂取します。
インスリンポンプ	・ゆっくりしたペースで短い時間スケートを行うのであれば、基礎注入量を10～20％減らします。 ・より強い運動強度で行うのであれば、基礎注入量を10～20％、運動前のインスリン投与を20～40％減らします。	・より長い時間運動を行うのであれば、1時間あたり10～15gの炭水化物を摂取して血糖値を維持します。

第 10 章　レクリエーションスポーツ　　255

持続型インスリン	・運動前の食事の際の速効型インスリンを 20 ～ 40 ％減らします。 ・運動時間が長い場合、またより速くスケートを滑る場合には、インスリンをより少なくし追加の軽食を摂ります。	・運動前および運動中は炭水化物の摂取を 15 g まで増加させます。 ・スケートが極めて長時間におよばない場合は、インスリンを十分に減らしていれば通常多くの炭水化物を摂取する必要はありません。

● 競技者の例

　スケートの運動時間がいかに大きく治療方針の変更に影響をあたえるかを示しています。多くの人々は食事かインスリンのどちらかを変更し、効果的に調節が出来るよう対応しています。

●インスリンのみの変更

　ある就寝時のみの中間型インスリン使用者は、60 分間の適度なインラインスケートでは運動前に食事やインスリンを変更していません。しかしながら、その後の食事のたびに、速効型インスリン量を 2 ～ 3 単位減らしています。他の中間型インスリン使用者は、運動前に超速効型インスリンを 40 ％減らし、もし運動時間が長くなる場合であれば運動前の中間型インスリンを制限し、運動後に中間型インスリンを投与しています。あるポンプ使用者は、インラインスケート前の食事時の投与量を 1/3 減らしていますが、運動中はほとんど軽食をとっていません。

●食事のみの変更

　ある中間型インスリン使用者は、アイススケートやインラインスケートを 15 ～ 45 分間楽にもしくは適度に行うのであれば、運動前に血糖値が 100 mg/dl 以下であれば追加の炭水化物を摂り、120 mg/dl 以上であればとりわけ何も変更をしていません。もしインラインスケートを 1 ～ 2 時間するのであれば、他の中間型インスリン使用者は運動中に必要であれば炭水化物を補充し、インスリンは変更していません。あるポンプ使用者はレクリエーションレベルのアイススケートでは血糖値に大きな影響を与えないことを知っているため、この運動のために特に対応することはしていません。ある持続型インスリン使用者は 1 ～ 2 時間アイススケートをする場合、運動前の速効型インスリンを 1 ～ 2 単位減らし、必要であれば炭水化物を摂取しています。

● インスリンおよび食事の変更

インラインスケートを 10 マイル（16 km）以上滑る場合、ある中間型インスリン使用者は運動の予定が決まっているならば、運動前の食事時の超速効型インスリンを 20 ～ 40 ％減らし、予定以上のスケーティングに備えてさらに 30 g の炭水化物を摂取します。他のポンプ使用者は運動の 30 分前に基礎注入量を 50 ％減らし、運動中はそれを維持しています（毎時 1.1 単位から）。また運動前に血糖値が 100 mg/dl より低ければ、4 オンス（113 g）のジュースも摂取しています。ある持続型インスリン使用者は毎日活動的であるので、インラインスケートのときに特にインスリンや食事を変更しませんが、他の持続型インスリン使用者は運動前に超速効型インスリンを 50 ％減らし、運動中には炭水化物の摂取を 2 倍にしています。

スケートボード

スケートボードは、主にジャンプ等の瞬発的な動作を必要とする無酸素運動ですが、わずかながら、バランスをとって体を支えるための姿勢筋等は有酸素的にエネルギーを利用します。これらの状況では、インスリンや炭水化物摂取の変更は最低限でよいでしょう。もしスケートボードを交通の手段として継続的に乗るのであればより有酸素的な運動となります。インスリンや食事のどのような変更も、この運動の有酸素的な面をより重視して決定します。運動の前に速効型のインスリンを 10 ～ 20 ％減らし、さらに 1 時間あたり 0 ～ 15 g の炭水化物を摂取します。ポンプ使用者もまたより長いスケートボードを行っている間、炭水化物を摂取する代わりに、基礎注入量を 10 ～ 20 ％減らします。

ゴルフ

ゴルフは、打つことやさらに強く打って遠くへ飛ばすこと、パッティング等瞬間的にエネルギーを利用する無酸素運動であり、特に高エネルギー燐酸系によって行われます。コースを歩いているときは有酸素運動であり、ゴル

フバックを運んでいれば運動強度は増加しますが、ゴルフカートを利用していればエネルギー消費は増加しません。必要な治療法の変更は、主にゴルフ中における有酸素運動の量やプレー時の環境に依存します。

　ゴルフ中に歩行した量は血糖値に大きな影響を与えます。ゴルフカートの使用は有酸素運動の量を減らします。コースを歩くことは、エネルギー消費量を増加させ大きく血糖値に影響を与え、それに対応した大きな治療方針の変更が必要となります。高温、もしくはより湿度が高いコンディションでは、身体の温度を一定にするのに血糖の利用が亢進するため、より血糖値に影響を与えることになります。

ゴルフ*

	インスリン	食事
中間型インスリン	・もし歩いてコースを回るのであれば、運動前や運動中に摂取する全ての食事での速効型インスリンを 10 〜 50 ％減らします。 ・もし朝に中間型インスリンを利用しているなら、午後にゴルフを行うときは朝の中間型インスリンを 10 〜 30 ％減らします。 ・より高温環境下、もしくは長い時間プレーするのであれば、大きくインスリンを減らすか食事を増加させます。	・実際にインスリンを減らした程度に応じて食事量を毎時間あたり 5 〜 15 g 増加させます。
インスリンポンプ	・もし歩いてコースを回るのであれば、運動前や運動中に摂取する全ての食事での速効型インスリンを 10 〜 50 ％減らします。 ・運動中は基礎注入量を 25 〜 50 ％減らします。 ・より高温環境下、もしくは長い時間プレーするのであれば、大きくインスリン（食前投与と基礎注入量の両者もしくはいずれか一方）を減らすか炭水化物摂取を増加させます。	・もし歩いてプレーするのであれば、減らした基礎注入量の程度に応じて炭水化物を 1 時間あたり 0 〜 15 g 摂取します。
持続型インスリン	・もし歩いてコースを回るのであれば、運動前や運動中に摂取する全ての食事での速効型インスリンを 10 〜 50 ％減らします。 ・通常、持続型インスリンの投与量は変更する必要はありません。 ・より高温環境下、もしくは長い時間プレーするのであれば、大きく速効型インスリンを減らすか炭水化物の摂取を増加させます。	・減らしたインスリン投与量の程度に応じて炭水化物の摂取を 1 時間あたり 0 〜 15 g 増加させます。

*カートを使用してゴルフを行う場合は、インスリンと食事の変更は最小限しか必要ありません。

●競技者の例

歩行する量、温度、湿度、プレーの長さは治療法の変更に影響を与えます。ゴルフを行う人はインスリンか食事、もしくは両方を変更したり、両方とも変更しなかったりします。

●インスリンのみの変更

ある就寝時のみの中間型インスリン使用者は、2～3時間かかる9ホールプレー前の食事の超速効型インスリンを50％減らしています。低血糖を防止するため運動後の超速効型インスリンを25％（通常2単位）減らし、就寝時の中間型インスリンも25％に減らしています。あるポンプ使用者はゴルフでは通常運動前の投与を3単位減らし、基礎注入量は変更していません。もし、運動中に低血糖になったら、6～8オンス（177～237g）のオレンジジュースを飲んでいます。

夕食後のゴルフ練習場での1時間の練習の場合、ある持続型インスリン使用者は、食前の超速効型インスリンと速効型インスリンをそれぞれ0.5単位（合わせて1単位少ない速効型インスリン）減らしています。2.5時間のゴルフでは、他の持続型インスリン使用者は、運動前の食事の超速効型インスリンを50％減らし、食事は変更していません。

●食事のみの変更

ある中間型インスリン使用者は9ホールをプレーするのに、200～250kcalの炭水化物を摂取し、インスリンは変更していません。

あるポンプ使用者は9ホールを2～3時間でプレーします。このために50gの炭水化物を摂取しますが、インスリンは変更していません。他のポンプ使用者は4～5時間のゴルフのとき、炭水化物を必要に応じて摂取しているのでインスリンは変更していません。

ある持続型インスリン使用者はゴルフの間、炭水化物をつまみながらプレーをし、血糖値を維持するのにスポーツドリンクを飲んでいます。その際、インスリンは変更していません。

● インスリンおよび食事の変更

　ある中間型インスリン使用者はゴルフのとき、インスリンや食事を変更していませんが、コース上にいるときには補助的な炭水化物を携帯しています。他の中間型インスリン使用者は、もしゴルフのとき歩くのであれば、朝の中間型インスリンを減らし、運動中の食事を多くしています。他の中間型インスリン使用者は、朝のゴルフのときには、朝食の超速効型インスリンを1単位減らし（5から4）、8〜9ホールの間にパワーバーを一つ食べています。

　ある就寝時のみの中間型インスリン使用者は、午後の練習では運動前に特になんの変更もせず、練習やプレーのあとに夕飯の超速効型インスリンを1単位減らしています。ゴルフの間にはジュース、ソーダ水、グルコース・タブレット、キャンディーを携帯し、低血糖にならないように準備しています。もし就寝時に血糖値が 90 mg/dl 以下であれば、夜食に追加の炭水化物とタンパク質を摂っています。

　コースを歩いて回るあるポンプ使用者は、ゴルフのときも基礎注入量を維持し、追加の炭水化物によって血糖値を維持しています。もしゴルフの前に食事をとるのであれば、その食事をカバーするだけのわずかな量の超速効型インスリンを投与し、超速効型インスリンの効き目が減退し始める2時間は少なくとも運動を続けるようにしています。

　あるポンプ使用者はもし血糖値が 100〜150 mg/dl の間であれば、ゴルフの間はポンプをはずしています。もしゴルフの前に血糖値が 120 mg/dl 以下になれば、15 g の炭水化物を摂っています。

　他のポンプ使用者は4時間で18ホールを回っています。このとき基礎注入量を通常の70％に抑え、運動の間 30 g の炭水化物を摂取しています。

　他のポンプ使用者はもし歩いてプレーをするのであれば基礎注入量を25％減らしています。もしプレーの前に血糖値が 120 mg/dl 以下になっていれば 15 g の炭水化物を摂取し、運動中にさらに 15〜30 g の炭水化物を摂っています。もしゴルフカートを利用するのであれば、基礎注入量を25％減らしますが、運動中は炭水化物を摂取していません。

　他の持続型インスリン使用者はゴルフの前に超速効型インスリンを1単位減らし、運動中は1時間あたり 15 g の炭水化物を摂取しています。ある持続型インスリン使用者はもし18ホールをプレーするのであれば、運動中超

速効型インスリンを5〜10％減らしています。また、血糖値に応じて、運動が90分間以上であれば固形、より短い時間であれば液体で炭水化物を摂取しています。

● 強度、持続時間、その他の影響

環境の影響：あるポンプ使用者はもし一日中フロリダのような暑さの中でゴルフをするのであれば、基礎注入量を減らしています。もし、涼しい環境でプレーをするのであれば通常インスリンは変更していません。

持続時間、強度の影響：あるポンプ使用者は、プレーのスピードや歩行した量に応じて、基礎注入量を1時間あたり0.2単位（1時間あたり0.2〜0.3単位減らす）にするかまったく変更をしていません。

血糖値の影響：もし18ホールをプレーするのであれば、あるポンプ使用者は運動前の血糖値に応じて治療方針を変更しています。もし血糖値が120 mg/dl以下であれば、運動中は基礎注入量を1時間あたり0.7単位から0.3単位に減らし加えてバナナを摂っています。もし血糖値が120〜200 mg/dlであれば、同様にインスリンを変更しますが、運動中はなにも摂りません。血糖値が200 mg/dl以上であれば、基礎注入量を1時間あたり0.4単位にのみ減らし軽食は摂りません。薄めたスポーツドリンクを携帯し、毎ホールごとに3口から4口飲んでいます。血糖値を6から9ホールプレーのあとにチェックし、ピーナツバターやジャムの入ったサンドイッチと少しのフルーツを摂取し、通常の食事の超速効型インスリンを75％だけ投与しています。

テニス

テニスは、サーブ、サーブの返球、ポジションの移動、ボールを打つこと等瞬発的で力強い動作と、動作を待機する時間よって構成されています。ストップとスタートを繰り返すため、無酸素運動と有酸素運動の混合的な運動と考えられます。運動強度はシングルかダブルスかによって異なり、シングルであればダブルスに比べ一人あたりの運動量は大きくなります。運動強度と運動時間は血糖値に影響を与え、その維持のため治療方針の変更が必要と

なってきます。

　運動時間と循環しているインスリンレベルは血糖値に最も大きな影響を与えます。他の因子もまた運動強度に影響を与え、血糖値に影響を及ぼします。長い時間テニスのゲームや練習を行えば、通常よりたくさん動くため血糖低下反応はより増大します。早朝のテニスや速効型のインスリン利用後3～4時間経過し、循環しているインスリンが低濃度のときでは、血糖値は安定しているため、治療法の変更はほとんど必要ないでしょう。シングルスでのテニスは通常ダブルスより多く運動するので、血糖値も通常より大きく減少します。プレーヤーの腕前もまた運動強度に影響を与えます。より技術の高いプレーヤーはボールコントロールがうまく、上手でないプレーヤーと比べあまり走らされずにゲームを終了するでしょう。またハイレベルのサーブは、動いている時間を少なくし、動作を待っている時間を増加させます。

テニス

	インスリン	食事
中間型インスリン	・短いゲームや30～60分の練習であれば、運動強度に応じて、運動前の速効型インスリンを10～25％減らします。 ・もし朝に中間型インスリンを利用しているなら、午後にテニスを行うときは朝の中間型インスリンを10～20％減らします。 ・より長いゲームや1～2時間続く練習では、速効型インスリンを15～40％減らします。	・より短い時間の運動であれば、1時間あたり15～30g炭水化物を摂取します。特に、食事後や中間型インスリンのピーク時、運動の前にインスリンを減らせなかった場合はそうします。 ・より長い時間テニスを行うのであれば炭水化物の摂取を増加させます。
インスリンポンプ	・30～60分テニスを行うのであれば、その運動強度に応じて運動前に速効型インスリンを10～25％減らします。 ・運動中は基礎注入量を25～50％減らすかポンプをはずしておきます。 ・より長いゲームや1～2時間続く練習では、速効型インスリンを15～40％減らし、基礎注入量もそれと同等もしくはそれよりさらに減らします。	・減らした基礎注入量や他のインスリン投与量に応じて1時間あたり15～30gの炭水化物を摂取します。 ・インスリンを減らしていない場合であっても、より長い時間運動をするときは炭水化物の摂取を増加させます。
	・1時間未満の運動であれば、テニスの運動強度に応じて運動前の速効型インスリンを10～25％減らします。 ・食事前に循環しているインスリンが少	・炭水化物を1時間あたり15～30g摂取します。特に食後3～4時間以内やインスリンを減らしていない場合など循環しているインスリンが多いときに

| 持続型インスリン | ないときには、インスリンの減少は必要ありません。
・より長いゲームや1～2時間続く練習では、運動前の速効型インスリンを15～40％減らします。 | はそうします。
・食前など循環しているインスリンがより少ないときのテニスの際には、少しだけの炭水化物摂取の増加でよいでしょう。 |

● 競技者の例

運動の時間やテニスのタイプによってどう治療法を対応させていくかを示しています。

●インスリンのみの変更

ある中間型インスリン使用者は、60～90分間テニスをする場合、運動をする時間帯によってインスリンを変更しています。もし午前中にプレーするのであれば、朝食時の速効型インスリンを6から2単位に減らしています。もし午後にプレーをする予定があるのであれば、朝の中間型インスリンを2～4単位減らしています。夕方テニスをするのであれば、夕食の速効型インスリンを通常の10から5～6単位（40～50％の減少）に減らしています。

あるポンプ使用者は、運動前に血糖値が正常か低い場合であれば、テニスを2～3時間にわたって中強度～高強度で行うとき、ポンプを外しています。もし血糖値が200 mg/dl 以上あれば、ポンプを外す前に2～3単位の速効型インスリンを投与しています。

●食事のみの変更

ある中間型インスリン使用者は、インスリンを変更することなく、区切りの休憩の間にフルーツを摂取しています。他の中間型インスリン使用者はシングルスの場合、50 g の炭水化物を摂取しています。

ある中間型インスリン使用者は、午後に2時間ダブルスを行っています。運動前に高タンパク質、低炭水化物食を摂取し、夕食時の中間型インスリンを運動後に夕食をとる時間まで遅らせています。他の中間型インスリン使用者は、血糖値に応じて、2時間のダブルスのテニスの前は15～30 g の炭水化物を摂取し、その後血糖値に関係なく15 g の炭水化物を摂取しています。

あるポンプ使用者は、インスリンは変更していません。運動前と運動中に

必要に応じて炭水化物を摂取しています。

　ある持続型インスリン使用者は、30〜60分のテニスを行う場合、運動の30分前にフルーツを一切れ摂り、インスリンは変更していません。他の持続型インスリン使用者は、90〜120分のテニスのときはインスリンを変更しないで、スポーツドリンクとジュースのミックスを運動中コートで飲み血糖値をたびたびチェックしています。

● インスリンおよび食事の変更

　ある中間型インスリン使用者は運動前の食事の速効型インスリンを1〜3単位減らし、8〜16オンス（237〜473g）のジュースを必要に応じて運動前に飲んでいます。他の中間型インスリン使用者は一回に2時間以上のダブルスを行っています。通常運動前の食事の超速効型インスリンを10〜40％減らし（通常は食事毎に6〜10単位利用している）、必要に応じて摂取できるようにグルコース溶液を近くにおいておきます。

　あるポンプ使用者は、30分間のテニスのときにはポンプを外しています。もし運動が長くなるのであれば、基礎注入量を通常の30〜50％に減らしてテニスをしています。もし必要であれば運動の30分前に15〜20gのグルコースを摂取しています。他のポンプ使用者は1〜2時間のテニスのとき基礎注入量を1時間あたり0.3〜0.4単位から0.1〜0.2単位に減らし、食べ物を多く摂取するようにしています。また他の中間型インスリン使用者は、90〜120分間をシングルスでテニスをする場合は、運動中ポンプをはずし、運動の1セッションあたり45〜70gの炭水化物を摂取しています。他のポンプ使用者は運動前に血糖値を測定し、150〜200mg/dlで運動を始めています。運動が2時間以上続くのであれば基礎注入量を50％減らし低血糖を是正するのにグルコース・タブレットを摂取しています。

　他の持続型インスリン使用者は通常一回に30〜120分間テニスを行います。運動前の食事の超速効型インスリンを1単位減らしています。もし最後の食事から1時間以上経っているのであれば、運動前にミルクを飲み、タンパク質や炭水化物が入っている軽食を摂取しています。また、テニスの最中は炭水化物のジュースや水を30分毎に摂取しています。

インドアラケットスポーツ：ラケットボール、ハンドボール、スカッシュ、バドミントン

　ラケットスポーツは、ボールを打ち、投げる、またポジションに移動する等素早いパワフルな動作を含んでおり、主として無酸素運動です。技術レベルと同様に運動強度や運動時間によってインスリンや食事の変更が決定されます。

　これらのインドアラケット運動において、運動時間と循環しているインスリンレベルは血糖反応に大きな影響を与えます。たくさんの要因もまた運動強度に影響を与えます。長い運動時間は一般的に短い運動時間に比べ総運動量が大きくなるため血糖低下反応は大きくなります。早朝や速効型インスリンの最後の利用から3～4時間後等、循環しているインスリンレベルが低いときの運動は少しの治療法の変更で血糖値をより安定させることができます。プレーヤーの技術レベルもまた運動強度に影響を与えます。上手なプレーヤーは下手なプレーヤーに比べボールコントロールがうまくでき、あまり走らされずにゲームが終わります。ポイントが稼げるサーブもまた動作の待機時間を増加させ実際に運動している時間を減らします。

インドアラケットスポーツ（ラケットボール、ハンドボール、スカッシュ、バドミントン）

	インスリン	食事
中間型インスリン	・より短い運動時間（30～60分）であれば、運動前の速効型インスリンを10～25％減らします。 ・もし朝に中間型インスリンを利用しているなら、午後にテニスを行うときは朝の中間型インスリンを減らすか運動前に軽食を摂取します。 ・1～2時間続くより長いゲームでは、速効型インスリンを15～40％減らします。	・1時間あたり15～30g炭水化物を摂取します。食事の後や中間型インスリンのピーク時などのインスリンレベルが高いとき、もしくは運動前にインスリンを少しだけ減らした場合は特にそうします。 ・より長い時間テニスを行うのであれば必要に応じて炭水化物を摂取します。
インスリンポンプ	・より短い時間（30～60分）運動をするのであれば、運動前に速効型インスリンを10～25％減らします。 ・運動中は基礎注入量を25～50％に減らすかポンプをはずしておきます。	・減らした基礎注入量や他のインスリン投与量に応じて1時間あたり15～30gの炭水化物を摂取します。 ・より長い時間ゲームを行うのであれば、インスリンを減らした程度に応じ

持続型インスリン	・より長いゲーム（1〜2時間）を行うのであれば、運動前に速効型インスリンを15〜40％減らし、運動中は基礎注入量を50〜70％減らします。	て必要であれば追加の炭水化物を摂取します。
	・より短い時間（30〜60分）運動をするのであれば、運動強度に応じて運動前の速効型インスリンを10〜25％減らします。 ・食事前など循環しているインスリンが少ないときに運動をするのであれば、インスリンは少しだけ減らし炭水化物の摂取を増加させます。 ・より長い時間（1〜2時間）ゲームを行うのであれば、運動前に速効型インスリンを15〜40％減らします。	・より短い時間運動するのであれば、炭水化物の摂取を1時間あたり15〜30g摂取します。特に食後3〜4時間以内のインスリンレベルが高い時にはそうします。 ・より長い時間ゲームを行うのであれば、炭水化物の摂取を増加させます。

● 競技者の例

　これらの運動が、低血糖を防止するいくつかの治療法の変更が必要となるのに十分な運動強度を有していることを示しています。より長い運動時間ではより有酸素的な要素が多くなります。

● インスリンのみの変更

　ある中間型インスリン使用者は、1〜2時間のスカッシュの前には速効型インスリンを2単位減らしています。通常食事の変更は必要としません。

● 食事のみの変更

　ある中間型インスリン使用者はスカッシュを行うとき、血糖値を測定したのち、軽食を食べ運動を行い、再び血糖値を測定しています。運動前は超速効型インスリン投与になんの調節もしていません。あるポンプ使用者はスカッシュのとき、運動の前に測定した血糖値に応じてその日の治療法を決定していますが、基礎注入量や通常のインスリン投与は変更していません。他のポンプ使用者は、60分間の激しいラケットボールの前に食事での炭水化物を増やしていますが、基礎注入量は変更していません。

● インスリンおよび食事の変更

　ある中間型インスリン使用者は、実際のラケットボールの運動時間に応じて速効型インスリンを 10 〜 20 ％減らし、食物摂取を増加させています。他の中間型インスリン使用者はラケットボールを行うとき、速効型インスリンを 2 〜 3 単位減らすか 500 kcal 相当の軽食を摂取し運動中の血糖値を維持しています。

　あるポンプ使用者は、血糖値が 100 〜 150 mg/dl の場合はポンプを停止しています。もし血糖値が 120 mg/dl 以下であれば運動の前に炭水化物を 15 g 摂取しています。他のポンプ使用者は 2 時間までの運動時間であればポンプを停止しています。30 分ごとに血糖値を測定し、それに応じて必要があれば炭水化物を摂取しています。

　ある持続型インスリン使用者は、ゲームの前には速効型インスリンを減らし、40 〜 60 分間の運動の合間の休憩にはスポーツドリンクを飲んでいます。もし週末にトーナメントに参加するのであれば、その日の持続型インスリンを 30 〜 40 ％減らしています。もし一日に 5 ゲーム以上行うのであれば速効型インスリンを使用していません。トーナメントの間に頻繁に血糖値を測定しインスリンや食事を調節しています。

● 強度、持続時間、その他の影響

　運動の時間帯の影響：ある中間型インスリン使用者は、ラケットボールを 45 〜 90 分間行うとき、運動をする時間帯によってインスリンや食事を変更しています。もし食事の前に運動をするのであれば、まず少量を摂取して運動をした後、血糖値を再び測定し、その値と予定している食事量に応じて投与量を決定しています。もし食後に運動をするのであれば通常、中間型インスリンを 1 単位減らし、プレーの開始を 3 〜 4 時間遅らしています。なぜならば、速効型インスリンがほとんど消失するまでの間に運動をすることは困難であることを知っているからです。ある持続型インスリン使用者は、通常ラケットボールを 60 分間朝早くに行います。この際食事やインスリンは変更しませんが、インスリンの投与は運動が終了するまで行っていません。

ダンス：バレエ、モダンダンス、社交ダンス、舞踏室でのダンス

　これらの運動は、ダンス動作の強度や運動時間によって有酸素運動と無酸素的運動が混合されます。バレエはジャンプのような力強い動きと、ダンスの姿勢を維持する持続的な筋収縮が求められます。他のタイプのダンスは一般的により有酸素的な要素が大きいですが、運動強度は低くなります。インスリンや食事の変更は各ダンスの強度や特性によります。

　運動強度や運動時間は血糖反応に大きな影響を与えます。社交ダンスやレクリエーション的なダンスは大きな血糖低下反応を起こしません。バレエ教室等のより激しいダンスになれば、インスリンや食事を大きく変更する必要があります。

ダンス（バレエ、モダンダンス、社交ダンス、舞踏室でのダンス）

	インスリン	食事
中間型インスリン	・ほとんどの社交ダンスやレクリエーションレベルのダンスでは、インスリンや食事の変更は最小限でよいでしょう。 ・食後やインスリンレベルのピーク時にダンスを行うのであれば、速効型インスリンを 10 〜 20 ％減らします。 ・バレエ教室のようなより運動強度が高く、より長い時間ダンスを行う場合、速効型のインスリン使用後 3 〜 4 時間など、循環しているインスリンレベルが低くなければインスリンを 20 〜 40 ％減らします。	・ほとんどの社交ダンスやレクリエーションレベルのダンスでは、1 時間あたり 0 〜 15 g の炭水化物を摂取します。 ・バレエのようなより長い時間強い運動強度で行うダンスでは、1 時間あたり 10 〜 30 g の炭水化物を摂取します。
インスリンポンプ	・社交ダンスやレクリエーションレベルのダンスなど低い運動強度で行われる運動では、運動中は基礎注入量を 0 〜 20 ％減らします。 ・もし食後に運動をするのであれば、食前の投与を 10 〜 20 ％減らします。 ・より運動強度が高くもしくはより長くダンスを行うのであれば、基礎注入量と他のインスリン投与量を運動の前か運動中、もしくは両方とも 20 〜 40 ％減らします。	・運動中は、1 時間あたり 0 〜 15 g の炭水化物を摂取します。 ・運動強度が高く長い時間ダンスをするのであれば、1 時間あたり 10 〜 30 g の炭水化物を摂取します。

持続型インスリン	・ほとんどの社交ダンスやレクリエーションレベルのダンスでは、インスリンや食事を少しだけ変更します。特に循環しているインスリンレベルが低い場合はそうします。 ・食後に運動をするのであれば、速効型インスリンを 10 〜 20 ％減らします。 ・より運動強度が高い、もしくはより長時間のダンスやバレエ教室では、速効型インスリンを 20 〜 40 ％減らします。	・食後にダンスを行うのであれば、1 時間あたり 0 〜 15 g の炭水化物を摂取します。 ・より長時間、もしくは運動強度が高いダンスでは炭水化物を 1 時間あたり 10 〜 30 g 摂取します。

● 競技者の例

これらの人々は主としてダンスのタイプに応じた食事の変更を選択しています。

● 食事のみの変更

ある中間型インスリン使用者は、社交ダンスを行うとき、インスリンや食事を変更していません。他の中間型インスリン使用者は、夕方ダンスをするのであれば、就寝時にたくさんの軽食を取っていますが、それでもインスリンはまったく変更をしていません。もし 75 分間のバレエ教室に参加するのであれば、ある持続型インスリン使用者は、通常クラスの前にカフェラテ等何か軽く飲み物や食べ物を摂取しています。もしクラスの前に血糖値が 250 mg/dl 以上あれば、超速効型インスリンを 1 単位利用しています。他の持続型インスリン使用者は、アイリッシュステップダンスを行うとき、インスリンを変更することなく必要に応じて炭水化物を摂取しています。

● インスリンおよび食事の変更

あるポンプ使用者は、3 〜 4 時間の間カントリーウェスタンダンスを行うのであれば、通常より軽食や食事をより増加させ、運動時間や運動強度に応じて投与をわずかに減らしています。バレエのプロフェッショナルである中間型インスリン使用者は、演技前は速効型インスリンをまったく利用していません。血糖値を運動前、運動中、運動後に頻繁に測定し、高めに設定した血糖値を維持するように必要に応じて炭水化物を摂取しています。運動量は

非常に多いので、全体にわたりインスリンを大きく減らし、特に強い運動をしたあとや演技のあとは運動後に生じる低血糖を防ぐため軽食を摂取しています。

ボウリング

　ボウリングは、ボールのスイング、リリースととても短い時間でエネルギーを消費する運動であり、ほとんどを素早いエネルギー供給システム（高エネルギー燐酸化物の分解）に依存しています。ボウリング時間の大部分である投球と投球の間は、ほとんど運動をしていません。結果として総エネルギー消費量はかなり少なく、通常、血糖値に与える影響はほとんどないため、治療方針の変更はほとんど必要がなく思われます。しかしながら、2～3時間かそれ以上の時間にわたって競技的にボウリングを行うのであれば、少しだけ炭水化物の摂取を増加（5～10 g）させます。特に中間型インスリン使用者は、インスリン値がピークになるときにボウリングをするのであればそうします。ポンプ使用者は、運動時間が長くなるのであれば基礎注入量を10～20％減らしています。

庭仕事

　庭仕事は、無酸素と有酸素運動の両方の性質があります。通常有酸素的にバランスを維持するのに姿勢筋を使い、他の筋は草かき、草刈り、草ぬき、その他の活動等繰り返し動作に使われます。ごみ箱の運搬、穴掘り、桑での耕し等より力を使う活動では筋がさらに素早く動員され、無酸素的な活動となります。より活動が持久的になれば大きな治療法の変更が必要となります。木を切ったり穴を掘ったりするような、より運動強度が強い場合、特に運動時間がより長い時間におよぶ場合には大きい血糖値の低下がみられます。

● 作業者の例

　運動強度や運動時間に応じてどのような治療法の変更でも、庭仕事に対応できることを示しています。

● インスリンのみの変更

　あるポンプ使用者は、たくさんの家事や庭仕事のとき、活動前の超速効型インスリンを1〜2単位減らしています。他のポンプ使用者は、大変なガーデニング作業のとき、活動中は運動強度に応じて基礎注入量を一時間あたり0.4〜0.5単位から0.1〜0.2単位に減らしています。

● 食事のみの変更

　ある持続型インスリン使用者は、日常行っている1時間の庭仕事を運動として捉えています。もし日常行っている庭仕事に比べきついようであれば、通常10〜20gの炭水化物を摂取しています。

● インスリンおよび食事の変更

　ある中間型インスリン使用者は、高強度にあたる庭仕事を2〜3時間行うのであれば、通常の速効型インスリンを利用せず、低血糖を避けるために90〜120分ごとに炭水化物を摂取しています。あるポンプ使用者は、運動強度が強く、長い時間活動をする場合、もし基礎注入量を活動中に25〜50％減らさないのであれば活動中に軽食を摂取しています。他のポンプ使用者は、高強度にあたる草かきを行うとき、活動中はポンプを停止し必要に応じて炭水化物を摂取しています。ある持続型インスリン使用者は、高強度運動と考えられる木の裁断を行うとき、活動前の食事の超速効型インスリンを50％（もしくは最低でも2単位）減らし、低血糖を避けるため90分ごとにリンゴを食べています。

極端な環境下での運動：高温、湿気、寒さ、高度

　極端な環境下での有酸素的もしくは持久的な活動は代謝量を増加させるため、エネルギー消費は増加します。加えて、エネルギーを炭水化物に依存する割合もまた増加します。温暖もしくは高温の環境下では、通常の汗を発散するときや体を冷やす時のプロセスと比べ皮膚への血流が増加しているため、インスリンを注入した部位からのインスリンの吸収は早くなります。こ

れらのより極端な環境下での運動は、血糖値に大きな影響を与えることは多くの人が気づいています。このような環境下では、運動に利用される多くの血糖や筋グリコーゲンの補充のため治療法の変更が必要となります。

極端な環境下における運動時間は血糖変動を大きく左右します。より長い運動時間の場合、極端な環境ではより血糖と筋グリコーゲンの利用を促進します。また厳しさの度合いによってもその影響は変化します。高温多湿の条件下では、単に高温であるよりもよりエネルギーを多く消費します。冷たい風は寒さが与える影響を悪化させ、また、高度が高ければ低いのに比べ血糖反応に大きく影響します。

● インスリンおよび食事の変更

すべての人は、極端な環境下での運動に対しインスリンと食事の両方の変更で対応しています。これらの環境下では血糖や筋グリコーゲンの利用は大きくなるため、インスリンの減少か食事の増加、もしくはその両方を変更させることにより、効果的に運動中の血糖値を安定させます。通常、運動そのものから予想される以上にインスリンの減少や炭水化物摂取の増加が必要となります。運動時間や環境条件に対応して必要な治療方針の変更を決定します。

● 競技者の例

高温下でのゴルフ、高地寒冷下でのスキー、高地での山のハイキングや他の極端な環境下での治療法の変更を示しています。

● インスリンのみの変更

あるポンプ使用者は、フロリダのような高温多湿の条件下でゴルフを行うのであれば、基礎注入量を減らしています。涼しい環境下で行うのであれば通常はそうしません。あるポンプ使用者は、高地や寒冷下でスキーを行うときは、環境の影響で血糖値が激しく低下してしまうので速効型インスリンを50％減らしています。他のポンプ使用者は、高所での運動、特に山をかけ上るときには運動強度が増加してしまうため、基礎注入量を通常の一時間あたり 0.5 単位から 0.1 か 0.2 単位に減らしています。この調節は通常行って

いる 8000 フィート（2438 m）でのランニング時における変更に比べてさらに大きいものです。

● 食事のみの変更

あるポンプ使用者は、高温環境下での運動はより早く血糖値の低下を引き起こすため、30 分ごとに炭水化物溶液を摂取し、より頻繁に血糖値を測定する必要があること、また、一日中高温多湿下で運動をした夜はしばしば低血糖になってしまうことを知っています。他のポンプ使用者は、高温環境下で運動を行う場合、運動中 15 分ごとにグルコース・タブレットを摂取し、水もより多く摂取しています。寒い環境下で運動を行う場合、ある持続型インスリン使用者は、運動中の炭水化物の摂取を増加させるのと同様に食事の脂肪の量も増加させています。

● インスリンおよび食事の変更

高温、多湿の影響：ある中間型インスリン使用者は、高温の環境下で運動を行うとき、運動前の食事の速効型インスリンを 1～3 単位減らし、運動前に 8～16 オンス（237～473 g）のジュースを摂取しています。また、運動中、運動後にたくさんの水を飲んでいます。あるポンプ使用者は、高温環境下でテニスを行うと大変大きく血糖値が低下してしまうので、通常午後にテニスを行う時は運動前にポンプをとめ水を摂取し、運動中はスポーツドリンクを摂取しています。ある持続型インスリン使用者は、高温環境下でランニングやサイクリングを行うとき、通常環境下でそれらを行うときよりも 20～25％多く血糖値が低下することを知っています。そこで周囲温度や相対湿度に応じて高温の影響を予測しています。つまり、より高温で湿度が高い状態では、より大きい血糖の利用を補充するためインスリンや炭水化物摂取を大きく変更させています。

高度や寒冷の影響：高地で 1 日あたり 6～8 時間のバックパックでの旅行を行う場合、ある中間型インスリン使用者は、インスリンの総利用量を 60％減らし、食物の摂取を 2 倍にしています。他の中間型インスリン使用者は、高所寒冷下で山登りを行う場合、運動中は速効型インスリンを減らし、チョコレートバー等をより多く摂取しています。

あるポンプ使用者は、Mt. Shasta を 14000 フィート（4267 m）以上登る場合、インスリンや炭水化物の摂取を大きく変更させています。運動中は、基礎注入量を 50 ％（1 時間あたり 0.8 から 0.4 単位）減らし、30 〜 60 分毎に血糖値を測定し、グルコースゲル（約 30 g の炭水化物）を必要に応じて摂取し、炭水化物の軽食を摂取しています。

　ある持続型インスリン使用者は、ヒマラヤで、15000 フィート（4572 m）以上の高さでバックパッキングを 3 週間行うのであれば、通常のバックパッキング時のインスリンよりさらに少ないインスリンを利用しています。50 ％以上インスリンを減らし、通常の基礎的な持続型インスリンを投与せず、何回かに分けて少量ずつ速効型インスリン（通常は超速効型インスリンを使っている）と軽食を、頻繁に測定した血糖値に対応して利用している。ある日のケースでは、20000 フィート（6096 m）の山で、通常 1 日あたり約 50 単位であったのをたった 6 単位だけ利用し、血糖値を完全にコントロールできました。

　本章から、糖尿病患者であってもやりたいスポーツやレクリエーション活動を行うことができるということが理解できたと思われます。あまりに珍しい例のために本章では紹介いたしませんでしたが、アラスカで犬ぞり旅行を行うときの治療方針の変更を報告してきた患者さんもいます。だから前に進んで、水上スキー、山登り、アルプスをスキーで滑ることを学び、スキューバダイビング、公園でインラインスケートを安心して行えるようになって、たとえ糖尿病であったとしても、活動的であることを楽しみましょう。

付録 A

アメリカにおける糖尿病競技者とスポーツに関係する団体

アメリカスポーツ医学会（American College of Sports Medicine）
住所： 401 W. Michigan St., Indianapolis, IN 46202-3233
郵便物の宛先： P.O. Box 1440, Indianapolis, IN 46202-1440
電話： 317-637-9200
Fax ： 317-634-9200
URL：www.acsm.org

アメリカ糖尿病協会（American Diabetes Association）
住所： 1660 Duke Street Alexandria, VA 22314
電話： 703-549-1500 または 800-342-2383
Fax ： 703-549-1715
E-mail ： customerservice@diabetes.org
URL：www.diabetes.org

国際糖尿病競技者協会（International Diabetic Athletes Association）
住所： 1647-B West Bethany Home Road Phoenix, AZ 85015
電話： 602-433-2113 または 800-898-IDAA
Fax ： 602-433-9331
E-mail ： idaa@diabetes-exercise.org
URL：www.diabetes-exercise.org

児童糖尿病財団（Juvenile Diabtes Foundation）
住所： 120 Wall Street, 19th Floor New York, NY 10005
電話： 212-785-9500 または 800-533-2873
Fax ： 212-785-9595
E-mail ： info@jdrf.org
URL：www.jdrf.org

付録 B

スポーツおよび栄養に関するウェブサイト
＊以下のウェブサイトは、出版時に利用可能なものです。

www.acefitness.org
このサイトは、個人的なフィットネス・トレーナーを対象とした非営利組織（NPO）であるアメリカ運動協議会（American Council on Exercise）の公式ウェブサイトです。すべての人々に適用できる健康や体力に関する情報を扱っています。

www.gssiweb.com
このサイトは、ゲータレードスポーツ科学研究所の公式ウェブサイトです。このサイトは、運動科学や健康関連の研究において非常に先進的であるゲータレード社によって運営されています。"Reference Library"には、スポーツ医学、スポーツ栄養学、運動科学に関する出版物へのリンクが載っています。

www.medscape.com
このサイトは、無料の医学関連サイトです。雑誌や新聞に発表された、多くの医学関連のトピックスや患者さんへの情報を検索することができます。

www.nal.usda.gov/fnic/foodcomp
このサイトでは、米国農務省（USDA）の食品栄養素データへアクセスできます。このデータベースを利用して、あらゆる食品や飲料の、カロリー、主要栄養素、ビタミン、ミネラルといった栄養素含有量を知ることができます。

www.navigator.tufts.edu
このサイトには、様々な栄養に関連するウェブサイトに対する評価点が公表されています。"General Nutrition"をクリックすると、評価点やリンク

集を見ることができます。

www.olympic-usa.org
このサイトは、アメリカオリンピック協会の公式ウェブサイトです。このサイトには"Sports A to Z（スポーツのイロハ）"のような情報が載っており、スポーツのルールはもちろん、あらゆるスポーツや最近のイベントの結果を検索することが可能です。"The Games"には、過去、現在、未来のオリンピック競技についての情報が載っています。

www.sfu.ca/~jfremont/nutritionlinks.html
このサイトは、運動生理学、スポーツ、医学、ベジタリアン情報へのリンクに加えて、国際的、カナダ、アメリカ政府、そしてアメリカの大学の栄養に関連するサイトへのリンクを提供しています。

www.sportsquest.com
このサイトでは、いろいろなスポーツや運動を幅広く検索することが可能であり、さらに情報を得るためのリンクの一覧も見ることができます。また、スポーツや健康関連の研究論文についての有料のオンラインデータベースである"Sport Discus"へアクセスできます。

www.thedietchannel.com
このサイトは、減量、スポーツ栄養とサプリメント、ビタミン、ミネラル、食品と食事分析ツール、理想体重と体脂肪の計算、健康生活関連情報等に関する多くの文献へのリンクを提供しています。

付録 C

糖尿病競技者の活動状況アンケート

名前 _____ 年齢 _____ 性別 ____
糖尿病罹病年 _____ 最近のヘモグロビン A_1c % _____ 日付 _____
住所 _____
電話番号 _____ Fax 番号 _____
E-mail _____ 本日の日付 _____
発表の際には匿名を希望しますか？　　はい　いいえ　（○をつける）
通常のインスリン治療方法／内服治療方法
　　インスリン名／糖尿病薬名 _____
　　使用量と回数 _____
　　インスリンポンプを使っていますか？　　はい　いいえ　（○をつける）

日常の運動習慣 _____
　　1週間あたりの日数 _____
　　運動内容 _____
　　強度（もし測定していれば）_____
　　継続時間 _____

普段の食事形態
　　何らかの特別食を使用していますか？　　はい　いいえ　（○をつける）
　　炭水化物量を計算していますか？　　はい　いいえ
　　脂肪摂取量を計算あるいは制限していますか？　　はい　いいえ
　　食事に関する ADA か他のガイドラインに従っていますか？
　　　　　　　　　　　　　　　　　　　　　　はい　いいえ
　　普段の食事について書いて下さい _____

運動時の治療変更点
　　運動の種類 _____
　　インスリンあるいは内薬の調節 _____

食事の調節 _____
その他 _____

あなたが現在実施している、あるいは以前に実施した以下に示すスポーツおよび運動に関して、それぞれへの参加状況を細かく記載して下さい。その種目に対する毎日の平均的な活動状況を、強度、頻度、継続時間について記載して下さい。その種目の参加状況の変化についても書いてください（例えば、週に1回は短時間の強い競争的な運動だが、ほとんどの日は長時間の練習ですか？）。最も重要なことですが、運動中および運動後に血糖値を正常あるいは正常付近に維持するために行なっている、インスリン療法、内服療法、食事摂取方法における調整方法について、すべてを詳細に記載してください。もしあなたが実施している運動がリストにない場合はつけ加えて下さい。余白の使用や、紙の添付は自由に行なって下さい。

エアロビクス／ステップエアロビクス／ヒップホップ
荷物を背負っての歩行／ハイキング
野球／ソフトボール／ティーボール
バスケットボール
ボーリング
ボクシング／キックボクシング
カヌー／カヤック
クロスカントリー／トラックあるいはフィールド競技（陸上競技）
クロスカントリースキー／ノルディック競技（スキー）
サイクリング／自転車エルゴメーター／マウンテンバイク
ダンス：バレー／モダン／社交
滑降スキー／スノーボード
高温／低温／高所での運動
フィールドホッケー
フットボール
ゴルフ

体操競技
ホッケー
乗馬
ジェットスキー（水上バイク）
空手／柔道／武道
ラクロス
マラソン
ラケットボール／ハンドボール
ロッククライミング
ボート：クルー／ローイングマシーン
ランニング／ジョギング
セーリング（ヨット）
スキューバ／シュノーケリング
スケートボード
スケート：アイス／インライン／ローラー
スカイダイビング
雪上歩行
スノーモビル
サッカー
階段のぼり
水泳
サーフィン
テニス
トライアスロン
超持久性運動
バレーボール／ビーチバレーボール
歩行／競歩競技
水上スキー
水中エアロビクス
ウエイトトレーニング／サーキットトレーニング
ウインドサーフィン

レスリング
その他のスポーツや活動

以下に示しますアメリカ糖尿病協会の2000年版臨床実践ガイドラインに記載されている運動と1型糖尿病のための一般的なガイドラインに、あなたはどの程度従っていますか？ 最も適当な数字を○で囲んでください。また個人的な変更点があれば、特に詳細に記載して下さい（あなたの情報をもとに、これらのガイドラインを修正し、1型糖尿病患者や他のインスリン使用者にとってより有用となるようにするのが目的です）。

1＝私は忠実にこのガイドラインに従う。
2＝私はおおよそいつもこのガイドラインに従う。
3＝私は時々このガイドラインに従う。
4＝私はごくまれにこのガイドラインに従う。
5＝私はこのガイドラインにはまったく従わない。

1．運動前の代謝調節
　A．空腹時血糖値が250 mg/dl以上でケトーシスも存在しているなら運動は止める、血糖値が300 mg/dl以上でもケトーシスが存在しないならば注意して実施する。
　　　1　2　3　4　5
　　　変更点 _____
　B．血糖値が100 mg/dl未満ならば炭水化物を摂取する。
　　　1　2　3　4　5
　　　変更点 _____

2．運動前後の血中値のモニタリング
　A．インスリンや食物摂取の変更がいつ必要であるかをはっきりと決める。
　　　1　2　3　4　5
　　　変更点 _____

B．いろいろな運動条件に対する血糖値の反応を知る。
　　　　1　2　3　4　5
　　　　変更点 _____

3．食品摂取
　　A．低血糖を避けるために、必要に応じて炭水化物を摂取する。
　　　　1　2　3　4　5
　　　　変更点 _____
　　B．運動中もしくは運動後に容易に摂取できるように、炭水化物が主体の食物を携帯する。
　　　　1　2　3　4　5
　　　　変更点 _____

長時間で強い運動時のために、以前のガイドラインに記載されていた項目

A．強い運動の際には30分毎に15～30gの炭水化物を摂取する。
　　　1　2　3　4　5
　　　変更点 _____

B．運動後すぐに軽食などの炭水化物を食べる。
　　　1　2　3　4　5
　　　変更点 _____

C．インスリン注射の調整
　1．中間型インスリン：運動日には注射量を30～35％減量する。
　　　　1　2　3　4　5
　　　　変更点 _____
　2．中間型と速効型インスリン：運動前は注射しない。
　　　　1　2　3　4　5
　　　　変更点 _____

3. 速効型インスリンの頻回注射： 運動前の注射量を 30％ 減量し、炭水化物を捕食する。

　　1　2　3　4　5
　　変更点 _____

4. インスリン持続皮下注入法（CSII）： 運動前あるいは運動後における食事の際の追加注入を中止する。

　　1　2　3　4　5
　　変更点 _____

D. 速効型インスリンを注射した部位の筋肉は、注射後 1 時間は運動させるのを避ける。

　　1　2　3　4　5
　　変更点 _____

E. 夜遅くに運動するのを避ける。

　　1　2　3　4　5
　　変更点 _____

参考文献

第1章

American College of Sports Medicine. 2000. *ACSM's Guidelines for Exercise Testing and Prescription*, 6th ed. Baltimore, MD: Lippincott, Williams & Wilkins.

第2章

Bak, J., U. Jacobsen, F. Jorgensen, and O. Pedersen. 1989. Insulin receptor function and glycogen synthase activity in skeletal muscle biopsies from patients with insulin-dependent diabetes mellitus: Effects of physical training. *Journal of Clinical Endocrinology and Metabolism* 69:158-164.

Colberg, S.R., J.M. Hagberg, S.D. McCole, J.M. Zmuda, P.D. Thompson, and D.E. Kelley. 1996. Utilization of glycogen but not plasma glucose is reduced in individuals with NIDDM during mild-intensity exercise. *Journal of Applied Physiology* 81:2027-2033.

Coyle, E., A. Coggan, M. Hemmert, and J. Ivy. 1986. Muscle glycogen utilization during prolonged strenuous exercise when fed carbohydrates. *Journal of Applied Physiology* 61:165-172.

Hirsch, I.B., J.C. Marker, J. Smith, R. Spina, C.A. Parvin, J.O. Holloszy, and P.E. Cryer. 1991. Insulin and glucagon in the prevention of hypoglycemia during exercise in humans. *American Journal of Physiology* 260:E695-E704.

Kjaer, M., C. Hollenbeck, B. Frey-Hewitt, H. Galbo, W. Haskell, and G. Reaven. 1990. Glucoregulation and hormonal responses to maximal exercise in non-insulin-dependent diabetes. *Journal of Applied Physiology* 68:2067-2074.

Mitchell, T.H., G. Abraham, A. Schiffrin, L.A. Leiter, and E.B. Marliss. 1988. Hyperglycemia after intense exercise in IDDM subjects during continuous subcutaneous insulin infusion. *Diabetes Care* 11:311-317.

Price, T.B., D.L. Rothman, R. Taylor, M.J. Avison, G.I. Shulman, and R.G. Shulman. 1994. Human muscle glycogen resynthesis after exercise: Insulin-dependent and -independent phases. *Journal of Applied Physiology* 76:104-111.

Raguso, C.A., A.R. Coggan, A. Gastaldelli, L.S. Sidossis, E.J. Bastyr, 3rd, and R.R. Wolfe. 1995. Lipid and carbohydrate metabolism in IDDM during moderate and intense exercise. *Diabetes* 44:1066-1074.

Richter, E., L. Turcotte, P. Hespel, and B. Kiens. 1992. Metabolic responses to exercise: Effects of endurance training and implications for diabetes. *Diabetes Care* 15:1767-1776.

Sigal, R.J., C. Purdon, S.J. Fisher, J.B. Halter, M. Vranic, and E.B. Marliss. 1994. Hyperinsulinemia prevents prolonged hyperglycemia after intense exercise in insulin-dependent diabetic subjects. *Journal of Clinical Endocrinology and*

Metabolism 79:1049-1057.

Soo, K., S.M. Furler, K. Samaras, A.B. Jenkins, L.V. Campbell, and D.J. Chisholm. 1996. Glycemic responses to exercise in IDDM after simple and complex carbohydrate supplementation. *Diabetes Care* 19:575-579.

Tuominen, J., P. Ebeling, H. Vuorinen-Markkola, and V. Koivisto. 1997. Post-marathon paradox in IDDM: Unchanged insulin sensitivity in spite of glycogen depletion. *Diabetic Medicine* 14:301-308.

Zander, E., W. Bruns, P. Wulfert, W. Besch, D. Lubs, R. Chlup, and B. Schulz. 1983. Muscular exercise in type 1-diabetics: I. Different metabolic reactions during heavy muscular work is dependent on actual insulin availability. *Experimental and Clinical Endocrinology* 82:78-90.

Zander, E., B. Schulz, R. Chlup, P. Woltansky, and D. Lubs. 1985. Muscular exercise in type 1-diabetics: II. Hormonal and metabolic responses to moderate exercise. *Experimental and Clinical Endocrinology* 85:95-104.

第3章

Feinglos, M. and M. Bethel. 1999. Oral agent therapy in the treatment of type 2 diabetes. *Diabetes Care* 22 (Suppl. 3):C61-C64.

Ratner, R.E., I.B. Hirsch, J.L. Neifing, S.K. Garg, T.E. Mecca, and C.A. Wilson. 2000. Less hypoglycemia with insulin Glargine in intensive insulin therapy for type 1 diabetes. *Diabets Care* 23(5): 639-643.

Ruegemer, J.J., R.W. Squires, H.M. March, M.W. Haymond, P.E. Cryer, R.A. Rizza, and J.M. Miles. 1990. Differences between prebreakfast and late afternoon glycemic responses to exercise in IDDM patients. *Diabetes Care* 13:104-110.

Sonnenberg, G., F. Kemmer, and M. Berger. 1990. Exercise in type 1 (insulin-dependent) diabetic patients treated with continuous subcutaneous insulin infusion: Prevention of exercise induce hypoglycemia. *Diabetologia* 33:696-703.

第4章

Bahrke, M.S., and W.P. Morgan. 1994. Evaluation of the ergogenic properties of ginseng. *Sports Medicine* 18:229-248.

Bursell, S.-E., A.C. Clermont, L.P. Aiello, L.M. Aiello, D.K. Schlossman, E.P. Feener, L. Laffel, and G.L. King. 1999. High-dose vitamin E supplementation normalizes retinal blood flow and creatinine clearance in patients with type 1 diabetes. *Diabetes Care* 22:1245-1251.

Clarkson, P.M. 1996. Nutrition for improved sports performance: Current issues on ergogenic aids. *Sports Medicine* 21:293-401.

Clarkson, P.M., and E.M. Haymes. 1994. Trace mineral requirements for athletes. *International Journal of Sport Nutrition* 4:104-119.

Costill, D.L., and M. Hargreaves. 1992. Carbohydrate nutrition and fatigue. *Sports Medicine* 13:86-92.

Coyle, E.F. 1994. Fluid and carbohydrate replacement during exercise: How much and why? *Sports Science Exchange* 7(3):1-6.

Faure, P., P.Y. Benhamou, A. Perard, S. Halimi, and A.M. Roussel. 1995. Lipid peroxidation in insulin-dependent diabetic patients with early retina degenerative lesions: Effects of an oral zinc supplementation. *European Journal of Clinical Nutrition* 49:282-288.

Faure, P., A. Roussel, C. Coudray, M.J. Richard, S. Halimi, and A. Favier. 1992. Zinc and insulin sensitivity. *Biological Trace Element Research* 32:305-310.

Goldfarb, A. 1993. Antioxidants: Role of supplementation to prevent exercise-induced oxidative stress. *Medicine and Science in Sports and Exercise* 25:232-236.

Kanter, M.M. 1994. Free radicals, exercise, and antioxidant supplementation. *International Journal of Sport Nutrition* 4:205-220.

Lefavi, R.G., R.A. Anderson, R.E. Keith, G.D. Wilson, J.L. McMillan, and M.H. Stone. 1992. Efficacy of chromium supplementation in athletes: Emphasis on anabolism. *International Journal of Sport Nutrition* 2:111-112.

Legwold, G. 1994. Hydration breakthrough! A sponge called glycerol boosts endurance by super-loading your body with water. *Bicycling* 35(7):72-74.

Lemon, P.W. 1995. Do athletes need more dietary protein and amino acids? *International Journal of Sport Nutrition* 5:S39-S51.

Maughan, R.J. 1995. Creatine supplementation and exercise performance. *International Journal of Sport Nutrition* 5:94-101.

McDonald, R., and C.L. Keen. 1988. Iron, zinc, and magnesium nutrition and athletic performance. *Sports Medicine* 5:171-184.

Nehlig, A. and G. Debry. 1994. Caffeine and sport activity: A review. *International Journal of Sport Nutrition* 15:215-223.

Spriet, L. 1995. Caffeine and performance. *International Journal of Sport Nutrition* 5:S84-S99.

Vuksan, V., J.L. Sievenpiper, V.Y. Koo, T. Francis, U. Beljan-Zdravkovic, Z. Xu, and E. Vidgen. 2000. American ginseng (*Panax quinquefolius* L.) reduces postprandial glycemia in nondiabetic subjects and subjects with type 2 diabetes mellitus. *Archives of Internal Medicine* 160: 1009-1013.

Williams, M.H. 1999. *Nutrition for Health, Fitness, and Sport*, 5th Ed. Boston, MA: McGraw-Hill.

Williams, M.H. 1998. *The Erogenics Edge: Pushing the Limits of Sports Performance*. Champaign, IL: Human Kinetics.

Williams, M.H. 1989. Vitamin supplementation and athletic performance. *International Journal of Vitamin and Nutrition Research* 30 (Suppl.):163-191.

第5章

American Diabetes Association. 2000. Diabetes mellitus and exercise. *Diabetes Care* 23 (Suppl. 1):S50-S54.

Colberg, S.R. 2000. Use of clinical practice recommendation for exercise by individuals with type 1 diabetes. *The Diabetes Educator* 26(2):122-126.

Ivy, J.L., S.L. Katz, C.L. Cutler, W.M. Sherman, and E.F. Coyle. 1988. Muscle glycogen synthesis after exercise: Effect of time of carbohydrate ingestion. *Journal of Applied Physiology* 64:1480-1485.

MacDonald, M.J. 1987. Post-exercise late-onset hypoglycemia in insulin-dependent diabetic patients. *Diabetes Care* 10:584-588.

第6章

Houmard, J.A., N.J. Bruno, R.K. Bruner, M.R. McCammon, and R.G. Israel. 1993. Effects of exercise training on the chemical composition of plasma LDL. *Atherosclerosis and Thrombosis* 14:325-330.

引用文献

American College of Sports Medicine. 2000. *ACSM's Guidelines for Exercise Testing and Prescription*, 6th Ed. Baltimore, MD: Lippincott, Williams & Wilkins.

American Diabetes Association. 1994. *The Fitness Book*. Alexandria, VA: American Diabetes Association.

Berg, K.E. 1986. *Diabetic's Guide to Health and Fitness*. Champaign, IL: Leisure Press.

Brooks, G.A., T. Fahey, T. White, and K. Baldwin. 2000. *Exercise Physiology: Human Bioenergetics and Its Applications*, 3rd Ed. Mountain View, CA: Mayfield Publishing Company.

Campaigne, B., and R. Lampman. 1994. *Exercise in the Clinical Management of Diabetes*. Champaign, IL: Human Kinetics.

Devlin, J., and N. Ruderman, Eds. 1995. *The Health Professional's Guide to Diabetes and Exercise*. Alexandria, VA: American Diabetes Association.

Gordon, N. 1993. *Diabetes: Your Complete Exercise Guide*. Champaign, IL: Human Kinetics.

Graham, C., J. Biermann, and B. Toohey. 1995. *The Diabetes Sports and Exercise Book*. Los Angeles, CA: Lowell House.

McArdle, W.D., F.I. Katch, and V.L. Katch. 1999. *Essentials of Exercise Physiology*. Baltimore, MD: Lippincott, Williams & Wilkins.

Williams, M.H. 1999. *Nutrition for Health, Fitness, and Sport*, 5th Ed. Boston, MA: McGraw-Hill.

Williams, M.H. 1998. *The Ergogenics Edge: Pushing the Limits of Sports Performance*. Champaign, IL: Human Kinetics.

索 引

英字/数字

1型糖尿病 —15,22,24,35,47,72,76,86, 94,98,106
2型糖尿病 —————22,24,76,98
ACSM —————5,7,9,10,12,76,86,99
ADA —————————76,86,90
ATP ———18,19,20,21,22,24,25,26,59
ATP-CPシステム —————19
Borg —————————————8,9
CSII ——————————————84
DKA ——————————————18
PRE —————————————8,9

ア行

アイススケート ———————254
アイスホッケー ———————22,177
アクアビクス ————————191
アドレナリン ————————16,22
アミノ酸 ——————————50,52,70
アミノ酸サプリメント ————50
アメリカスポーツ医学会 —5,76,77,279
アメリカ糖尿病協会 36,76,77,89,279
アメリカンフットボール ———170

インスリン ————23,27,38,79,111
インスリン感受性 ———6,31,60,64
インスリン拮抗ホルモン ————23
インスリン抵抗性 ———24,29,104,116
インスリンポンプ ———29,81,84,110
インドアラケットスポーツ ——264
インラインスケート ——————254

ウインドサーフィン ———103,235
ウエイトトレーニング 79,92,180,201

エアロビクス・ダンス ———187,191
栄養補助食品 ——————————50
エピネフリン ——————22,23,25,29

カ行

解糖系 ————————————22,25
カヌー ————————————231
カフェイン —————————51,62,64,71
カヤック ———————————231
肝グリコーゲン ————————23,27

キックボクシング ———————209
競技力向上 ——————————51
競歩 ——————————————197

空腹時血糖値 ——————————77
グリセロール —————23,50,51,52,53
グルカゴン ——————————22,23,29
クレアチン ——————50,51,62,64,71
クロスカントリー ———————124
クロスカントリースキー 24,32,131,194

経口血糖降下薬 ————40,101,110

血糖	16,32,53
ケトーシス	78,98,101
高血圧	92,103
抗酸化剤	56
抗酸化物質	57
コルチゾール	22,23,29
ゴルフ	256

サ行

サーフィン	237
最大酸素摂取量	5,6,7,9,12
サッカー	127
サプリメント	50,56,64
ジェットスキー	245
持久性運動	91,110
持久力	5,6
持続型インスリン	38,84,110
自転車競技	140
脂肪	65,68
社交ダンス	267
重量挙げ	22
シュノーケリング	243
準備運動	12,13
乗馬	230
ジョギング	116
自律神経障害	90
神経障害	89,103
腎症	89,91,103
水泳	24,136,180
水球	180
水上スキー	103,245
スカイダイビング	231
スカッシュ	264
スキューバダイビング	239
スケートボード	256
ステップ・エアロビクス	187
ストレッチ	12,212
スノーボード	245,248
スポーツドリンク	50,53,54
スルホニル尿素薬	41
成長ホルモン	22,23
整理運動	12,13
セーリング	246
雪上トレッキング	252
速効型インスリン	38,84
ソフトボール	165

タ行

体操	174
ダウンヒルスキー	248
脱水	88,102
ダンス	267
炭水化物	26,27,53,55,65,81,83,102
タンパク質	51,59,70
チアゾリジン誘導体	41
中間型インスリン	38,84,110
中性脂肪	110
超持久性競技	148
超速効型インスリン	38,84
低血糖	18,26,29,30,31,32,45,72,101
テニス	260
トライアスロン	24,54,145
糖尿病性ケトアシドーシス	18,101

ナ行

庭仕事 ──────────269
ノルエピネフリン ────22,23

ハ行

ハイキング ─────────217,218
バスケットボール ────22,160
バックパッキング ────217,218
バドミントン ────────264
バレエ ──────────267
バレーボール ────────163
パワー系スポーツ ─────155
パワーリフティング ────180
ハンドボール ────────264

ビーチバレーボール ────248
ビグアナイド ─────────41
ビタミン ──────────55,71

フィールドホッケー ────22,168,170
フィットネス運動 ──────183
武術 ─────────────206
舞踊室でのダンス ─────267

ボウリング ────────269
ボート ──────────24,133
ボクシング ────────209
歩行 ───────────24,197
ボディーボード ───────237

マ行

マウンテンバイク ─────227
末梢神経障害 ──────89

マラソン ──────────24,32,121
網膜症 ──────────89,91,103
モダンダンス ─────────267

ヤ行

野球 ────────────165

有酸素運動 ─────5,6,11,12,13,80,99,110
遊離脂肪酸 ─────────23,24,29

ヨガ ────────────212

ラ行

ラグビー ──────────170
ラクロス ──────────22,170
ラケットボール ───────264
ランニング ─────────24,116,193

陸上競技 ─────────175
臨床実践ガイドライン ────86,281

レクリエーションスポーツ ──214
レジスタンスサーキットトレーニング 201
レジスタンストレーニング ─6,10,22
レスリング ─────────180

ロッククライミング ─────224

●監訳者

佐藤祐造（名古屋大学総合保健体育科学センター教授）

●訳者（訳出順）

山之内国男（愛知医科大学内科学内分泌・代謝・糖尿病内科助教授）
押田芳治（名古屋大学総合保健体育科学センター教授）
大澤　功（名古屋大学総合保健体育科学センター助教授）
野澤明子（浜松医科大学医学部看護学科臨床看護学講座教授）
中井直也（三重大学医学部生化学講座助手）
長崎　大（名古屋大学総合保健体育科学センター長寿科学リサーチレジデント）
福　典之（岐阜県国際バイオ研究所遺伝子治療研究部共同研究員）
尾林麻理子（椙山女学園大学生活科学部食品栄養学科助手）
徳留みずほ（名古屋大学総合保健体育科学センター研究生）
西田裕一郎（ラヴァール大学大学病院研究所ポストドクトラルフェロー）
武安岳史（名古屋大学大学院医学系研究科院生）
越中敬一（名古屋大学大学院医学系研究科院生）
渡辺智之（名古屋大学大学院医学系研究科院生）

糖尿病と運動　―糖尿病患者のスポーツ活動ガイドライン
© Yuzo Sato　2002

初版第1刷発行―――2002年11月10日

著　者―――シェリ・コルバーグ
監訳者―――佐藤祐造
発行者―――鈴木一行
発行所―――株式会社大修館書店
　　　　　　〒101-8466　東京都千代田区神田錦町3-24
　　　　　　電話 03-3295-6231（販売部）03-3294-2358（編集部）
　　　　　　振替 00190-7-40504
　　　　　　[出版情報] http://www.taishukan.co.jp

装幀者―――中村友和（ROVARIS）
印刷所―――広研印刷
製本所―――難波製本

ISBN 4-469-26510-1　Printed in Japan

Ⓡ本書の全部または一部を無断で複写複製（コピー）することは、
著作権法上での例外を除き禁じられています。

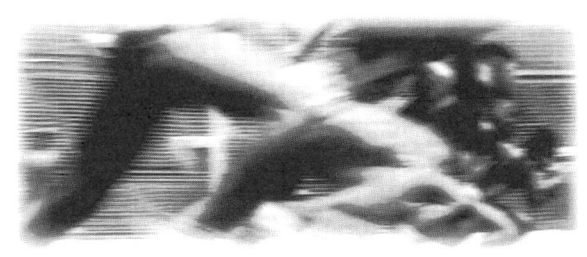

運動生理・生化学辞典

大野秀樹・井澤鉄也・長澤純一・伏木 亨・跡見順子・佐藤祐造・芳賀脩光 編

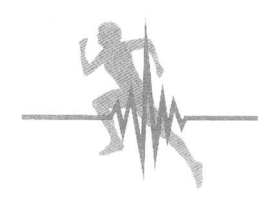

スポーツ科学関係者、必携の書

生理学、生化学におけるキーワードを、できるだけ「運動」との関連を重視しながら、多数の図を使ってわかりやすく解説。日進月歩するこの分野の最新情報を網羅した画期的な辞典。見出し語として約900の用語を五十音順に配列。

A5判・546頁　**本体7,500円**

大修館書店　　　書店にない場合やお急ぎの方は、直接ご注文ください。Tel.03-5999-5434

The Ergogenics Edge

スポーツ・エルゴジェニック
限界突破のための栄養・サプリメント戦略

メルビン・ウィリアムス [著]　樋口 満 [監訳]

ビタミン剤、クレアチン…さらなる競技力向上のために、何を、どのように使えばよいか

スポーツにおける競技力向上のメカニズムを精神・肉体の両面から解明し、トレーニングの補助手段として利用される各種栄養剤・サプリメントの効用・副作用から正しい利用法までを丁寧に解説。これまで日本ではともすれば無視されがちであったドーピング関連の情報についても充実を図っている。

●A5判・330頁　**本体2600円**

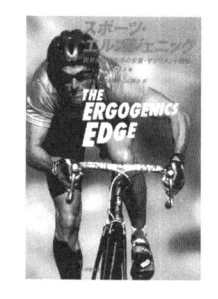

大修館書店　　　書店にない場合やお急ぎの方は、直接ご注文ください。Tel.03-5999-5434